reinhardt

Beiträge zur Frühförderung interdisziplinär – Band 12

Manfred Pretis · Aleksandra Dimova

Frühförderung mit Kindern psychisch kranker Eltern

5., aktualisierte Auflage

Mit 17 Abbildungen und 10 Tabellen

Ernst Reinhardt Verlag München

Prof. Dr. phil. *Manfred Pretis*, Klinischer Psychologe und Integrationspädagoge, leitet die Unternehmensberatung „Sozial Innovatives Netz“ und ist Professor für Transdisziplinäre Frühförderung an der Medical School Hamburg.
Dr. med. *Aleksandra Dimova*, Ph.D., habilitiert in biologischer Psychiatrie und ist Fachärztin für Psychiatrie in freier Praxis in Graz.

Außerdem von Prof. Dr. Manfred Pretis im Ernst Reinhardt Verlag lieferbar:
Pretis, M.: ICF-basiertes Arbeiten in der Frühförderung.
3. Aufl. 2020, ISBN 978-3-497-02999-0
Brandau, H., Pretis, M., Kaschnitz, W.: ADHS bei Klein-und Vorschulkindern.
5. Aufl. 2023, ISBN 978-3-497-03188-7

Bibliografische Information der Deutschen Nationalbibliothek

Die Deutsche Nationalbibliothek verzeichnet diese Publikation in der Deutschen Nationalbibliografie; detaillierte bibliografische Daten sind im Internet über <http://dnb.d-nb.de> abrufbar.

ISBN 978-3-497-03310-2 (Print)
ISBN 978-3-497-61970-2 (PDF-E-Book)
ISBN 978-3-497-61971-9 (EPUB)

5., aktualisierte Auflage

Printed in EU
Cover unter Verwendung eines Fotos von © Superingo / Fotolia.com (Agenturfoto. Mit Models gestellt)
Satz: JÖRG KALIES – Satz, Layout, Grafik & Druck, Unterumbach

Ernst Reinhardt GmbH & Co KG, Kemnatenstr. 46, D-80639 München
Net: www.reinhardt-verlag.de E-Mail: info@reinhardt-verlag.de

Inhalt

1 Zusammen arbeiten: im Team und mit Eltern

Diese 5. Auflage beschreibt unsere beinahe zwanzigjährige Erfahrung als Dialog zwischen den Fachdisziplinen der Psychiatrie, Psychologie und Heilpädagogik und dem immer stärker werdenden Fokus auf die gemeinsame Zusammenarbeit mit den Eltern, und zwar mit dem Ziel der frühen präventiven Förderung von Kleinkindern im Kontext psychisch verletzlicher Eltern. Dabei haben sich sowohl unser Arbeitsstil, die verwendeten Begriffe als auch die Fragen, die an uns als Team herangetragen wurden, in den letzten Jahren deutlich verändert.

In der Kommunikation mit Eltern ersetzte der Begriff der „psychischen Verletzlichkeit" dabei mehr und mehr jenen der „Krankheit". Die neu verwendeten Begrifflichkeiten „Belastbarkeit" und „Verletzlichkeit" verwiesen dabei auf überschaubare, definierte Zeiträume (die eigene Belastbarkeit kann in einzelnen Lebensphasen unterschiedlich ausgeprägt sein), Möglichkeiten des Schutzes und verringerter Stigmatisierung.

Weitere Tendenzen, die unsere Arbeit maßgeblich beeinflussten, waren die beginnende Internationalisierung des Themas. Der Austausch in Europa über die Bedürfnisse „vergessener Kinder" brachte dabei eine Fülle von neuen Ideen und Ansatzpunkten in unsere Arbeit: angefangen bei Notfallkoffern und Notfallbriefen, wie dies analog zu Patientenverfügungen in der Arbeit von Katja Beeck in Berlin forciert wird (www.netz-und-boden.de), bis hin zur systematischen Erhebung der Bedürfnisse von Kindern im Kontext psychischer Verletzlichkeit im Rahmen gesetzlicher Vorgaben, wie dies z. B. in Finnland im Programm „Let's talk about Children" zu beobachten ist.

Ein zweiter großer Impuls lag in der verstärkten Sensibilisierung verschiedenster Netzwerkpartner: Nicht nur, dass im deutschen Sprachraum neue Projekte entstanden (Elterncafés, Peergruppen für Kinder suchterkrankter Eltern u.v.m.), die sich auch verstärkt zu vernetzen beginnen. Die erhöhte Sensibilität spiegelt sich auch in unzähligen Fort- und Weiterbildungsaktivitäten wider, maßgeblich seitens der Jugendämter, Frühförderstellen, Kindergärten, Gesundheitsbehörden, aber auch z. B. in Fernseh- und Radiobeiträgen.

In unseren gemeinsamen Seminaren stand dabei häufig die Frage des gegenseitigen Respekts im Vordergrund: sowohl psychisch verletzlichen Eltern gegenüber als auch im Team selbst. Gerade die gemeinsame Arbeit mit unserer Kollegin Tytti

Solantaus-Simula aus Finnland verdeutlichte uns die Wichtigkeit, das hervorzuheben, was in Familien „funktionierte". Der Frage vorhandener Ressourcen in Familien wird somit besondere Aufmerksamkeit in dieser 5. Auflage gewidmet.

Daneben stellte sich auch die eigene fachliche Sicherheit der Fachkräfte (das Wissen über psychische Verletzlichkeit) als wichtiger Faktor in der Betreuung oder Unterstützung der Familien heraus: Je fachlich fundierter das eigene Arbeitsmodell und die angewandten Methoden nachvollziehbar beschrieben werden konnten, desto leichter fiel den Fachkräften die Zusammenarbeit mit den Eltern. Dies erforderte auch Klarheit der Kommunikation – sowohl gegenüber Eltern als auch gegenüber Auftraggebern oder im Team.

Hilfreich war dabei die Entwicklung unserer (internetbasierten) Resilienzlandkarte, die unsere Kommunikation im Team (aufgrund der gleichzeitigen Zugänglichkeit von Information für alle Teammitglieder als auch für Eltern) veränderte. Letztere erhielten (sofern sie dies wünschten) Leserechte in Bezug auf unsere Dokumentationsprozesse. Wir konnten auch an uns selbst beobachten, wie sich unsere Dokumentationssprache dabei veränderte, wenn wir wussten oder annahmen, dass Eltern in unsere Dokumentation Einblick nehmen konnten.

Interpretierte (bisweilen bewertende) Zuschreibungen unsererseits („Der Vater erscheint wenig einfühlsam") wurden sehr schnell durch dokumentierte konkrete Verhaltensbeobachtungen ersetzt: „Als Max seinem Vater ein Auto zeigte, reagierte dieser erst beim dritten Versuch seines Sohns".

Dabei wandelte sich auch zunehmend unser Unterstützungsverständnis: Fokussierten wir in unseren ersten beiden Auflagen einen Großteil unserer Interventionsvorschlägen auf Grundprämissen einer klassischen Frühförderung, zeigte sich doch, dass frühe präventive Hilfen für Kinder psychisch verletzlicher Eltern sehr viel weiter gefasst werden sollten. Somit hebt diese 5. Auflage auch stärker die Bedeutung weniger formalisierter Hilfsangebote (Unterstützung im familiären Netzwerk mittels Tagesmütter, Kinderkrippen, Kindertagesstätten u.a.) hervor. Es geht in der frühen präventiven Förderung von Kindern psychisch verletzlicher Eltern nicht primär um behinderte oder von Behinderung bedrohte Kinder (als klassisches Betätigungsfeld der Frühförderung in Deutschland), sondern um das Gesamtkonstrukt an Fördermaßnahmen, die auf der Basis unterschiedlicher Rahmenbedingungen beispielsweise auch aus der Kinder- und Jugendhilfe oder der Betreuung in Kindertagesstätten kommen können. Eine klassische „interdisziplinäre Frühförderung" würde hier in ihrem notwendigen Selektionsdruck (behinderte oder von Behinderung bedrohte Kinder) zu kurz greifen und die meisten Kinder nicht erreichen.

Im Zentrum dieses Buches steht die Wahrnehmung von Bedürfnissen von Kleinkindern, die aufgrund der psychischen Verletzlichkeit ihrer Eltern Gefahr laufen, „vergessen“ zu werden. Der Fokus liegt dabei auf den Kindern, da wir davon ausgehen, dass die Unterstützungsbedürftigkeit psychisch verletzlicher Eltern selbst *nicht primär* die Aufgabe (heil)pädagogischer Fachkräfte sein kann. Dies führt genau zu jener Überforderungssituation, die wir zurzeit in diesem Feld häufig erleben, wenn sich Fachkräfte in der Frühförderung auch für die Depression, Manie, Schizophrenie usw. der Eltern oder der primären Betreuungspersonen verantwortlich fühlen. Die Fachkräfte argumentieren natürlich häufig mit Recht, wer denn sonst zuständig sei, der familienorientiert so nahe am Familiensystem arbeite. Wie noch zu zeigen sein wird, ist es jedoch genau diese *Vereinzelung* des Fachwissens, die dazu führt, dass jeder irgendetwas nach bestem Wissen und Gewissen tut, keiner jedoch so recht zufrieden damit ist und jeder das Gefühl hat, hier „fehle“ etwas. Kinder, die im Lebenszusammenhang psychisch verletzlicher Eltern jahrelang übersehen wurden, sind Bestandteil unserer gemeinsamen Arbeit geworden: Wir haben dabei ein eigenes Betreuungsangebot für „vergessene Kinder“ – und zwar die so genannte Ressourcen- / Belastungsanalyse – vor allem in Kooperation mit Jugendämtern ins Leben gerufen (www.sinn-evaluation.at).

Dabei geht es um das gemeinsame Erfassen bestehender Ressourcen und Herausforderungen in individuellen Familiensystemen, unter Einbeziehung relevanter Kooperationspartner. Das Produkt eines solchen Unterstützungsprozesses stellt die Einschätzung unterschiedlichster Aspekte psychischer Widerstandskraft des Kindes und der Familie dar, repräsentiert über eine so genannte Resilienzlandkarte.

Manfred Pretis und Aleksandra Dimova
Graz, im September 2024

Hinweis:
Aus Gründen der Lesbarkeit verwenden wir im Text bei Personenbezeichnungen in der Regel nur die männliche Form, womit jedoch selbstverständlich jeweils beide Geschlechter gemeint sind.

Fragen zur Selbstevaluation der Fachkräfte

- Wie würde sich meine gegenwärtige Kommunikation und Dokumentation verändern, wenn Eltern Einblick in mein Dokumentationssystem hätten?
- Wie sicher bin ich mir in meinem eigenen fachlichen Modell und welche Begrifflichkeit verwende ich dafür?
- Was hilft mir, mich in der Kommunikation mit fachpsychiatrischen Diensten sicher zu fühlen?
- Wie vermittle ich Respekt vor der Meinung des anderen, und welchen Respekt fordere ich für meine Arbeit als Fachkraft in der Frühförderung ein?
- Wo liegen für mich die Grenzen der Zusammenarbeit mit anderen Professionen, wie erkenne ich nichtkooperatives Verhalten und wie schütze ich mich davor?
- Wie gehe ich vor, wenn ich die Hypothese habe, dass das „Problem" des betreuten Kindes mit einer psychischen Verletzlichkeit eines Elternteiles zusammenhängen könnte?

2 Vergessene Kinder

2.1 Auffällige Unauffälligkeit

Peter, beim ersten Kontakt zehn Monate alt, wurde über Initiative der Sozialarbeiterin bei unserem Dienst vorstellig, weil seine Mutter die vom zuständigen Jugendamt empfohlene Förderung abgebrochen hatte. Es wurde gemutmaßt, dass bei der Mutter eine depressive Erkrankung vorliegen könnte. Die Vorgangsweise der eingesetzten Pädagogin in der Fördersituation zuhause, Peter kleine, Geräusche erzeugende Gegenstände anzubieten, damit dieser selbstwirksame Erfahrungen machen konnte, führte zur Eskalation in der Familie: Nach Ansicht der Mutter war zu befürchten, dass Peter das Fördermaterial verschlucken könnte und somit die Fachkraft bewusst die Gesundheit ihres Sohnes gefährde. Dieser Vorwurf von Seiten der Mutter führte zum Abbruch.

Noch dazu habe die behandelnde Kinderärztin der Mutter auch versichert, mit Peter sei – auf der Basis der U-Untersuchungen – alles in Ordnung. Da die Mutter selbst Pflegekind war, massive Konflikte zur eigenen Herkunftsfamilie bestanden und die eigene (Pflege)Großmutter Zweifel beim Jugendamt anmeldete, ob die Kindesmutter fähig sei, ihren Sohn zu erziehen, entschied sich die Sozialarbeiterin, unseren Dienst anzubieten. Eine mögliche Fremdpflege stand im Raum, da sich das Jugendamt Sorgen um das Interaktionsverhalten und die Bindung machten.

Anfangs nahmen die Eltern widerwillig unser „freiwilliges" Serviceangebot einer Ressourcen-Belastungsanalyse in Anspruch, vor allem in der Hoffnung, bestätigt zu bekommen, dass mit Peter alles in Ordnung sei.

Nach einer Vorstellung unsererseits, unserer Arbeitsweise, der Fragestellung (welche Förderbedürfnisse bei Peter vorlagen) sowie möglichen Zweifeln der Eltern, was mit Daten und Informationen geschehe, wurden Vater und Mutter gebeten, so wie zuhause mit ihrem Sohn zu spielen, auch um die Stresssituation für beide Elternteile zu vermindern. Im Vordergrund sollte das gemeinsame Eingehen auf die Bedürfnisse von Peter liegen.

Peter wurde in diesen Erstkontaktsituationen von den beiden anwesenden Elternteilen auf eine Decke am Boden unseres Zentrums gelegt. Sein Vater setzte sich am Fußende vor seinen Sohn, ergriff kurzfristig Fördermaterialien, die er für wenige Sekunden schüttelnd vor der Brust von Peter bewegte. Aufgrund der Rückenlage war jedoch zu vermuten, dass Peter diese Gegenstände nicht sehen konnte. Die meiste Zeit, in der die Eltern unsererseits gebeten wurden, so wie zuhause zu spielen, wirkte Peter sich alleine überlassen. Er lag auf dem Rücken, lautierte, versuchte beide Hände in seine Mittellinie zu bekommen, folgte sporadischen visuellen Angeboten des Vaters, der ein Plüschtier außerhalb der Reichweite von Peter auf der rechten Seite bewegte. Ein einziges Mal kam es während dieser ersten 20 Minuten zu körperlichem Kontakt zwischen dem Vater und Peter, indem der Vater die Füße Peters leicht bewegte. Die sprachliche Kommunikation des Vaters mit seinem Sohn beschränkte sich dabei auf das Imitieren von Schnalzlauten.

Aufgrund ihrer ausgeprägten Adipositas (Fettleibigkeit) und damit einhergehenden Problemen mit ihren Knien war es der anwesenden Mutter nicht möglich, sich auf den Boden hinab zu begeben, um mit Peter in körperlichen Kontakt zu treten. Peters Mutter beobachtete die Spielsituation stehend aus ungefähr zwei Meter Entfernung. In der ersten Einheit gelang es Peter nach 15 Minuten, sich aus der Rückenlage ohne Unterstützung der Eltern in die Bauchlage zu drehen. Danach begann Peter, den Spielteppich robbend zu explorieren. Der Junge griff nach allen erreichbaren Gegenständen. Er untersuchte den Teppich, auf dem er lag, lautierte häufig, und es entstand der Eindruck, als ob er sich durch heftiges asymmetrisches Strampeln selbst aktivierte.

Für uns als Untersucher erwiesen sich diese 20 Minuten der „Kaum-Interaktion" als sehr belastend und nur wenig ertragbar. Wie konnte es sein, dass die Eltern – zumindest auf der beobachtbaren Verhaltensebene – sich vorwiegend teilnahmslos verhielten (obwohl sie natürlich ihren Sohn beobachteten) und obwohl sie wussten, dass sie sich in einer diagnostischen Situation befanden und Spielsequenzen sogar videoaufgezeichnet wurden. Peter hingegen schien sich sehr anzustrengen, seine Umwelt aktiv zu erforschen.

Methodisch versuchten wir, in dieser diagnostischen Phase trotzdem die Ressourcen und all das, was in der Familie funktionierte, hervorzuheben:

1 Die Familie nahm die Termine wahr (wie auch andere Arzttermine).
2 Vater und Mutter erschienen gemeinsam zu den Terminen.
3 Vor allem die Kindesmutter zeigte hohes Interesse an einem Austausch darüber, wie weit ihr Sohn entwickelt sei.
4 Der Vater konnte sich für kurze Zeit auf Spielsituationen mit seinem Sohn einlassen.
5 Peter wirkte gepflegt, sauber und wohlgenährt.
6 Alle U-Untersuchungen wurden durchgeführt.
7 Die Mutter hielt aktiv Kontakt zur Sozialarbeiterin.
8 Peter beschäftigte sich beinahe 20 Minuten mit sich selbst.

9 Es gelang ihm sogar, sich ohne Hilfe des Vaters von der Rückenlage in die Bauchlage zu drehen.
10 Peter wirkte auf den ersten Blick sehr autonom, aktiv, kommunikativ und selbstwirksam.
11 Peter schien über ein „einfaches Temperament" zu verfügen, er wirkte ausgeglichen und zeigte kaum forderndes Verhalten (z.B. durch Schreien).
12 Die Mutter kümmerte sich in der Vergangenheit aufgrund einer von der Kinderärztin gestellten Verdachtsdiagnose „Seitenschwäche" zuerst um Physiotherapie und stimmte in weiterer Folge einer häuslichen Förderung zu, die jedoch – wie zuvor beschrieben – in weiterer Folge abgebrochen wurde.

Daneben waren in diesen ersten diagnostischen Phasen auch deutliche Belastungsfaktoren zu beobachten:

1 Aufgrund ausgeprägter Adipositas konnte sich die Mutter kaum zu Peter bücken oder ihn hochnehmen.
2 Die Mutter befand sich während der Spielsituationen meist stehend zwei Meter von Peter entfernt, sodass die Frage des körperlichen Kontaktes und der Bindung offen war.
3 Die Mutter fand zu jedem Argument (z.B. der Wichtigkeit sprachlicher Nachahmung oder motorischer Aktivitäten) ein Gegenargument oder verwies auf ihre Ärztin, Internet oder Elternratgeber. Der Hauptfokus lag dabei auf möglichen Gesundheitsgefährdungen ihres Sohnes.
4 Die Mutter stand mehrmals in der Nacht auf, um nachzusehen, ob ihr Kind noch atme (sie wandte sich im Laufe eines Pseudokrupp-Anfalles an die Kinderklinik, die ihr zur Prävention des plötzlichen Kindstodes ein Atmungsüberwachungsgerät mit nach Hause gab). Ihr gesamtes Pflege- und Betreuungsverhalten konnte arbeitshypothetisch als ängstlich und teilweise überbehütend beschrieben werden (häufiges Doctor-Hopping, teilweises Übertreiben möglicher Gefahren, Vermeidung der Auseinandersetzung mit als bedrohlich interpretierten Informationen).
5 Bei Peter waren aufgrund eines Entwicklungsscreenings Risiken im Bereich seiner motorischen Entwicklung zu sehen (fehlendes freies Sitzen mit zehn Monaten) sowie Risiken im Bereich Sprachentwicklung.
6 Der Vater bezeichnete sich selbst als ehemaliges ADHS-Kind, wobei sich dies im Erwachsenenalter in vermuteter Automatenspielsucht und stundenlangem Computerspielen zuhause widerspiegelte.
7 Die Interaktionssequenzen zwischen dem Vater und Peter wirkten zeitlich sehr kurz und machten es Peter schwer, die Angebote des Vaters wahrzunehmen.

8 Die finanzielle und häusliche Situation erschien schwierig (Hartz-IV-Empfang, teilweise nicht adäquat eingerichtete Wohnung).
9 Das Verhältnis zu den Großeltern (eigentlich Pflegeeltern der Mutter) erschien immer wieder angespannt.
10 Die häusliche Förderung (organisiert über Frühe Hilfen) wurde aufgrund des Konfliktes in Bezug auf eine mögliche Gefährdung der Gesundheit durch das Fördermaterial (Überraschungsei gefüllt mit Reiskörnern) abgebrochen.
11 Die Fachkraft vermutete bei der Mutter eine ausgeprägte Angststörung oder Depression, teilweise mit überbehütenden Verhalten gegenüber ihrem Sohn.
12 Sobald die Mutter eine kleinste somatische Veränderung bei ihrem Sohn wahrnahm, kontaktierte sie Ärzte, setzte jedoch empfohlene Maßnahmen kaum um, da sie glaubte, alles besser zu wissen.
13 Vorliegen einer psychischen Krankheit bei der Mutter im Sinne einer Störung der Persönlichkeit, Mischtypus mit Fokus ängstlich-vermeidend), da aus der Anamnese Hinweise auf ein durchgehendes Muster seit ihrer Kindheit vorlagen.

Abb. 1 zeigt dabei die nach unserer transdisziplinären Diagnostikphase (teilweise erfolgten Beobachtungen in gemeinsamen Sitzungen) eingeschätzte Ressourcen / Belastungssituation (im Sinne eines Ampelsystems):

Der äußere Bereich (grüner Bereich) spiegelt dabei als „ausreichend“ eingeschätzte Resilienzprozesse als „Bewältigungskapital“ (Fingerle 2011) wider. Im Beispiel Peters betraf dies seine Ausdauer, seine soziale (kommunikative) Kompetenz, seine Selbstwirksamkeit, sein „einfaches“ Temperament, seine gesamtgesundheitliche Situation. Diese Resilienzprozesse dürfen dabei als Ressourcen für die weitere Hypothesenbildung angesehen werden.

Der mittlere Bereich (gelber Bereich) bezieht sich auf zu diesem Zeitpunkt „nicht einschätzbare oder stark wechselhafte“ Informationen, wie z. B. die Compliance der Eltern, die einerseits in Bezug auf ärztliche Leistungen sehr hoch war, gleichzeitig aber hinsichtlich der Kooperation mit der Fachkraft krisenhaft schien. Dies betraf auch die Einschätzung der Entwicklung von Peter, die zum Zeitpunkt der Diagnostik zwar in manchen Bereichen altersentsprechend, jedoch im Bereich der Motorik und der Bindung durchaus bedroht war. Trotz der Aufmerksamkeit der Eltern bezüglich der gesundheitlichen Aspekte, erschien auch im Spielverhalten die Verfügbarkeit der Eltern stark wechselhaft. Im Sinne der weiteren Vorgangsweise würde dies bedeuten, verstärkt diese Aspekte zu beobachten.

Das Zentrum (roter Bereich) verweist auf Bereiche, die im Rahmen des diagnostischen Screenings als „kaum ausreichende“ Resilienzbereiche eingeschätzt

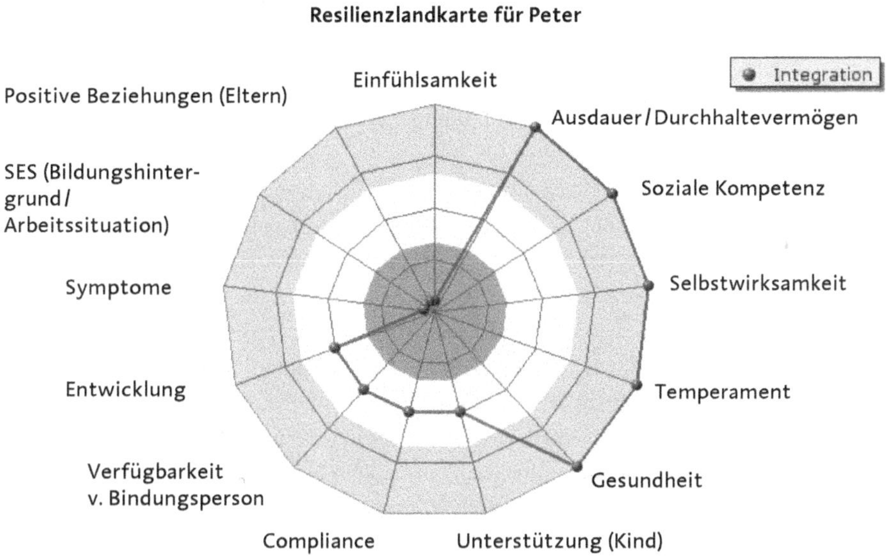

Abb. 1: Resilienzlandkarte von Peter im Kontext psychisch verletzlicher Eltern

wurden. Im konkreten Beispiel von Peter betraf diese Einschätzung z. B. die Frage der Einfühlsamkeit der Eltern, mögliche psychische Symptomatik, die ökonomische Situation der Familie, aber auch die Beziehung der Mutter zu ihrem Herkunftssystem. Im Zusammenhang mit den wahrgenommenen Ressourcen verdeutlichen diese Bereiche möglichen Handlungs- oder Unterstützungsbedarf.

Unsere Arbeitshypothese im Team zielte darauf ab, vorerst eine Vertrauensbasis zu den Eltern aufzubauen. Gerade bei Eltern mit der Verdachtsdiagnose einer möglichen Angststörung stellt die Vermeidung der Auseinandersetzung mit möglichen angstauslösenden Reizen (dass z. B. mit Peter etwas nicht in Ordnung sein könnte, dass er mehr Therapie brauche, dass eine Fremdpflege drohe) ein hohes Risiko in Richtung Abbruch der Kontakte dar. Als Ressource durfte jedoch auch wahrgenommen werden, dass die Mutter prinzipiell Interesse an der Entwicklung ihres Sohnes zeigte und Termine wahrnahm.

Die zweite Arbeitshypothese betraf das Interaktionsverhalten, vor allem des Vaters. Die Mutter erschien durch ihre Adipositas in höherem Maße beeinträchtigt, sich körperlich Peter zuwenden zu können. Diese zweite Arbeitsannahme ging davon aus, dass dem Vater möglicherweise konkrete Ideen fehlten, wie er mit seinem Sohn altersgerecht spielen konnte. Als Ressource erwies sich dabei, dass der Vater mit seinem Sohn spielen wollte und sich Peter selbst sehr selbstwirksam, kommunikativ und interessiert an seiner Umwelt verhielt.

Unsere darauf folgenden Interventionen vermittelten den Eltern

1 positive Rückmeldungen z.B. in Bezug auf die Autonomie Peters, sein Interesse bzw. sein Lautieren.
2 Möglichkeiten des Ausprobierens neuer Spielmöglichkeiten: Gemeinsam mit dem Vater wurden sehr lustvolle Interaktionsspiele erarbeitet, wie z.B. die Verwendung eines Tuches zum Verstecken des eigenen Kopfes (im Sinne der Förderung der Objektpermanenz), was Peter sehr genoss. Dem Vater gelang es hier auch, dieses Spiel zu variieren.
3 Input in Bezug auf feinfühliges Wahrnehmen der Bedürfnisse von Peter: dass es vorerst wichtig war, a) den Kontakt zu Peter herzustellen (Rapport), b) die gemeinsame Aufmerksamkeit (joint attention) auf ein Objekt zu richten und c) eine Aktivität durchzuführen. Den Eltern wurde dies plakativ als „Dreieck des Spielens" vermittelt. In gemeinsamen Spielsequenzen, vor allem mit dem Vater, wurde diesem immer wieder dieses „Dreieck des Spiels" (Prinzip der Triangulation) rückgemeldet:
   - Kontaktaufnehmen mit Peter (ansprechen, Augenkontakt herstellen, möglicherweise leichte körperliche Hinweisreize geben),
   - Referenz herstellen zum Objekt („Schau mal, da ist ein Ball!") und
   - Aktivitäten ankündigen und durchführen.
4 Input bezüglich der Nachahmung von Verhalten: Wenn Peter lautiere, dass die Eltern dies wiederholen mögen; wenn Peter ein Auto anfasste, dass die Eltern dies „reverbalisieren" können (Förderung responsiven Verhaltens) etc.

Die nächsten Einheiten bestanden darin, den Eltern Möglichkeiten zu geben, Neues mit Peter auszuprobieren: So lernte der Vater, dass es beim Ballspiel (Peter begann kurz nach der ersten Einheit frei zu sitzen) wichtig war, immer wieder auf das „Dreieck des Spielens" zu achten. Der Vater lernte, den Ball erst dann Richtung Peter zu rollen, wenn sein Sohn aufmerksam war.

Die Mutter konnte erleben, dass Peter Aktivitäten leichter nachahmte, wenn sie diese verbalisierte. Der Vater durfte ausprobieren und erleben, wie sehr sich Peter freute, wenn der Junge mit einem Tuch bedeckt wurde und sich dieses selbst vom Kopf zog.

Damit war es über mehrere Einheiten möglich, eine Vertrauensbasis aufzubauen, durch die bewirkt wurde, dass die Untersucher nicht als Bedrohung erlebt wurden.

In weiterer Folge gelang es uns, die Eltern zu überzeugen, dass die Fortsetzung der (abgebrochenen) häuslichen Förderung für Peter entwicklungsförderlich wäre, da sowohl den Eltern weitere Ideen gegeben werden konnten und Peter seine Entwicklungsfortschritte festigen konnte. Seine Sprachentwicklung erwies sich in weiterer Folge noch immer als verletzlich. Eine weitergehende ärztliche Therapie ihrer (von uns rückgemeldeten) Sorge bzw. Ängstlichkeit lehnte die Mutter jedoch kategorisch ab. Auch die Einleitung einer Tagesmutterbetreuung wurde abgelehnt, da sich die Mutter in ihrer Erziehungskompetenz angegriffen fühlte.

In Bezug auf die zu beobachtende Mühe der Eltern, passende Spielsituationen für Peter zu schaffen, akzeptierten sie jedoch die vorgeschlagene neue Frühförderin, die in höherem Maße den Wünschen und Fähigkeiten der Eltern folgte als dies vorher der Fall war: Die von der Fachkraft orchestrierten Interaktionen zwischen Mutter und Kind fanden nicht mehr am Boden statt, sondern auf einer Decke auf dem Tisch, sodass auch die Mutter Körperkontakt zu Peter aufnehmen konnte. Responsives Verhalten und Triangulation wurden auch von der Fachkraft als methodischer Zugang eingesetzt. Im Austausch erlebten die Eltern, dass sowohl unsererseits als auch von Seiten der neuen Frühförderin die gleiche Strategie verfolgt wurde.

Die gemeinsam mit den Eltern durchgeführten Einheiten zeigten – in Rücksprache mit der Fachkraft, die mobil bei den Eltern arbeitete –, dass sie die Angebote gut annehmen konnten, sodass sowohl der Resilienzbereich „Unterstützung für das Kind“ als auch die „Unterstützung der Eltern“ als neue Ressourcen aufgenommen werden konnten.

Durch die konkreten Ideen zu Spiel und Interaktion konnte auch der Bereich der „elterlichen Einfühlsamkeit“ als verbessert und nicht mehr als bedroht angesehen werden. Damit erschienen jedoch auch die im Hintergrund stehenden Fragen eines bedrohten Kindeswohles und einer Fremdpflege nicht mehr relevant, was zu einer Gesamtentspannung der Familiensituation und einer Verbesserung der Zusammenarbeit mit dem Jugendamt führte.

Da jedoch weiterhin Sorgen bestanden, dass das Förderangebot für Peter (trotz häuslicher Unterstützung) zu gering sein könnte, da der Transfer in die Familie auch von der Tagesverfassung der Eltern abhing, konnte nach einem weiteren halben Jahr mit der Mutter vereinbart werden, dass Peter dreimal wöchentlich eine Tagesmutter besuchte. Da die Mutter jedoch kaum einsah, warum ihr Sohn dies aufgrund ihrer eigenen Verfügbarkeit benötigte, ähnelte der Prozess einem Aushandeln „wie am Basar“. Die Mutter wurde jedoch in der Zwischenzeit wieder schwanger und nahm in weiterer Folge das Angebot dieser Tagesmutter „zur Entlastung“ gerne in Anspruch. Die häusliche Unterstützung lief parallel neben der Tagesmutterbetreuung und verfolgte in Abstimmung mit uns ähnliche Strategien (z. B. Dreieck des Spiels, Nachahmen, Verbalisieren).

Wir hatten das Glück, Peter zwei Jahre später nochmals sehen zu können. Er befand sich zu diesem Zeitpunkt fünfmal pro Woche bei der Tagesmutter; die eingesetzte mobile Fachkraft betreute die Familie weiter einmal wöchentlich,

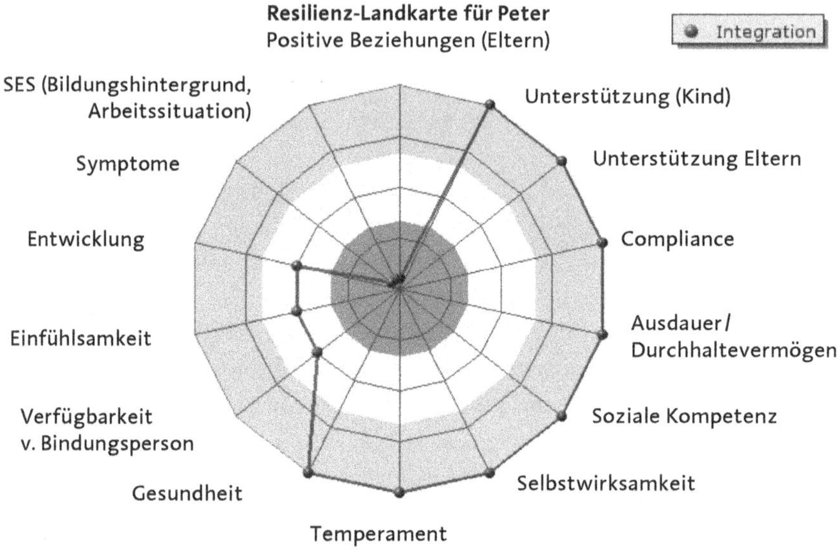

Abb. 2: Einschätzung von Resilienzprozessen nach 15 Einheiten

mit einem zusätzlichen Fokus auf das Neugeborene. In Anwesenheit seiner Mutter erschien Peter noch immer sehr aktiv, beschäftigte sich bei der Tagesmutter intensiv mit den Fördermaterialien, zeigte jedoch einige Verzögerung im Bereich der expressiven Sprache. In der Untersuchungssituation konnte seine Differenzierungsfähigkeit in Bezug auf die Befriedigung seiner Bedürfnisse beobachtet werden: Wenn er Durst hatte oder getröstet werden wollte, lief er zu seiner Mutter (die an diesem Tag bei der Tagesmutter zu Besuch war). Wenn er Unterstützung beim Spiel benötigte, wandte sich Peter an die Tagesmutter. Peter hatte offensichtlich gelernt, seine Bindungs- und Förderbedürfnisse deutlich zu differenzieren und konnte durch die Angebote der Tagesmutter vor dem Hintergrund seiner Ressourcen neue Erfahrungen (mit Fördermaterialien, in der Interaktion) machen. Grobklinisch erschein seine Entwicklung – mit Ausnahme der expressiven Sprache – alterstypisch.

Die am Beginn der Förderung drohenden Erfahrungs- und Übungsdefizite konnten durch die Zusammenarbeit zwischen häuslicher Förderung, Jugendamt, Tagesmutter und unserem spezialisierten Service – mit Ausnahme des Bereiches seiner expressiven Sprache – vermieden werden.

Die Familiensituation hatte sich grundsätzlich nicht verändert. Der Vater erhielt weiterhin Hartz-IV-Unterstützung, teilweise gelang es ihm, kurzfristige Beschäftigungsverhältnisse zu erlangen, die er aufgrund seiner verringerten Ausdauer jedoch schnell wieder verlor; eine medikamentöse Begleitung seiner

Symptome lehnte er ab. Die Mutter zeigte sich auch nach beinahe drei Jahren wenig einsichtig in Bezug auf ihre eigene psychische Verletzlichkeit. Eine psychotherapeutische bzw. begleitende medikamentöse Behandlung lehnte sie weiterhin ab, da sie dies (aus ihrer Sicht) nicht benötigte. Durch die Ermöglichung gesunder förderlicher Entwicklungsumwelten (Frühförderung, Tagesmutter) konnte jedoch mit hoher Wahrscheinlichkeit a) eine deutlichere Entwicklungsstörung und b) Fremdpflege von Peter vermieden werden.

Die Situation von Peter ist kein Einzelfall: Peter erschien zwar zum Zeitpunkt unseres Erstkontaktes im Alter von zehn Monaten nicht klinisch auffällig (die behandelnde Kinderärztin neigte eher zum Abwarten) und zeigte gute Entwicklungspotenzen (Autonomie, Selbstwirksamkeit, Kommunikation), war jedoch einer Vielzahl von potenziellen Stressoren ausgesetzt: Die somatische und psychische Verletzlichkeit seiner Mutter (Verdachtsdiagnose im Sinne einer ängstlichen Persönlichkeit) sowie ADHS von Seiten des Vaters konnten als massive chronische Stressoren für die Entwicklung Peters angesehen werden. Die Auffälligkeit lag primär im Interaktions- und Beziehungsverhalten der Eltern zu Peter, nicht so sehr im Verhalten Peters. Glücklicherweise erfolgte unser präventives Ressourcen-Belastungsscreening sehr früh. Ein Nicht-Intervenieren hätte mit hoher Wahrscheinlichkeit zu massiven Erfahrungsdefiziten und Bindungsproblemen geführt, die entweder eine Fremdpflege gerechtfertigt hätten oder aber das Auftreten einer Entwicklungsstörung begünstigten, die langfristig möglicherweise einer Behinderung entsprochen hätte. Gerade die beiden großen deutschen Längsschnittstudien zu Entwicklungsrisiken (Frankfurter und Bielefelder Studie) beschreiben eindrucksvoll den Einfluss einer elterlichen (mütterlichen) psychischen Erkrankung als Hauptprädiktor späterer kindlicher Entwicklungsstörungen, wie dies auch bei Peter zu erwarten gewesen wäre.

Peter verdeutlicht auch, dass der frühen präventiven Förderung Beschränkungen auferlegt sind: Weder die Mutter noch der Vater ließen sich behandeln, und eine allzu konfrontative Auseinandersetzung oder die massive Infragestellung ihrer elterlichen Kompetenzen hätte mit hoher Wahrscheinlichkeit zu Abbrüchen der notwendigen Fördermaßnahmen geführt, gepaart mit Entwicklungsrisiken für das kleine Geschwisterkind, das durch die Fachkraft mitbetreut wurde. Der Weg, respektvoll die elterlichen Kompetenzen zu würdigen und die Eltern mit klarer transparenter, verständlicher Sprache zum Ausprobieren neuer Fähigkeiten (Spielideen) zu motivieren, führte bei Peter und seiner Familie zum präventiven Erfolg, wenigstens im Bereich der kindlichen Förderung, nicht jedoch im Bereich der Behandlung der psychischen Verletzlichkeit. Angemerkt werden muss bereits vorwegnehmend, dass die Behandlung von Menschen mit Persönlichkeitsstörungen ein äußerst herausfordernder langwieriger Prozess ist, sodass auch keine substanzielle Veränderung bei der Mutter zu erwarten war.

Epidemiologisch erscheint die Situation Peters als kein Einzelfall: Das Leben im Kontext psychischer Verletzlichkeit im weiteren Familienkontext betrifft bis zu 20% aller Kinder und Jugendlichen (Maybery et al. 2005, BKK/BApK 2010). Jacobi et al. (2004b) gehen sogar von einer Einjahresprävalenz im Erwachsenenalter (d.h. von der Wahrscheinlichkeit innerhalb eines Jahres an einer psychischen Störung zu erkranken) von 33% aus. Auch neuere Zahlen belegen diese Werte zwischen 27,8% (Gustavson et al. 2018) und 31,1% (Jacobi et al. 2014). Ein genereller Anstieg psychischer Erkrankungen ist auch seit der COVID 19 Epidemie zu beobachten (Failla et al. 2023). Strukturierte Unterstützungssysteme für minderjährige Kinder bzw. klar definierte Zuständigkeiten (wer überweist, wer diagnostiziert Ressourcen und Belastungen, wer bietet Förderung und Unterstützung an) sind selten; häufig beruht das Erfassen der Kinder schlichtweg auf Zufällen oder der Zivilcourage von Menschen, die sich um das Kindeswohl sorgen: Vor allem das Zusammenspiel verschiedenster Strukturen (der Meldung durch die Pflegegroßeltern, die Jugendämter, was von den Eltern jedoch meist hoch ambivalent sowohl als Kontrolle als auch als Unterstützung erlebt wird, durch Frühe Hilfen, Frühförderung, begleitende Dienste) ermöglichte wenigstens für Peter Angebote, um mit vorhandenen Risikofaktoren besser umgehen zu können. Peters „Bewältigungskapital“ (hohe Autonomie, Selbstwirksamkeit, Kommunikation, Interesse an Exploration, einfaches Temperament) konnte „vermehrt“ werden und pufferte somit das Risiko eines Verlustes dieser Ressourcen. Im videosupervidierten Förderprozess konnte dies eindrucksvoll belegt werden.

Obwohl Prognosen aus der Retrospektive schwierig erscheinen, darf gerade bei Peter davon ausgegangen werden, dass er ohne entsprechende frühe Förderung deutlichere Auffälligkeiten zeigen und möglicherweise als behindertes Kind etikettiert würde. Das zuständige Kreisamt ersparte sich somit eine spezifische Unterbringung in einer integrativen Kindertagesstätte mit monatlichen Mehrkosten bis zu 2000 Euro pro Monat (die österreichische Situation betreffend). Zum Zeitpunkt der Erfassung wirkte Peter relativ unauffällig (im Sinne einer auffälligen Unauffälligkeit). Erste Anzeichen eines Deprivationssyndroms konnten jedoch glücklicherweise durch das Kooperationsnetzwerk Großeltern-Frühe Hilfe-Jugendamt-Begleitdienst „entdeckt“ werden. Aufgrund der Familienorientierung gelang es der Fachkraft auch, „ein Auge“ auf das Geschwisterkind zu werfen und in die Fördersituationen einzubeziehen. Das Geschwisterkind (wie häufig bei jüngeren Kindern aufgrund der kürzeren Zeitdauer im belasteten Familiensystem) zeigte ausgeprägtere Bereiche resilienten Verhaltens und benötigte keine weitere fachliche Förderung (Pretis/Dimova 2016).

Die soziale Akzeptanz des Rückzugs

Dazu kommt, dass psychisch verletzliche oder vulnerable Familien in hohem Maße versuchen, ihre Verwundbarkeit „geheimzuhalten". Noch immer ist eine große Angst vor Etikettierung bzw. Stigmatisierung, als „verrückt" oder „irre" zu gelten bzw. vor sozialer Abwertung der Kinder durch Gleichaltrige („Deine Mutter war ja in der „Klappsmühle.") zu beobachten. Die Angst vor dem Stigma und vor Marginalisierung führt häufig zu sozialem Rückzug, begünstigt durch den demografischen Wandel (wo es bisweilen schwierig erscheint, passende Spielkameraden in der Nachbarschaft zu finden, da kaum gleichaltrige Kinder verfügbar sind).

Vor allem Mädchen, die sich für jüngere Geschwisterkinder verantwortlich fühlen, sind hier bedroht, sich aus altersadäquaten sozialen Kontexten mit Gleichaltrigen zurückzuziehen (Pretis / Dimova 2011), um Elternfunktionen für ihre kleineren Geschwister zu übernehmen: Oder wie es eine Elfjährige selbst im Rahmen einer Ressourcen-Belastungsanalyse einmal ausdrückte: „Ich möchte endlich wieder Kind sein dürfen, nicht meinen Bruder in den Kindergarten bringen und nachmittags für ihn sorgen müssen." Auf der Verhaltensebene hatte sie ihre Belastung jedoch kaum gezeigt. Bereits im Kindergarten wirkte sie als verantwortungsvolles Mädchen; auch in der Schule zeigten sich für die Klassenlehrerin – mit Ausnahme einer gewissen erlebten Ernsthaftigkeit des Mädchens – keine Auffälligkeiten. Auch der obsorgeberechtigte Vater konnte die erlebte Belastung seiner Tochter kaum wahrnehmen. Er hatte sich zwar von der Mutter im Zusammenhang mit einer ärztlich nie bestätigten Verdachtsdiagnose „Alkoholabusus" (möglicherweise in Zusammenhang mit einer schizophrenen Grunderkrankung) getrennt, wollte jedoch seinen Kindern in guter Absicht den Kontakt zur Mutter nicht vorenthalten. So wenigstens interpretierte er die Aussagen des Gerichts bzw. des Jugendamtes. Auch wusste der Vater nicht genau, woran die Mutter litt.

Der Auslöser unserer Intervention in dieser Familie war ein Vorfall, bei dem die damals mit hoher Wahrscheinlichkeit hoch psychotische Mutter (ihre Kinder hatten Umgang mit ihr) den vierjährigen Bruder aufgefordert hatte, sich vor ein Auto zu werfen, damit er „in den Himmel komme". Sie als Mutter könnte dann jeden Tag eine Kerze anzünden und an ihn denken, wenn sie sich ihn als Engel vorstelle. Im Rahmen dieses Besuchskontaktes gelang es der elfjährigen Schwester im letzten Augenblick, ihren auf eine stark befahrene Straße eilenden Bruder zurückzuhalten. Der vierjährige Bruder hatte seiner Mutter einfach geglaubt. Möglicherweise wollte er dem Wunsch seiner Mutter entsprechen und (im Sinne kindlicher Loyalität und fehlenden Realitätschecks) seiner Mutter „helfen". Gerade Solantaus-Simula et al. (2002) verweisen immer wieder darauf, dass im Regelfall alle Kinder ihren Eltern „helfen" wollen, wobei die

Grenze zur inadäquaten Übernahme von Erwachsenenrollen (Parentifizierung) bzw. selbstgefährdendem Verhalten der Kinder bisweilen schwierig einzuschätzen ist. Aufgrund des doch funktionierenden Familiensystems, der Übernahme elterlicher Funktionen durch die ältere Schwester und fehlender Informationen für den Vater, wie die Situation der Mutter einzuschätzen sei, wurde die Brisanz der Situation lange unterschätzt – auch von Fachleuten. Häufig ist in diesem Zusammenhang zu beobachten, dass das Diktat der ärztlichen Schweigepflicht (die Kindesmutter befand sich in einer Art „Behandlung") mit der Wichtigkeit, zu wissen und zu verstehen, was in Familiensystemen vorgeht, kollidiert. Nicht selten ist der andere Elternteil kaum darüber informiert, worunter der betroffene Elternteil leidet, welche Prognosen zu erwarten sind bzw. welche Unterstützungsmöglichkeiten sinnvoll wären; ein Leid, das häufig auch Selbsthilfegruppen Angehöriger Psychisch Erkrankter (www.hpe.at) schildern.

Im Rahmen unserer Ressourcen-Belastungsanalyse wurde dringend davon abgeraten, der Mutter Kontakt zu ihren Kindern zu ermöglichen, solange diese sich nicht adäquat medizinisch behandeln ließ, was diese verweigerte. Das Mädchen zeigte als Ressourcen gute sportliche Interessen, Sozialkontakte zu Gleichaltrigen sowie soziale Kompetenzen u.a. Aufgrund ihrer Interessen und Offenheit gegenüber Angeboten war somit (als Arbeitshypothese) der Kontakt zu einer spezifisch ausgebildeten Fachkraft empfehlenswert. Es wurde dringend eine emotionale Entlastung ihrer Situation und die Möglichkeit des bedürfnisorientierten Beziehungsaufbaus zu einer stabilen erwachsenen weiblichen Identifikationsfigur vorgeschlagen.

Dass in den zwei dargestellten authentischen Beispielen Mütter häufiger von psychischer Verletzlichkeit betroffen waren (bei Peter waren es beide Elternteile), beruht zwar auf Zufall, verweist jedoch auf drei wichtige Zusammenhänge:

a Die Auswirkungen einer mütterlichen psychischen Verletzlichkeit auf Kinder sind höher als jene eines Vaters (Meyer et al. 2001).

b Die Wahrscheinlichkeit, dass die verletzliche Mutter die Hauptbezugsperson für das Kind repräsentiert, ist viermal höher als dass der Vater die Hauptbindungsperson ist (Pretis/Dimova 2011). Nicht zu vergessen ist auch, dass von beiden Eltern auch ein hohes genetisches Risiko ausgeht: Bei Zwillingsstudien ergaben sich z.B. bei Borderline-Störungen Konkordanzwerte im Bereich von durchschnittlich 33 Prozent (Maier/Hawellek 2011).

c Aus der täglichen Arbeit erleben wir im Sinne des Inanspruchnahmeverhaltens von Hilfe und der Behandlungsmitwirkung (Compliance), dass es herausfordernder erscheint, Väter mit psychischen Problemen zu erreichen bzw. zur Inanspruchnahme von Hilfe zu motivieren.

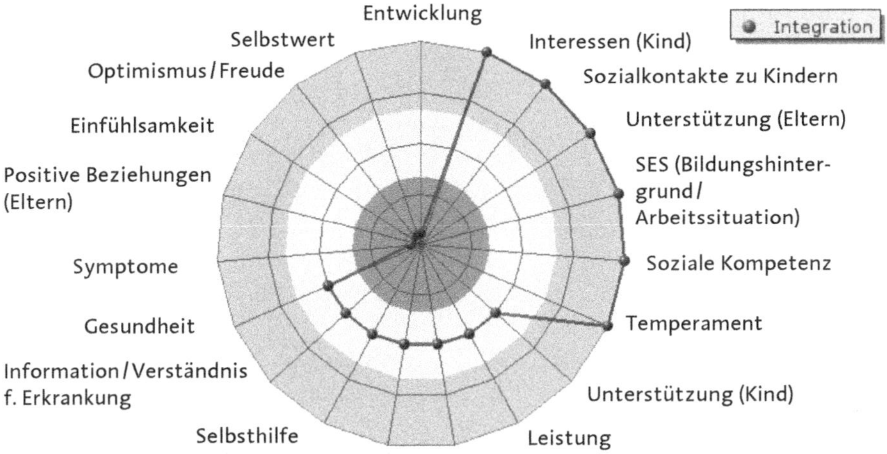

Abb. 3: Die Resilienzsituation eines elfjährigen Mädchens im Kontext einer an Schizophrenie erkrankten Mutter

Inwiefern es Unterschiede in der Gesamtauftretenswahrscheinlichkeit von psychischen Erkrankungen (im Sinne des medizinischen Kontextes werden diese auch bewusst als solche bezeichnet) gibt, mag hier offen blieben. Generell zeigen sich jedoch deutliche Unterschiede in Bezug auf Diagnosen. Suchterkrankungen sind dabei z. B. deutlich überrepräsentiert bei Männern.

In der Betreuungssituation von Kleinkindern spielen die Väter zwar eine immer größere Rolle. So ist der Anteil der Väter in Deutschland, die Elterngeld bezogen (in Österreich: Väterkarenz nehmen) bis 2022 auf 26,1 Prozent gestiegen (Statistisches Bundesamt 2023) – trotzdem ist jedoch die Mutter in den meisten Fällen noch die Hauptbezugsperson. Daher erscheint der Stellenwert der psychischen Erkrankung der Mutter für die Entwicklung des Kindes insgesamt höher und findet somit auch häufiger Eingang in Falldarstellungen.

Das große Risiko, dass kleine Kinder psychisch erkrankter Eltern vergessen werden, liegt einerseits in ihrer *unauffälligen Auffälligkeit*. Andererseits – wie im Eingangskapitel beschrieben – liegt der Fokus der Erwachsenenpsychiatrie noch immer sehr auf den Patienten (Eltern) und nicht so sehr auf komplexen Familien. Deswegen werden sie auch häufig als „vergessene Kinder" (Küchenhoff 2001) bezeichnet:

- Ihre Botschaften werden von Seiten der Erwachsenen, auch der Fachkräfte, erst sehr spät wahr- und ernst genommen.
- Fachkräfte, vor allem Psychiater im Erwachsenenbereich, schenken der Entwicklung von Kindern der Patienten kaum Beachtung: sei es, dass die

Behandlung selbst sehr viel Energie bindet, sei es, dass das professionelle Wahrnehmungssystem Angehörige erst im Zuge der Öffnung der Psychiatrie langsam zu integrieren beginnt, jedoch noch nicht die Kinder psychisch Erkrankter erreicht hat.

- Mit Ausnahme des Bereichs der Alkoholerkrankungen sind bis auf beginnende Modellprojekte kaum institutionalisierte Strukturen für Kleinkinder vorhanden, die für diese auch selbständig *zugänglich* sind. Im Schulkind- und Jugendalter sind leichter erreichbare Angebote zu beobachten, auch mittels neuer Medien, z.B. Internetnotrufe, Telefonhotlines, Kummernummern oder -netze).
- Kinder psychisch kranker Eltern nehmen über lange Zeit ihre Situation nicht als „verstört" und „krankmachend" wahr, da die Lebenssituation mit ihrer Familie meist ihre *einzig „reale"* ist und erst durch den sozialen Vergleich Leidensdruck entsteht. Dies geschieht oftmals erst im Schulalter, dann jedoch häufig geprägt von Scham, keine „normale" Familie oder adäquate Hilfe zu haben (Dunn o. J.). Viele Kinder wissen nicht einmal, was mit dem Vater oder der Mutter los ist. Sie spüren etwas und schweigen instinktiv, möglicherweise auch, um ihre Eltern durch Fragen nicht noch weiter zu belasten. So war ein Geschwisterpaar über ein Jahr lang informiert, dass ihr Vater an Internetsucht (Download von kinderpornografischem Material) litt. Keines der Kinder stellte jedoch Fragen. Befragt nach dem Grund ihres Verhaltens verwiesen sie darauf, dass sie ihren Vater nicht noch weiter belasten wollten. Entdeckt hatten sie die Sucht des Vaters über zufällige Zettel, die sie beim Telefon fanden oder über Gespräche der Eltern, die sie mithörten.
- Sie verfügen meist kaum über Möglichkeiten, ihren Leidensdruck zu artikulieren, da die belastenden Situationen atmosphärisch spürbar, jedoch kaum aus ihrer kindlichen Sicht beschreibbar sind oder nicht ernst genommen werden.
- Häufig herrscht ein (aktives) Kommunikationsverbot in der Familie: Die Kinder bekommen das Gefühl, mit niemandem über ihre Familie sprechen zu dürfen, und befürchten, ihre Eltern zu verraten, wenn sie von den Schwierigkeiten zu Hause erzählen (Mattejat / Lisofsky 1998). Deswegen leben viele Kinder isoliert und haben niemanden, mit dem sie über ihre Probleme sprechen können.
- Von Seiten der gesamten Familie können Kinder mit einem Kommunikationsverbot belegt werden, da die Eltern befürchten, dass ihnen bei Bekanntwerden des „Geheimnisses" die Kinder „weggenommen" werden.
- Vor allem Kleinkinder psychisch verletzlicher Eltern zeigen sehr unspezifische Symptome, wobei internalisierende Störungen oder die frühe Übernahme von Erwachsenenrollen (Parentifizierung s. Kap. 3) kaum als mögliches „Störungsbild" diagnostiziert werden. Weder der österreichische

Mutter-Kind-Pass noch die deutschen Untersuchungshefte erscheinen als valides Instrument, diskrete Veränderungen bei Kindern zu messen. Meist war zum Zeitpunkt der Erstvorstellung „alles in Ordnung".

- Kinder psychisch verletzlicher Eltern haben kaum eine Lobby in der Gesellschaft, da sie in höherem Maße sozialer Stigmatisierung und Ausschluss ausgesetzt sind als z.B. Menschen mit Behinderung. Psychische Symptome werden noch immer sehr stark mit persönlicher Schuld in Verbindung gebracht. Als negatives Paradebeispiel seien Ratschläge an Patienten mit Depression zu erwähnen, sich nicht „gehen zu lassen" und sich endlich „zusammenzureißen". Psychische Erkrankung darf als das letzte große Tabu unserer „Spaßgesellschaft" angesehen werden. Die Kinder in den authentischen Beispielen konnten zu jeweils unterschiedlichen Zeitpunkten Hilfe in Anspruch nehmen, wobei deutlich ist, dass die frühe Förderung *eine* Unterstützungsmaßnahme darstellt, keineswegs jedoch die fachärztliche, psychotherapeutische oder fachpsychologische ersetzen kann. Dies setzt jedoch im Regelfall Freiwilligkeit und minimale Krankheitseinsicht betroffener Eltern voraus. Mit Ausnahme akuter Kindeswohlgefährdung können frühe präventive Fördermaßnahmen keine Zwangs- oder Kontrollmaßnahmen darstellen, auch wenn Jugendämter eine solche Funktion gerne delegieren möchten. Jeweils im Einzelfall ist somit abzuklären, welche Unterstützungsmaßnahme am besten zu den Bedürfnissen der Familie passt und angenommen werden kann – ganz im Sinne moderner Effizienz und Effektivitätsforschung sozialer Dienstleistungen (Guralnick 1997). Sind psychisch verletzliche Familien einmal „identifiziert" oder sind Jugendämter mit akuten Eskalationen konfrontiert, ist auch als Gegenstrategie zu beobachten, dass in solchen Situationen relativ unreflektiert so viele Hilfen wie möglich eingesetzt werden, was wiederum die Effizienzfrage auslöst. Es droht dann eher die Gefahr, dass Familien zu viel des Falschen erhalten (Dunst 2012).

Trotz des Verweises auf die Freiwilligkeit des Angebotes sollte die Förderung der seelischen Gesundheit und der psychischen Entwicklung von Kindern nicht nur auf Zufällen beruhen. Frühe Förderung von Kleinkindern psychisch verletzlicher Eltern bedarf einer strukturierten Vorgangsweise und nachvollziehbarer Zugänglichkeit zu Unterstützungsstrukturen. Ein solches Vorgehen ist zurzeit in Europa kaum zu beobachten. In der Ottawa-Charta (1986) werden drei Handlungsstrategien der Gesundheitsförderung beschrieben, die in verstärktem Maße auch für Kinder von psychisch erkrankten Eltern gelten:

- die Anwaltschaft auf Gesundheit
- das Befähigen und Ermöglichen gesundheitsfördernden Verhaltens
- die Vermittlung und Vernetzung fördernder Strukturen

Die UN-Kinderrechte-Konvention definiert es als Aufgabe von Erwachsenen, „für kinderfreundliche Lebensbedingungen zu sorgen" (UN 1989). Falls Eltern diese Rolle erschwert übernehmen können, sollte es die Aufgabe des Gemeinwesens sein, kinderfreundliche Lebensbedingungen auch für unsere Zielgruppe zu schaffen. Überspitzt formuliert, gibt es keine „vergessenen Kinder, nur Erwachsene, die sie vergessen" (Dimova/Pretis 2003).

2.2 Ein neues Problem? Zwischen erhöhter Sensibilität und realem Anstieg psychischer Verletzlichkeit

2.2.1 Epidemiologische Daten

Genaue Zahlen über jene Kinder, die mit einem oder zwei psychisch erkrankten Elternteilen aufwachsen, liegen, was die frühe Erfassung betrifft, nicht vor. Maybery et al. (2009) beschreiben für Australien zwischen 20–23% von Kindern im Kontext psychischer Verletzlichkeit, wobei auch Kinder von Eltern mit Suchterkrankungen inkludiert sind.

Die geschätzten Zahlen korrespondieren letztendlich auch mit der Einjahresprävalenz von 20–33% von Erwachsenen (als Wahrscheinlichkeit innerhalb eines Jahres an einer psychischen Störung zu erkranken) (Eikelmann 1998). Jacobi et al. (2004b) beschreiben eine Einjahresprävalenz für mindestens eine (selbstberichtete) DSM-IV Diagnose von 31% für Deutschland. D.h. die Wahrscheinlichkeit, dass innerhalb eines Jahres für Menschen zwischen 18 und 65 Jahren eine DSM-IV Diagnose (Saß et al. 2003) zutreffen könnte, beträgt beinahe 33%.

Grob geschätzt wird dabei von 3 bis 3,8 Millionen Kindern im Kontext psychischer Verletzlichkeit in Deutschland ausgegangen (Christiansen 2017), was freilich nicht bedeutet, dass alle diese Kinder behandlungsbedürftig sind.

Als behandlungsbedürftige Hochrisikopopulation werden gesamt 3% (Schmidt/Lisofksy 2000) bis 5% aller Kinder (Ihle/Esser 2002) angesehen. In Deutschland wird somit diese Hochrisikopopulation mit 500.000 Kinder und Jugendliche angenommen (Schmidt/Lisofksy 2000). In Österreich wird vergleichbar von 50.000 behandlungsbedürftigen Kindern ausgegangen.

In jeder Schulklasse bzw. Kita-Gruppe ist somit statistisch mit mindestens einem betreuungs-/behandlungsbedürftigen Kind oder Jugendlichen zu rechnen.

Tab. 1: Prävalenzzahlen

Diagnose	4 Wochen Prävalenz	12 Monate Prävalenz
Angststörungen	7,4 %*	15,4 %**
affektive Störungen	5,6 %*	9,8 %**
somatoforme Schmerzstörung	5,4 %*	8,1 %*
Alkoholmissbrauch oder -abhängigkeit	2,5 %*	5,7 %**

* im Rahmen der GHS-Studie (Jacobi et al. 2004b)
** Deutsche Gesellschaft für Psychiatrie und Psychotherapie, Psychosomatik und Nervenheilkunde e.V. (DGPPN) (2024)

Tab. 2: Einjahresprävalenzen psychischer Störungen in der erwachsenen Gesamtbevölkerung

Störungsbild	Einjahresprävalenz	Autoren	Erhoben in
Allgemeine Einjahresprävalenz	Bis zu 31,1%	Jacobi et al. 2014, Gustavson et al. 2018	Deutschland, Norwegen
Affektive Erkrankungen	Bis zu 20,2%	de Graaf et al. 2012	Niederlande
Angsterkrankungen	Bis zu 19,6%	de Graaf et al. 2012	Niederlande
Substanzmissbrauch	Bis zu 19,1%	de Graaf et al. 2012	Niederlande
Psychotische Störungen	2,6%	Lenz/Wiegand-Grefe 2017	Deutschland

Das Aufwachsen im Kontext chronischen Stresses im Kindesalter (im Zusammenhang mit psychischer Verletzlichkeit der Eltern) spiegelt sich in eigener erhöhter psychischer Verwundbarkeit im Erwachsenenalter wider, d.h. in Bezug auf das eigene Risiko, später selbst (psychisch) zu erkranken. Meyer et al. (2001) erhoben, dass 35 % der betroffenen Kinder im Erwachsenenalter selbst psychische Probleme beschreiben. Hosman et al. (2009) beschreiben ein eigenes Erkrankungsrisiko von Kindern zwischen 41 und 71 %, abhängig davon, welche Diagnose vorliegt bzw. ob beide Elternteile erkrankt sind. Bei der Diagnose Schizophrenie beträgt dieses Risiko z.B. beinahe 50 %, wenn beide Elternteile erkrankt sind (Mattejat/Remschmidt 2008a, b).

Kinder psychisch verletzlicher Eltern hatten bislang wenigstens im deutschsprachigen Raum mit wenigen Ausnahmen (Remschmidt/Mattejat 1994a, b)

kaum ein Sprachrohr in der Öffentlichkeit: Psychische Verletzlichkeit bzw. Erkrankung ist noch immer mit hoher Stigmatisierung verbunden, auch wenn gleichzeitig ein rasanter Anstieg in der Allgemeinbevölkerung durchaus thematisiert wird (z.B. bei Invaliditätspensionen oder dem Aspekt krankheitsbezogener Kosten) im Sinne von Behandlungskosten, „Global Burden of Disease" oder „Ausfalltagen im Berufsleben": Depressive Erkrankungen führen hier deutlich in der Negativrangliste „Disability Adjusted Life Year (DALY)"; diese Zahl spiegelt eine Maßzahl für Jahre wider, die durch verfrühten Tod (im Zusammenhang mit Krankheit oder Behinderung)" verloren gehen (Arias et al. 2022).

Auch die Ausfallstage im Berufsleben sind bei psychischen Störungen doppelt so hoch wie in der Normalbevölkerung (Jacobi et al. 2004a).

In den bislang bekannten Risikozahlen von Entwicklungsbeeinträchtigungen (Trost 1991; Pretis 2001) fällt diese Gruppe der Kinder direkt nicht auf, indirekt ist zu beobachten, dass Kinder psychisch verletzlicher Eltern – je nach Verständnis der betreuenden sozialen und sozialpsychiatrischen Strukturen – Betreuung über unterschiedliche Titel fanden – wenn auch häufig wenig spezifische: Die Zuständigkeit unzähliger Strukturen erschwert dabei ein abgestimmtes Vorgehen. Weiterhin lässt sich ein Mangel an fachpsychiatrischen Kompetenzen in den Jugendämtern beobachten. Dazu kommt, dass die Fallzahlen der niedergelassenen Psychiater – bis zu 60 Patienten pro Tag – es kaum erlauben, sich über lokale Frühförderstrukturen oder spezifische Hilfsangebote für Kleinkinder ein Bild zu machen.

Entstehende Projekte von Seiten der Jugendwohlfahrtsträger bzw. von NGOs (Non Governmental Organisations, siehe Projekte, die Kinder psychisch kranker Eltern unterstützen am Ende dieses Kapitels) sowie eine verstärkte Nachfrage nach Fortbildung durch die Fachkräfte verdeutlichen, dass sich Frühe Hilfen, Frühförderstellen, Kostenträger und Verwaltungsbehörden jedoch in verstärktem Maße um die Anliegen von Kindern psychisch verletzlicher Eltern bemühen.

Die Erkrankung eines Elternteiles selbst stellt meist nur einen Belastungsfaktor dar: Mehr als die Hälfte der Partnerschaften zerbrechen, mehr als ein Drittel der Psychiatriepatienten leben dauerhaft getrennt von ihren Kindern (Gundelfinger 2002). Psychische Ressourcen eines gesunden Elternteiles werden meist durch die Versorgung des kranken Elternteiles gebunden. Eine psychische Erkrankung ist nicht nur für die Betroffenen selbst eine sehr schwierige Lebensphase, sie bringt die gesamte Familie aus dem Gleichgewicht.

Im Vergleich zu anderen typischen – auch für Kleinkinder verständlichen – Krankheiten, wie z.B. Fieber, einer Fraktur oder einer Verletzung, haftet einer psychischen Erkrankung immer etwas Unverständliches, meist Angstmachendes, an:

- Kleinkinder sehen keine offensichtlichen Symptome.
- Sie spüren atmosphärisch Spannungen, Konflikte, Sorgen, teilweise reale Entbehrungen, ohne sie aufgrund ihres Entwicklungsalters *verbalisieren* zu können.
- Meist werden ganze Familiensysteme mit einem „Sprechverbot“ über die Krankheit belegt, was den Nimbus des Geheimnisvollen, Unheimlichen, Unkontrollierbaren verstärkt.
- Fachkräfte (auch berufserfahrene Mitarbeiter) unterschätzen häufig die Anzahl psychisch erkrankter Eltern (z.B. von Müttern mit Schizophrenie), sodass die von den Kindern kaum zu artikulierende Belastung auch nicht erkannt wird (Bauer et al. 1998). 40% der Kinder psychisch verletzlicher Eltern hatten z.B. keinerlei institutionelle Unterstützung (Gundelfinger 2002).

Diese für Kleinkinder schwer fassbare, unkontrollierbare – mit hoher Wahrscheinlichkeit – angstmachende Grundstimmung spiegelt sich auch in Fortbildungsveranstaltungen für Fachkräfte in der Frühhilfe wider: Eine Vielzahl der Fachkräfte schildert Gefühle der Ungewissheit, der fehlenden Orientierung, der Unklarheit in der Kommunikation mit psychisch Kranken, gleichzeitig auch den Wunsch nach mehr Information und Handlungsstrategien (Dimova/Pretis 2001/2002).

Es ist davon auszugehen, dass es Kleinkindern ähnlich ergeht: Die Kinder sind verängstigt, verstehen nicht genau, was eigentlich passiert, und können die Probleme der Eltern schlecht einordnen:

> „Ich kenne diese Krankheit nicht. Es ist für mich schwer zu verstehen, wie meine Mama krank ist, sie verhält sich nur anders und ich merke, wann es beginnt. Dann beginnt uns unsere Mama immer ins Restaurant einzuladen“ (Michaela, zwölf Jahre über die bipolare Störung ihrer Mutter).

Handelt es sich bei der erlebten Zunahme von Fallzahlen um ein neues Phänomen? Ist nur die öffentliche Sensibilität gestiegen, oder ist ein realer Anstieg an Fallzahlen zu beobachten? Bis 2020 werden depressive Erkrankungen weltweit auf den obersten Plätzen der Liste der häufigsten Erkrankungen stehen. Fast 15% der gesamten Erwachsenen leiden an Angststörungen, 2% erkranken im Verlauf ihres Lebens an Schizophrenie.

1–2% leiden an Zwangsstörungen (Dimova/Pretis 2003). Die allgemeinen epidemiologischen Zahlen sprechen für einen Anstieg, dies wird mit der schnellen Entwicklung der Gesellschaft und gesteigerten Anforderungen an jeden einzelnen in der der Bevölkerung in Zusammenhang gebracht. Daneben ist der bekannte Effekt zu beobachten, dass verstärkte Öffentlichkeitsarbeit und Bewusstseinsbildung generell in einer ersten Phase der Sensibilisierung ein Ansteigen von Fallzahlen mit sich bringen: Je nach Informationsstand und Fortbildungsveranstaltung vermuten Fachkräfte plötzlich hinter jeder Verhaltenskreativität der Kinder ADHS, sexuellen Missbrauch oder eine psychische Erkrankung der Eltern: Im Sinne der Ursachenzuschreibung ist es auch für die Fachkräfte leichter, „kranke" Kinder zu betreuen als „schlimme": lieber „mad" als „bad", da die Krankheit des Kindes nicht primär eine Selbstwertbedrohung für mich als Fachkraft bedeutet (Brandau/Pretis 2004). Zielgruppenspezifische Sensibilisierung führt vorerst zu einem rasanten Ansteigen von Betreuungs- und Therapiewünschen bzw. teilweise auch von Betreuungsangeboten: ein Effekt, den Kostenträger primär nicht beabsichtigen und bisweilen fürchten.

Wie ist der erlebte Anstieg zu erklären? Wir können nicht davon ausgehen, dass sich generell die genetische Ausstattung der Menschen in den letzten Jahrzehnten derart drastisch veränderte, wohl aber die Umweltrahmenbedingungen. Unabhängig von selbstverstärkenden Effekten der Öffentlichkeitsarbeit erlaubt ein Blick auf bekannte Umweltrisikofaktoren, die zur Entstehung oder Aufrechterhaltung psychischer Krankheiten beitragen, in Kombination mit

Tab. 3: Risikofaktoren, die mit dem Entstehen einer psychischen Erkrankung in Zusammenhang gebracht werden

personenbezogen	familienbezogen	umweltbezogen
geringe schulische Leistungen	Psychopathologie der Eltern	niedriger sozialökonomischer Status
Verhaltensprobleme	Gewalterfahrungen	Armut
emotionale Probleme	Trennungserfahrungen, alleinerziehender Elternteil, Fremdunterbringung	Zugehörigkeit zu einer Minderheit
geringe Lebenszufriedenheit	hoher elterlicher Stress	Zugehörigkeit zu Gruppen mit abweichendem Verhalten
männliches Geschlecht	frühe Mutterschaft im Teenager-Alter	Arbeitslosigkeit als strukturelles Problem
schwieriges Temperament	beruflicher Misserfolg, Arbeitslosigkeit	
Lebenserfahrungen, mit hohem Distress	beengte Wohnverhältnisse	

Tab. 4: Soziodemografische Entwicklungen bei Familien

Kategorie	Jahr	%	Jahr	%	Jahr	%	Tendenz	Quelle
Allein Erziehende	1971	17,1%	2000	25,5%	2017	17-25%*	stabil	Destatis 2018
Scheidungen	1981	26,5%	1997	38,6%	2017	36,67 %	stabil	Statista 2019a
Armutsrate	2002	12%	2009	13%	2017	19,7 %	steigend	Statista 2019b
Arbeitslosigkeit	2005	11,7%	2011	7,1%	2018	5,2%	leicht rückläufig	Statista 2019c

*Alte Bundesländer - neue Bundesländer

gesellschaftlichen Kennzahlen durchaus den Schluss, dass unsere Gesellschaft „verletzlicher“ (vulnerabler) geworden ist (Pretis / Dimova 2003).

Gesamtgesellschaftliche Tendenzen verdeutlichen, dass gerade die in Tab. 4 beschriebenen familien- und umweltbezogenen Belastungen stark im Steigen begriffen sind, wenn auch starke Differenzierungen vorgenommen werden müssen (Jacobi et al. 2004b). Beeck (2005) schätzt sogar ein, dass sich durch die gesamtdemografischen Entwicklungen die Situation von Kindern psychisch verletzlicher Eltern verschlechtert hat.

In der psychiatrischen Literatur wird bereits seit Jahren auf ein kontinuierliches Ansteigen depressiver Erkrankungen hingewiesen. Als Erklärungsmodelle werden erhöhte Beanspruchung und erhöhter Stress diskutiert, gleichzeitig ist auch eine Verminderung von vorhandenen psychosozialen Ressourcen (soziales Netzwerk Familie) zu beobachten. Für die nächsten zehn Jahre wird angenommen, dass Depression die zweithäufigste Erkrankung in der österreichischen Bevölkerung darstellt. Psychische Probleme werden generell als die häufigste Ursache für einen frühzeitigen Pensionsantritt (aufgrund Invalidität angesehen (http: / / derstandard.at / 1304553415341 / Macht-Arbeit-krank-Invaliditaetspensionen-Psychische-Probleme-nehmen-zu). Die steigende Prävalenz der Depressionen (Doris et al. 1999) darf nicht nur mit der steigenden Überalterung der Bevölkerung gesehen werden. Es bleibt zu überprüfen, was Forderungen nach

- mehr Mobilität,
- Dynamik,
- Anpassung an den Arbeitsmarkt und
- Leistungsorientierung

für unsere Kinder bedeuten. Erste Anzeichen eines *Verlustes der Kindheit* können vermutet werden.

Die beschriebenen erhöhten externen Belastungen erfordern – dies als Arbeitsmodell unseres Buches – *mehr* persönliche Ressourcen, und zwar sowohl auf der Ebene der physischen Leistungsfähigkeit, der psychischen Kapazität und der Aktivierung sozialer Unterstützungssysteme. *Bei fehlenden oder bereits ausgelasteten Ressourcen drohen Systeme leicht aus der Balance zu kippen:* Plötzliche Arbeitslosigkeit (sie betrifft zurzeit jeden Vierten im Laufe eines Jahres) kann ein Auslöser sein, aber auch die Geburt eines Kindes kann dazu führen, dass fragile, verletzliche Systeme „kippen".

2.2.2 Die Balance zwischen Risiko und Resilienz

Der Schlüsselbegriff unseres Förderansatzes ist die Balance zwischen Anforderungen und Ressourcen, wobei nicht so sehr die Qualität der Anforderungen eine Rolle spielt, sondern vielmehr die Kumulation von möglichen Stressfaktoren (Opp et al. 2008). „Erst mit der Kumulation mehrerer Risiken steigt die Wahrscheinlichkeit deutlich an, dass Kinder Störungen entwickeln" (Lösel / Bender 1999, 43). Schutzfaktoren lassen sich bei stark kumulierten Risiken am schwersten nachweisen, obwohl sie gerade in diesen Fällen am wichtigsten sind.

Abb. 4, basierend auf dem salutogenetischen Modell der Gesundheit von Antonovsky (1987), sieht Gesundheitsförderung – und dies betrifft auch die Förderung der seelischen Gesundheit von Kleinkindern – vor allem im Aufbau und der Nutzung von Schutzfaktoren bzw. vorhandener Ressourcen. Die dazu notwendigen Schritte können als Resilienzprozesse (Kühl 2003) angesehen werden und werden in Kapitel 4 detailliert beschrieben.

Dass das Konzept der Resilienz dabei eher als Heurismus zu verstehen ist denn als ein in allen Aspekten der Konstruktvalidität abgesichertes wissenschaftliches Konzept, sei vorausgeschickt. In ihrer gerechtfertigterweise kritischen Auseinandersetzung gehen viele Autoren (Opp 2008, Petermann / Schmidt 2006, Fingerle 2011, von Freyberg / Wolff 2011) aus wissenschaftstheoretischer Sicht verständlicherweise hart ins Gericht. Im Spannungsfeld zwischen wissenschaftlichem Anspruch einerseits und Praktikabilität anderseits eröffnet Resilienz jedoch nach langem wieder eine Tür pädagogischer Hoffnung (nach jahrzehntelanger genetischer Grundausrichtung des Diskurses). Der Begriff der Resilienz als „Bewältigungskapital", auf das wir im Bedarfsfall zurückgreifen können, erscheint uns hier durchaus eine praktikable Metapher.

„Über Bewältigungskapital zu verfügen, bedeutet, Ressourcen zu identifizieren, zu nutzen und über sie zu reflektieren, um eigene Ziele zu erreichen, das eigene Potenzial zur Bewältigung von Problemen und Krisen weiterzuentwickeln und am gesellschaftlichen Leben teilzunehmen" (Fingerle 2011, 128).

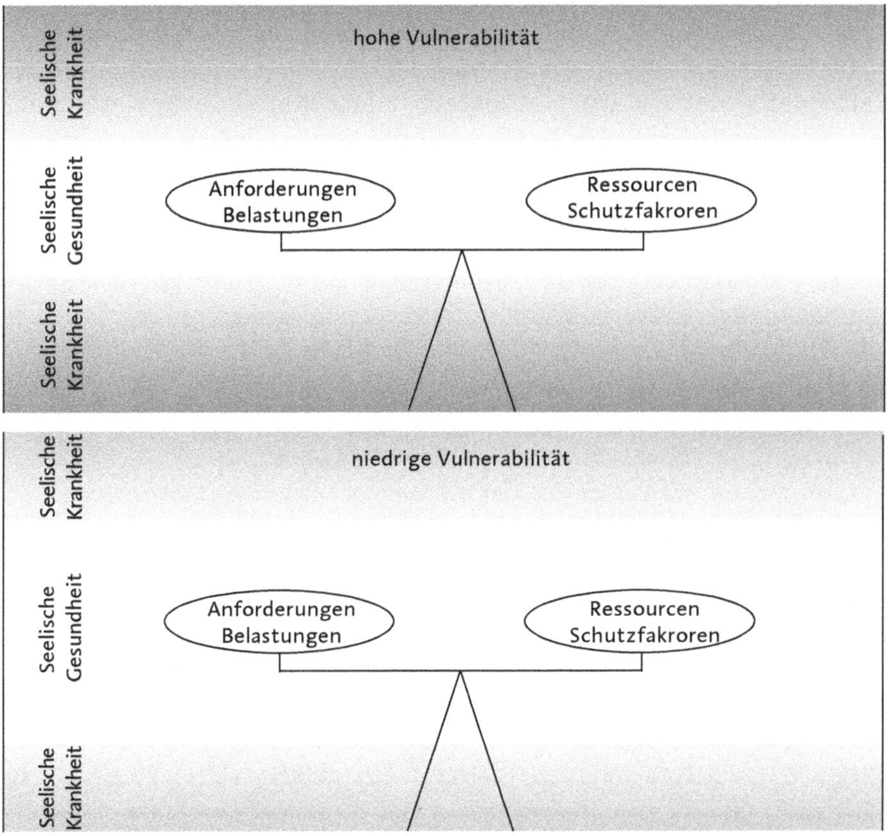

Abb. 4: Balance zwischen Ressourcen und Belastungen als Waage-Metapher

Das Bild der Balance – repräsentiert durch eine Waage – ist in diesem Kontext heuristisch zu verstehen und empirisch nicht validiert, In der konkreten Arbeit mit Eltern oder Jugendlichen erweist sich dies (als Analogie) jedoch sehr hilfreich. Eltern und Jugendlichen fällt es im Regelfall leicht, darüber zu reflektieren, ob bzw. wie Belastungen reduziert oder Ressourcen vermehrt werden können.

Hinter dem Konzept der Resilienz steht die Beobachtung, dass zwar manche Kinder mit beschreibbaren Entwicklungsrisiken aufwachsen, sich jedoch nicht alle auffällig entwickeln. Ein Drittel einer groß angelegten Längsschnittuntersuchung zeigte z.B. in der Kauai-Studie (Werner 1993, 1995, 1997) keine Sozialisationsschwierigkeiten: „Ein Drittel dieser Kinder (entwickelte) sich trotz der erheblichen Risiken, denen sie ausgesetzt waren, zu leistungsfähigen und fürsorglichen Erwachsenen" (Werner 2008, 21). Werners Ergebnisse ebneten Wege in Richtung Resilienzforschung, d.h. der Frage, was Kinder stärkt (Opp et al. 2008) bzw. trotz vorhandener Risikofaktoren schützt.

Unter Resilienz werden dabei Prozesse verstanden, die die Fähigkeit eines Individuums oder von Systemen erhöhen, erfolgreich mit Anforderungen im Angesicht von bedeutsamen Risiken oder vorhandenen Belastungen umzugehen. Diese Fähigkeiten entwickeln und verändern sich im Lauf der Zeit und stehen im Zusammenhang mit Schutzfaktoren des Individuums, des (Familien-) Systems oder der Umwelt. Sie tragen zur Aufrechterhaltung oder Förderung der (seelischen) Gesundheit bei. Rutter (1985), einer der führenden Forscher in diesem Bereich, beschreibt die Wirkung der Resilienz folgend:

> *„Schützende Wirkungen liegen nicht primär im abpuffernden Effekt irgendeines Faktors, der zu einem bestimmten Zeitpunkt oder Zeitraum wirksam wird. Vielmehr liegt die Qualität der Resilienz darin, wie Menschen mit Lebensveränderungen umgehen und was sie hinsichtlich ihrer Lebenssituation tun. Diese Qualität ist durch frühe Lebenserfahrungen, durch das, was in der Kindheit, im Jugendalter geschieht, und durch die Lebensumstände im Erwachsenenalter beeinflusst" (Rutter, 1985, nach Opp et al. 2008, 15).*

Resilienz (auch als psychische Widerstandsfähigkeit bezeichnet) wird auch als Folge schützender Prozesse angesehen, wobei das Wichtige die Balance zwischen Risiken und protektiven Faktoren ist: Wir gehen davon aus, dass nicht nur ein Übermaß an Risikofaktoren das Gleichgewicht „verstören", sondern auch ein Übermaß an Ressourcen ohne entsprechende Anforderungen krankmachende Prozesse einleiten kann, wie es z.B. im Falle langer Arbeitslosigkeit bei vorhandenen Ressourcen ohne Anforderungen beobachtet werden kann (Freidl et al. 2005). Lösel und Bender (1999, 45) sprechen in diesem Zusammenhang von der Ambiguität von Merkmalen, vom „Doppelgesicht": Z.B. kann sich bei jungen Menschen ein ausgeprägtes Selbstwerterleben (als potentiell schützender Faktor) bei bestehender Tendenz, gewalttätig zu reagieren, durchaus ungünstig auswirken.

Nimmt – was das Ansteigen dieser Verletzlichkeit betrifft – die Anzahl der protektiven Faktoren ab oder verändern bzw. steigen die Risiken? Resilienz bedeutet keineswegs nur die Abwesenheit von Risikofaktoren oder die Anwesenheit positiver Merkmale protektiver Faktoren. Sie kann vielmehr auch als *aktives*

Bewältigungsverhalten und Kompetenz angesehen werden, sodass diese Frage nur indirekt beantwortet werden kann: Die steigenden Belastungen auf der makrosoziologischen Ebene erklären zumindest zum Teil das Ansteigen der Fallzahlen. Dazu kommt, dass die Wahrscheinlichkeit, an einer psychischen Störung zu erkranken, in der Allgemeinbevölkerung keineswegs so gering ist, wie möglicherweise aufgrund der Tabuisierung des Themas erwartet wird: Auf der Basis groß angelegter klinischer Studien wird davon ausgegangen, dass jeder Dritte einmal im Leben an einer psychischen Störung erkrankt. Angststörungen und Phobien sind in der Bevölkerung am weitesten verbreitet (Hirsch 1996).

2.2.3 Die Öffnung der Psychiatrie

Der zweite Faktor, der mit einem vermuteten Anstieg der Zahl der betroffenen Kinder in Verbindung steht, hängt mit einem veränderten Verständnis gegenüber Menschen mit psychischen Erkrankungen zusammen. Die Öffnung der Psychiatrie ermöglichte den konsequenten Aufbau dezentraler sozialpsychiatrischer Strukturen. Dies ging einher mit der Reduktion stationärer Einrichtungen und dem Anliegen, Menschen mit psychischer Krankheit vor Ort in ihren natürlichen Lebenszusammenhängen zu betreuen. Dies führte auch dazu, dass vormals viele fremd untergebrachte Kinder in erhöhtem Maße wieder in der Lage sind, in ihren Ursprungsfamilien zu bleiben.

Der wichtigste Grundsatz der Diskussion der Betreuung und Langzeitbehandlung von Menschen mit psychischen Krankheiten ist die *Gemeindenähe*, gefolgt von *Vernetzung* und *Teamarbeit* (Danzinger 1996). Das bedeutet, dass psychisch verletzliche Elternteile wieder vermehrt in ihrem eigenen Lebensraum mit ihren Kindern und Angehörigen leben können und Unterstützungsstrukturen in diesem Umfeld geboten werden müssen. Im Bereich der Erwachsenenpsychiatrie wurden im letzten Jahrzehnt große Fortschritte erreicht.

Dies hat neben Kostenüberlegungen auch mit einem humanistischeren Menschenbild zu tun: Es rückt Menschen mit ihren gesunden Anteilen ins Zentrum des Interesses und nicht sosehr die Krankheit. Kostenfaktoren spielen genauso eine Rolle und sprechen langfristig für die frühe präventive Förderung: Im Bereich von Hochrisikofamilien ergab ein investierter Dollar nach 27 Jahren einen Präventionseffekt von 1,27 bis 17,07 ersparten Dollar – auf amerikanische Verhältnisse umgemünzt (Karoly et al. 1998, Karoly et al. 2010).

Ein ähnlicher Prozess ist auch im Bereich der Förderung von Menschen mit Behinderung zu beobachten. Die Bemühungen der „People First"-Bewegung und der Anspruch auf politisch-korrekte Bezeichnung zeigen dort bereits deutlichere Effekte:

- aus „Behinderten“ wurden „Menschen mit Behinderung“,
- aus Down-Syndrom-Kindern wurden „Kinder mit Down-Syndrom“ und
- aus geistig Behinderten wurden „Menschen mit Lernschwäche“.

Im Bereich der psychischen Erkrankungen schreitet dieser Sensibilisierungsprozess langsamer voran, da diese Gruppe auch eine geringe gesellschaftspolitische Lobby hat.

2.3 Und die Kinder?

Nochmals drohen jedoch – auch im Zusammenhang mit dieser „Öffnung der Psychiatrie“ – die Kinder psychisch Erkrankter vergessen zu werden. Kleinkinder werden von den Fachleuten häufig übersehen, leiden zwar als Mitbetroffene, können dies jedoch nicht adäquat zum Ausdruck bringen oder erreichen Unterstützungsangebote nur schwer selbständig (Küchenhoff 2001).

Dazu kommt, dass die Signale betroffener Kleinkinder sehr unspezifisch sind. Die Hypothese, dass es einen eindeutigen Zusammenhang zwischen der psychischen Erkrankung, d.h. der Diagnose eines oder mehrerer Elternteile, und Entwicklungsauffälligkeiten eines Kleinkindes gibt, ist nicht haltbar. Jedes Kind reagiert spezifisch mit seinen individuellen Anpassungsmechanismen.

Es darf davon ausgegangen werden, dass jedes Individuum – und somit auch Kleinkinder – „eigensinnig“ seine Lebensumwelt konstruiert (Brandau et al. 2023). Autonomie und Eigen„sinn“ stellen somit die Hauptkategorien der aktiven Auseinandersetzung mit der Welt dar, nicht sosehr mechanisches Reagieren auf mögliche Belastungsfaktoren, was sich in Symptomlisten widerspiegeln würde. Dies entspricht auch dem Konzept der Resilienz als „aktiver“ Prozess.

Dieser Eigen„sinn“, insofern Kleinkinder aus den Botschaften ihrer primären Bezugspersonen, meist der Eltern, für sie jeweils individuell *sinnvolle* Welten schaffen, lässt naiven Therapie- und Förderoptimismus schwinden. Weder kann aus den Verhaltensweisen des Kindes eindeutig auf das psychische Problem der Eltern geschlossen werden, noch reagieren Kleinkinder homogen auf diese Belastungen. Diese Erkenntnis birgt jedoch auch die Chance, dass Kinder in ihrem Eigen„sinn“, selbständig werden zu wollen, sich selbst vor den Widrigkeiten des Lebens mit ihren vorhandenen Mitteln „schützen“ und dass wir diese Kompetenzen auch frühzeitig fördern können und sollen.

Gleiches gilt für die heilpädagogischen Interventionen: Eine vorliegende Diagnose einer psychischen Erkrankung eines Elternteiles ergibt keineswegs ein kausal eindeutig zuzuordnendes Förderkonzept oder eine klare Prognose. Somit ist Vorsicht zu walten gegenüber reinen Symptomlisten und Patentrezepten.

Benötigen Kinder psychisch verletzlicher Eltern jedoch aufgrund des oben Gesagten eine spezifische Form der Frühförderung oder reichen die gängigen Ansätze (Thurmair/Naggl 2010, Pretis 2005) aus? Die Frühförderung stammt historisch aus der Unterstützung behinderter oder von Behinderung bedrohter Kinder und schöpfte methodisch aus dem Ressourcenpool der Sonder- und Heilpädagogik, ohne diese beiden Begriffe und ihre eigene „Besonderung" der Kinder bzw. Menschen zu diskutieren. Ungefähr ein Jahrzehnt nach der Implementierung flächendeckender Versorgungsstrukturen wurden verstärkt auch Kinder und Familien mit sozialen Benachteiligungen betreut (Weiß 2000). Kinder psychisch kranker Eltern waren bislang nur eine Zielgruppe von Frühförderung, wenn z. B. Suchterkrankungen oder Multiprobleme eine Rolle spielten (Olson/Burgess 1997).

Wir gehen davon aus, dass die Förderung von Kleinkindern psychisch verletzlicher Eltern neben den allgemeinen methodischen Prinzipien der Kind- und Familienzentriertheit, Ressourcenorientierung, Ganzheitlichkeit u.a. Zusätzliches benötigt, und zwar:

- spezifische Information über die Krankheitsbilder,
- spezifische Kommunikationsstrategien in und mit den Familien und
- spezifische Förderansätze, die vor allem darauf abzielen, für das Kleinkind bzw. die gesunden Anteile einer Familie die Mobilisierung eigener Stärkungs- und Schutzprozesse (d.h. Resilienzprozesse) zu ermöglichen.

Noch in viel stärkerem Ausmaß als bei einer vorliegenden oder drohenden Behinderung ist es das Zusammenspiel bestehender Risikofaktoren, interaktiver Prozesse innerhalb der Familie und der Entwicklungspotenzen eines kleinen Kindes.

2.4 Psychische Erkrankung bzw. Verletzlichkeit der Eltern – terminologische Klärungen

Die Definition von „psychischer Krankheit" selbst stellt einen kaum endenden Diskussionsprozess dar. In den 1970er Jahren wurde mit der „Etikettierungstheorie" (Szasz 1972) im Rahmen der Antipsychiatriebewegung viel Bewusstseinsarbeit geleistet. Der soziale Zuschreibungsprozess einer Diagnose wurde dabei hervorgehoben. Konstruktivistische Theorien (Watzlawick et al. 1985) haben den Etikettierungsprozess nochmals um die Facette des aktiven Konstruierens der Wirklichkeit erweitert. Gleichzeitig geistert noch immer der völlig irreführende Begriff der „schizophrenogenen Familie" in Diskussionen. Im Lichte der Genetik und der Suche nach „genetischen Markern" für psychische Erkrankungen erscheint die kritische Auseinandersetzung zurzeit etwas abgeebbt. Der Diskussionsprozess über den Begriff und die nosologische Stellung psychischer Erkrankungen soll in diesem Buch nicht wiederholt werden, da die Diagnosenstellung primär die Aufgabe von Fachärzten ist. Der Begriff psychische Verletzlichkeit ist in der psychiatrischen Literatur nicht weit verbreitet (Zubin / Spring 1977). Wenn wir mit Eltern arbeiten, verwenden wir diesen Begriff jedoch vorwiegend, da die Zuschreibung einer psychischen Krankheit gegenüber Eltern oft mit Stigmatisierung in Verbindung steht und bei Eltern häufig eine weitere Belastung, Wut und Angst auslöst. Dieser Begriff ist weniger stigmatisierend und von betroffenen Elternteilen leichter anzunehmen. Wir sind uns auch bewusst, dass speziell bei einigen Krankheitsbildern wie der Schizophrenie und / oder bei einer bipolaren Störung auch der Begriff „Krankheit" gebraucht werden kann. Dabei ist zu bedenken, dass der Begriff „Krankheit" für Kinder teilweise besser zu verstehen ist und daher parallel verwendet werden kann, da es für Kinder wichtig ist, eine psychiatrische Diagnose der Eltern als somatische Krankheit zu verstehen. Die Diskussion verdeutlicht den Zwiespalt: Einerseits sollen Stigmatisierung und Tabus reduziert werden und andererseits sind körperliche Probleme für Kinder oft leichter zu verstehen.

Das Diathese-Stress-Modell besagt, dass eine biologische oder genetische Verletzlichkeit bzw. Veranlagung (Diathese) mit der Umgebung und den Lebensereignissen (Stressfaktoren) zusammenwirkt, wobei Handlungsweisen oder psychologische Krankheiten ausgelöst werden können. Der Einfluss von genetischen Faktoren ist jedoch ziemlich verschieden, wie Boggarts und Lußcz (1999) anhand verschiedener Diagnosen zeigen konnten. Je größer die zu Grunde liegende Verletzlichkeit, desto weniger Stress ist erforderlich, um Verhaltensprobleme oder eine Erkrankung auszulösen. Sowohl die die Verletzlichkeit (Diathese) als auch die Belastung sind erforderlich, damit dies geschieht, wie von Holmes und Rahe (1967) beschrieben wird.

Dieses Belastungsmodell ist in den letzten 20 Jahren als „Belastungs- / Verletzlichkeits-Schutzfaktorenmodell" besonders durch Liberman (2008) im Bereich der psychiatrischen Rehabilitation neu formuliert worden. Hervorzuheben ist jedoch, dass der Begriff der psychischen Krankheit bzw. Gesundheit

a auf einem Kontinuum anzusiedeln ist. Das bedeutet, dass es gerade im Bereich des psychischen Wohlbefindens bzw. auf der Seite des Leidensdruckes fließende Übergänge gibt, die auch zeitlich variabel sein können.

b sich auf Teilbereiche menschlichen Erlebens, Denkens und Fühlens bezieht, sodass neben Verstörung und Krankheit auch gesunde Persönlichkeitsanteile vorhanden sind, die möglicherweise den Ausbruch einer Krankheit lange Zeit „überdecken" oder kompensieren können. Dies ist z.B. im Bereich der Suchtkrankheiten häufig der Fall. Erst wenn die gesunden Ressourcen erschöpft sind oder mit neuen Stressoren konfrontiert werden, kann es zum „Durchbruch der Krankheit" kommen.
c in hohem Maße ein interaktives Konstrukt darstellt (Dörner/Plog 1990), das die Kommunikation zwischen Menschen lenkt bzw. interpunktiert. Bekannt ist in diesem Zusammenhang die Darstellung zweier Psychiater, die davon ausgehen, dass der jeweils andere der Patient ist und sich einbildet, Psychiater zu sein (Watzlawick 1995). Allein die Zuschreibung „psychisch krank" verändert in hohem Maße unseren Kommunikationsstil, insofern alle Aussagen vor dem Hintergrund der Krankheit interpretiert werden (Heitkamp 1989).
d Das Etikett „psychisch krank" ist in hohem Maße stigmatisierend und erscheint „tabuisiert", da damit vor allem eine soziale Bewertung einhergeht. Von wie vielen Menschen wissen Sie, dass sie psychische Probleme haben?

Die Populationsstatistik beschreibt konträr dazu ein völlig anderes Bild:

„Krisenhafte Situationen, die die Grenzen der eigenen Verarbeitungsfähigkeit zu übersteigen drohen, sind in der Gesamtbevölkerung gar nicht so selten: Rund ein Viertel der Bevölkerung erlebt innerhalb eines Jahres Situationen, die mit psychischer Beeinträchtigung einhergehen" (Eikelmann 1998, 59f).

Modellhaft wird die Erkrankung durch vier Filter „wahrgenommen":

a eigene Wahrnehmung, die gerade bei sehr schwerer oder chronischer Erkrankung beeinträchtigt sein kann
b Allgemeinmediziner
c fachärztliche Behandlung
d stationäre Behandlung (Goldberg/Huxley 1980)

Der Großteil psychischer Störungen tritt in der ärztlichen Allgemeinpraxis in Erscheinung (23%), wird jedoch nur zur Hälfte als Erkrankung erkannt (14%). Nur 1,7% der Patienten suchen schließlich einen Facharzt auf, sodass überspitzt formuliert werden kann, dass zwei Drittel der psychischen Erkrankungen nicht spezialisiert behandelt werden. Gemäß den Untersuchungen von Kessler et al.

(1994) leiden etwa 50% der Bevölkerung zumindest einmal in ihrem Leben an einer psychischen Krise oder Krankheit, die der fachlichen Behandlung bedarf (Pretis/Dimova 2003, 168).

Trotz der berechtigten Kritik einer möglichen Simplifizierung verstehen wir unter psychischer Erkrankung das Vorliegen *krankheitswertiger Symptome*, wie sie internationalen Klassifikationssystemen entsprechen: ICD-10 (Weltgesundheitsorganisation 1991), DSM-IV-TR (APA 2000, deutsch: Saß et al. 2003). Wir formulieren dort die Hypothese des Vorliegens einer psychischen Erkrankung, wo sich

- bedeutsame Veränderungen in der Ausführung von grundlegenden Alltagsaktivitäten,
- im Wahrnehmen, Denken, Fühlen, der Kommunikation und dem Lernen sowie in biologischen Rhythmen zeigen.
- Diese Veränderungen rufen entweder bei den Betroffenen oder ihrer bedeutsamen Umwelt Leidensdruck hervor, auch wenn nicht immer zwingend Leidensdruck vorhanden sein muss.

Nicht jede erlebte Krise verweist jedoch auf eine psychische Erkrankung oder benötigt eine fachärztliche Behandlung. Meist reichen die vorhandenen eigenen Ressourcen, um Krisen zu bewältigen. Wenn jedoch in Anwesenheit einer biologischen Bereitschaft (Vulnerabilität) weitere intensive, lang dauernde oder in kurzen zeitlichen Abständen auftretende wiederholte Stressfaktoren auftreten, können diese dann im Einzelfall vom „vulnerablen" Gehirn nicht mehr ausgeglichen werden.

Zur Vertiefung: terminologische Klärungen

„Der *Psychosebegriff*: Es sind verschiedene Definitionen verbreitet, die dadurch die Brauchbarkeit des Begriffes bereits einschränken. Psychosen können danach sein

- Psychiatrische Erkrankungen, bei denen die Beeinträchtigung der psychischen Funktionen ein so großes Ausmaß erreicht hat, dass dadurch Einsicht und Fähigkeit, einigen der üblichen Lebenserforderungen zu entsprechen, oder der Realitätsbezug erheblich gestört sind.
- Psychiatrische Erkrankungen, bei denen eine produktive Symptomatik in Form von Gedächtnisstörungen, Denkzerfahrenheit, Wahn, Halluzinationen vorliegt.
- Psychiatrische Krankheiten, bei denen unabhängig vom Schweregrad eine Gehirnkrankheit oder eine Gehirnveränderung im weitesten Sinne einer Störung zugrunde liegt.

Der *Neurosenbegriff*: Im deskriptiven Sinne sind Neurosen:

- Psychische Störungen ohne nachweisbare organische Grundlage, in denen der Patient beträchtliche Einsicht und ungestörte Realitätswahrnehmung haben kann und im Allgemeinen seine krankhaften und subjektiven Erfahrungen nicht mit der äußeren Realität verwechselt.
- In Analogie zur dritten Definition der Psychosen werden Neurosen auch positiv über ihre Ursache definiert als: „Psychische, soziale und durch akute Ereignisse ausgelöste Konflikte, die nicht adäquat verarbeitet werden und zu psychischen Symptomen führen" (Ebert/Loew 1995, 68f).

Auch wenn sich für uns die Frage, wie es Kindern in vulnerablen Familien geht, sinnvollerweise bereits vor Ausbruch einer Erkrankung stellen sollte, sind Diagnose und Behandlung des betroffenen Patienten meist auch der Ausgangspunkt der Unterstützung für die Kinder.

Projekte, die Kinder psychisch kranker Eltern unterstützen (in Auswahl, alle Internetadressen von August 2015):

Deutschland

- www.psychiatrie.de/bapk/kipsy/
- www.gesundheitsforschung-bmbf.de/de/baukasten-fuer-die-kinder-seele.php
- Plattform für Patenschaften für Kinder psychisch kranker Eltern: www.netz-und-boden.de
- Auryn-Gruppen in verschiedensten deutschen Städten, wie z.B. in Hamburg: www.seelennot-ev.de/cms/website.php?id=/de/proj/auryn.html
- Präventionsangebot im Umkreis von Hilden: www.kipkel.de (30.11.2015)
- Projekt „Chimps“ an der Medical School Hamburg
- Eine Übersichtslandkarte von Projekten bietet http://kinder.mapcms.de/

Österreich

- Ressourcen/Belastungsanalyse für Kinder psychisch verletzlicher Eltern in der Steiermark: www.sinn-evaluation.at
- Therapieangebot in Wien: www.die-boje.at
- Projekt JoJo in Salzburg: www.aha-salzburg.at/index.php?c=b2&r=j

Fragen zur Selbstevaluation der Fachkräfte

- Was löst das Etikett „psychische Erkrankung“ bei mir als Helfer aus?
- Welche Verhaltensweisen gelten für mich persönlich als auffällig, welche Reaktionen von Kindern nehme ich als „unauffällig“ wahr?
- Wie gehe ich persönlich mit eigenen Krisen um, was sind meine eigenen Schutzfaktoren?
- Zu welchen Betreuungseinrichtungen habe ich persönlich Kontakt?
- Welche Kompetenzen benötige ich als Fachkraft, um mit Menschen mit psychischer Erkrankung umzugehen?

3 Leben mit einem psychisch verletzlichen Elternteil – wie geht es den Kindern?

Die Herausforderung der gemeinsamen Arbeit mit Eltern und Kindern besteht darin, Erwachsene nicht permanent als „psychisch krank“ zu etikettieren, um respektvolle Zusammenarbeit zu ermöglichen. Im Regelfall betrifft eine psychische Erkrankung nicht die gesamte Person, sodass meist auch Anteile zu beobachten sind – auch z. B. in Bezug auf die Frage der Erziehungsfähigkeit –, die durchaus „gut funktionieren“.

Die Begriffe „Anfälligkeit“, „Verletzlichkeit“, „Verwundbarkeit“ oder „Vulnerabilität“ vermitteln hier den Eltern in stärkerem Maße Veränderungs- und Schutzmöglichkeit (was freilich auch Behandlung und Einsicht einschließen kann).

Gleichzeitig erscheint es freilich aus kindlicher Welt durchaus einfacher verständlich, wenn symptomatische Verhaltensweisen der Eltern in Richtung „Krankheit“ attribuiert werden.

Für ein Kind ist es im Regelfall leichter zu verstehen, dass „der Mama/dem Papa etwas fehlt“, dass er oder sie sich krank fühlt (und damit aus kindlicher Sicht einige Verhaltensweisen verständlicher erscheinen), wenn, eine Zuschreibung extern erfolgen kann und eine Behandlung möglich ist.

Der Begriff der psychischen Verletzlichkeit erscheint somit für Kinder schwerer verständlich, auch wenn er für Eltern leichter zu akzeptieren ist. Dadurch erscheinen diese beide Begriffe in einem Spannungsfeld zwischen elterlicher Compliance und kindlichem Verständnis: aus der Sicht der Eltern als „Verletzlichkeit“, aus der Sicht der Kinder als Krankheitssymptom (meist einer körperlich bedingten) Veränderung. Diese Ambiguität begleitet uns häufig in der Arbeit und sollte uns bewusst sein.

Eine psychische Erkrankung ist im Gegensatz zu vielen anderen Krankheiten kein Einzelschicksal, sondern eine „Familienkrankheit“ und betrifft immer das gesamte System. Im Sinne eines biopsychosozialen Krankheitsmodells (Egger 1993) hat freilich jede Krankheit Auswirkungen auf das Gleichgewicht der Familie (Abb. 5), die psychiatrische Erkrankung zeichnet sich jedoch dadurch aus, dass

- sie sich unspezifisch auf viele bedeutsame Lebensbereiche des Kindes und der Familie auswirkt.
- sie von den Kindern selbst meist nicht als „Krankheit“ erkannt wird.

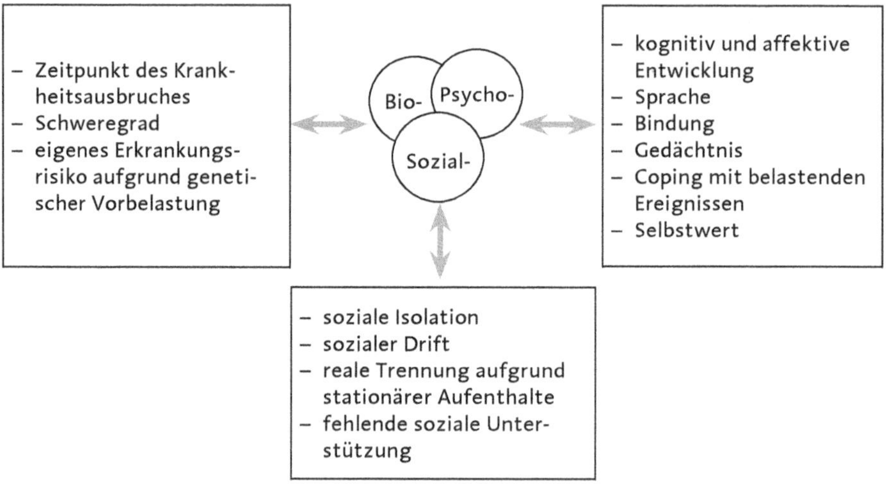

Abb. 5: Biopsychosoziales Modell von Krankheit am Beispiel psychischer Erkrankungen

Kranksein bedeutet meist für Kleinkinder:

- „Bleib im Bett und spring nicht herum!“ (Schonung)
- „Bleib zu Hause, heute sollst du nicht in den Kindergarten gehen!“ (Befreiung von sozial erwarteten Aktivitäten)
- „Nimm deine Medizin, dann wirst du wieder gesund!“ (Medikamenteneinnahme)
- „Trink Tee, und du wirst sehen, nach zweimal Schlafen ist alles wieder gut!“ (absehbare Prognose)
- „Lass mich dein Fieber messen!“ (Aktivitäten, die dazu führen, wieder gesund zu werden)
- „Trag einen Verband oder lass dich mit einer Salbe einreiben, wenn du dich verletzt hat!“ (konkretes Wahrnehmen von Zeichen)

Mit Ausnahme der Depression erleben Kleinkinder keine dieser typischen Verhaltensweisen bei ihren „kranken Eltern“. Kinder nehmen vielmehr Verhaltensveränderungen wahr, die sie massiv betreffen: Die Mama singt, hört laute Musik, schreit mit mir; der Papa steht morgens nicht auf; niemand richtet das Mittagessen, manchmal werde ich wie aus heiterem Himmel bestraft u.a. Deswegen ist es aus der kindlichen Sicht schwierig, zu verstehen, dass der Vater oder die Mutter auch krank sein könnte. Dies gilt besonders für schwere psychotische Krisen, in denen der Betroffene plötzlich ganz andere und meist für die Kinder ganz befremdliche Verhaltensmuster zeigt und die Welt der Kinder „aus den Fugen“ gerät. Vor allem bei der Schizophrenie und der Manie ist dies häufig zu beobachten. Aber auch unter Angst- und Zwangsstörungen oder Persönlichkeitsstörungen sind Kinder Leidtragende, deren Mütter oder Väter krankhaft ängstlich, depressiv oder unberechenbar sind, deren Persönlichkeit gestört ist und die von einem Moment zum nächsten jemand *ganz anderes* zu sein scheinen. Sie bleiben mit ihren Ängsten und Nöten weitgehend auf sich allein gestellt, wobei es häufig bis ins Schulalter hinein zu widersprüchlichen Wirklichkeitskonstruktionen der Kinder kommt: Ein fünfjähriger Junge sprach über den Alkoholmissbrauch seiner Mutter (er beobachtete, wie diese im Schwimmbad betrunken ins Kinderbecken stürzte), indem er den Untersuchern erklärte: „Meine Mama „säuft“ nicht, sie streitet nur.“

Sie werden konfrontiert mit dem auffälligen, unangepassten Verhalten der Eltern, wenn zum Beispiel die Mutter scheinbar mit sich selbst spricht, von Wahnvorstellungen geplagt wird oder Schübe von Aggression und Depression durchlebt. Über die Erfahrungen mit den Eltern und über ihre Gefühle zu sprechen, dazu haben die Kinder kaum Gelegenheit. Denn das kennzeichnende Problem, mit dem Kinder aus psychisch kranken Familien zu kämpfen haben, ist das Kommunikationsverbot, auch familienintern, was die Krankheitssituation betrifft:

- Nur eines von vier (25 %) Kindern zwischen 6 und 10 Jahren ist über die Erkrankung seiner Mutter oder seines Vaters informiert.
- Bei den 11- bis 14-Jährigen sind es immer noch mehr als 50 %, die nicht wissen, warum sich ihr kranker Elternteil manchmal so seltsam verhält.
- Bei den 15- bis 18-jährigen Jugendlichen ist einer von vier immer noch nicht über die Erkrankung aufgeklärt worden (Dörner et al. 1997).

Auch wenn in den weiteren Kapiteln detailliert auf die unterschiedlichen Diagnosegruppen eingegangen wird, lassen sich dennoch allgemeine Kennzeichen psychischer Erkrankungen und Zusammenhänge mit der Entwicklung der Kinder beschreiben.

Die Folgen einer psychischen Erkrankung sind für die Kinder immer aufreibend. Die Zusammenhänge zur psychosozialen Entwicklung der Kinder finden sich meist gleichzeitig auf verschiedenen Ebenen: der biologischen, der psychologischen und der sozialen, wobei alle drei miteinander interagieren. Genetische Faktoren werden mit höherer Wahrscheinlichkeit dann aktiv, wenn z. B. Umweltbelastungen die psychologischen und sozialen Ressourcen des Individuums erschöpfen. Auch muss betont werden, dass eine Manifestation einer psychischen Erkrankung manchmal – in geringem Ausmaß – von auslösenden Umweltbedingungen abhängt, wie z. B. bei der Schizophrenie. Angeborene dysfunktionale neuroregulatorische Mechanismen, mögliche negative Kognitionen,

Verhaltensweisen und Gefühle der Eltern sowie ein stressreicher Kontext verstärken bestehende genetische Prädispositionen (Goodman/Gotlib 1999).

Unsere im Jahr 2011 durchgeführte Studie (Pretis/Dimova 2011), wie es Kindern (n=168) im Kontext psychisch verletzlicher Eltern geht und mit denen gemeinsam eine Ressourcen-Belastungsanalyse durchgeführt wurde, zeigte ein deutliches Bild. Vorausgeschickt werden muss freilich, dass es sich hier um eine sehr selektive Stichprobe handelt, und zwar um Familien, die von Seiten der Jugendämter aufgrund massiven Handlungsbedarfes vorstellig wurden, mit einem hohem Anteil von Elternteilen mit der Verdachtsdiagnose „Persönlichkeitsstörung" (n=60). 93 % der vorstellig gewordenen Kinder erfüllten dabei Kriterien mindestens einer ICD-Diagnose:

- Bei jedem vierten Kind lag in irgendeiner Form eine Entwicklungsstörung (F83) vor, die nicht primär intelligenzbedingt oder somatischen Ursprungs war. Meist handelte es sich um Mangelfördersituationen.
- Die zweithäufigste Kategorie F94 betraf Störungen der sozialen Funktionen (meist der Bindung) mit 15,8 %.
- Als dritthäufigste Diagnose (Z62.8) wurde „Parentifizierung" (12 % der Kinder oder bei jedem achten Kind) beobachtet.

Vergleichbar mit den Daten von Münder et. al. 2000 (diese Autoren verweisen auf eine 27 %ige Gefahr einer Kindeswohlgefährdung) erschien auch in unserer Stichprobe die Einleitung eines pflegschaftsgerichtlichen Verfahrens in Bezug auf Fragen der Kindeswohlgefährdung und Entzug elterlicher Sorge aufgrund massiver Beeinträchtigung der Erziehungsfähigkeit der Eltern in rund einem Viertel der Fälle als notwendig.

3.1 Die biologische Ebene

Zum heutigen Stand des Wissens gilt es als erwiesen, dass fast alle psychiatrischen Krankheiten biologisch bedingt sind (Dimova 1990, 1993). D.h. die Bereitschaft, eine psychiatrische Krankheit zu entwickeln, benötigt das Vorhandensein einer angeborenen biologischen Basis. Die Wahrscheinlichkeit, dass bei manifester psychiatrischer Krankheit eines Elternteiles auch das Kind erkrankt, ist von einer zur anderen Krankheit

- sehr unterschiedlich (zwischen 10 und 50 %) und
- auch von begleitenden negativen sozialen und psychologischen Faktoren abhängig.

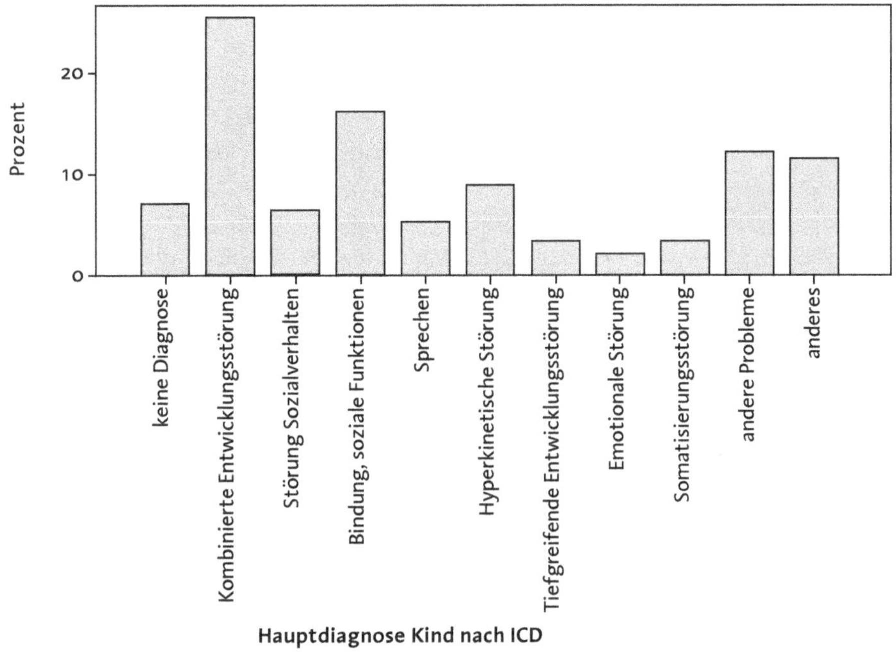

Abb. 6: Verteilung der Diagnosen im Rahmen von Ressourcen/Belastungsanalysen vorgestellter Kinder (Pretis/Dimova 2011)

Jedes vierte Kind, das in der Kinder- und Jugendpsychiatrie behandelt wird, hat seelisch kranke Eltern (Knuf 2000). Aber die angeborene Neigung bedeutet kein definitives „Muss", dass sich diese Erkrankung auch manifestiert. Beim Zusammenspiel zwischen biologischen und sozialen Faktoren spielt Folgendes eine Rolle:

1 Je jünger das Kind zum Zeitpunkt des Ausbruches der Erkrankung ist, desto größer ist das Risiko (Mattejat/Lisofsky 2001).
2 Je schwerer und lang andauernder die Erkrankung der Eltern ist, desto höher ist das Risiko für die Kinder.
3 Ein bestehendes Risiko *erhöht sich weiter*, wenn beide Eltern an einer psychiatrischen Krankheit leiden. Bei zwei erkrankten Elternteilen liegt das Risiko der Kinder, selbst zu erkranken, zwischen 45 und 50%.
4 Nach vorliegenden Forschungsergebnissen (Mattejat/Lisofsky 2001) sind Kinder von an Schizophrenie erkrankten Eltern besonders gefährdet. Die Wahrscheinlichkeit, als Kind eines Elternteiles selbst zu erkranken, liegt bei 10 bis 15% im Vergleich zu einem allgemeinen Lebenszeitrisiko von 1%.

Weiterhin steigt das Erkrankungsrisiko für eine Schizophrenie mit zunehmendem Verwandtheitsgrad (Mattejat/Lisofsky 2001).

5 Kinder einer psychisch verletzlichen Mutter (einschließlich Schizophrenie) sind stärker beeinträchtigt als Kinder psychisch kranker Väter, was sich in verstärkt auftretenden dissozialen Verhaltensweisen bzw. Rückzugstendenzen der Kinder ausdrückt (Mattejat/Lisofsky 2001).

6 Fehlende Krankheitseinsicht der Eltern erhöht das Risiko für die betroffenen Kinder. Sie begünstigt eine Tabuisierung oder Verleugnung der Erkrankung und befördert auf diesem Wege die soziale Isolation.

7 Die Auswirkungen der elterlichen Erkrankung hängen davon ab, ob der andere Elternteil eine kompensatorische Funktion übernehmen kann.

8 Führt die Erkrankung zu einem Auseinanderbrechen der Familie, so sind Kinder ebenfalls in besonderer Weise gefährdet (Remschmidt/Mattejat 1994b, 13f).

Eine generell zu beobachtende erhöhte Verletzlichkeit im Lebenszusammenhang psychisch verletzlicher Eltern erscheint nochmals deutlich erhöht bei:

- Schizophrenie,
- Alkoholismus oder anderen Suchterkrankungen,
- Depressionen und
- bipolaren Störungen.

In Fortbildungsseminaren entsteht hier für viele Teilnehmer die bedrückende Frage, wie denn mit Fragen von Kindern umzugehen sei, wenn diese z. B. danach fragen, ob es ihnen genauso ergehen könnte wie ihren Eltern. Die zuvor genannte biologische Vulnerabilität erscheint geradezu prädestiniert in Richtung solch einer Sorge.

Mögliche Antworten für Kinder sollten dabei vor allem aufrichtig bleiben und dieses (nicht zu leugnende) Risiko durchaus thematisieren:

> „Keiner von uns ist ganz geschützt, immer gesund zu bleiben. Manchmal kommen Krankheiten einfach, aber wir können uns dagegen wappnen: So wie wir uns meist gegen Ohrenschmerzen mit einer Mütze schützen können, können wir uns auch stark machen gegen andere Krankheiten, wenn wir Spaß haben, uns mit Freunden treffen können, jemanden haben, der sich mit uns beschäftigt usw."

D.h., der Fokus einer solchen Erklärung für Kinder sollte auf kindlichen Verhaltensweisen liegen, die diese aktiv mitbestimmen können und die auch aus der Sicht des Kindes verstanden werden. Gänzlich kann eine bestehende biologische Vulnerabilität jedoch nie „weggeredet" werden.

3.2 Der Stellenwert der Bindung zwischen biologischen und psycho-sozialen Parametern

Ein häufig zu beobachtender Indikator (in Richtung eigener psychischer Verletzlichkeit) spiegelt sich bereits sehr früh im Bindungsverhalten von Kindern wider, aber auch in dazugehörigen neurobiologischen Messwerten. Kleinkinder im Kontext unsicherer Bindung (vor allem mit unsicher-vermeidendem Muster) zeigen in der „fremden Situation" auf physiologischer Ebene Anzeichen höchster Stressreaktion (z. B. in ihrem Cortisollevel, Luijk et al. 2010).

Neugeborene depressiver Mütter zeigen Neurotransmitter-Ungleichgewichte (höhere Cortisolspiegel, geringere Dopamin- und Serotoninspiegel) und werden als physiologisch unreifer beschrieben. Auch im EEG sind Asymmetrien zu beobachten: Die Neugeborenen erscheinen als irritabler, weniger „robust" und als geringer auditiv oder visuell orientiert (Lundy et al. 1999).

Zusammenhänge zwischen psychischer Gesundheit/Verletzlichkeit der Eltern und der Entwicklung von Kindern wurden in vielen Längsschnittstudien eindrucksvoll dargelegt. Dabei erscheint die psychische Gesundheit der Mutter als einer der Hauptrisikoprädiktoren in Richtung kindlicher Entwicklungsstörungen überhaupt (Laucht 2009).

Ein Fokus liegt dabei auf der Wechselwirkung zwischen Betreuungs-/Pflegeverhalten der verletzlichen Eltern, der Bindung des Kindes und seinen Entwicklungspotenzialen.

Bindung entsteht in der regelmäßigen Begegnung von Eltern und Kind im Alltag. Während das Baby versorgt, gepflegt und beschützt wird, findet auch ein gefühlsmäßiger und spielerischer Austausch zwischen ihm und seinen Eltern/Bezugspersonen statt. Die so entstehende persönliche innere Repräsentanz des Babys in Bezug auf seine Eltern (d.h. auch in hohem Maße Vorhersehbarkeit) ist nicht einfach übertragbar auf andere Personen. Diese Bindung erfolgt optimalerweise genau an jene Menschen, die seinen körperlichen, aber vor allem seinen gefühlsmäßigen Bedürfnissen zuverlässig und regelmäßig nachkommen. Ausgangshypothesen sind dabei, dass

- Bindung bzw. das Bindungssystem als primäres (d.h. angeborenes) Motivationssystem angesehen werden darf;
- Bindung sich auf eine Figur (oder eine kleine Gruppe von Figuren) bezieht, die deutlich von anderen unterschieden wird – und zwar zur Überlebenssicherung;
- Bindung beim Menschen nicht absolut zuverlässig ist, da sie unter Umständen „geteilt werden" muss (mit z.B. Partner, Geschwistern) und
- Bindung auch aufgegeben werden kann.

Feinfühligkeit fördert dabei Bindung. Pflege- oder Bezugspersonen mit höchster Feinfühligkeit in der Interaktion werden somit im Regelfall die Hauptbindungsperson des Kindes sein (was nicht notwendigerweise bedeutet, dass dies die Mutter sein muss).

Auf der Basis der Arbeiten von Ainsworth et al. (1978) werden dabei vier Bindungstypen angenommen, die – und dies ist ein häufiger Irrtum – per se keine Pathologisierung in sich enthalten:

Kinder mit sicherem Bindungsverhalten „B": Nach Brisch 2009 betrifft dies zwischen 60–65 % der Kinder. Diese zeigen (in der „fremden Situation") meist Kummer, wenn die Mutter sie allein lässt. Kommt sie wieder, lassen sich die Kinder trösten, wenn nötig, und spielen dann interessiert, fasziniert, beruhigt und zufrieden weiter.

Meist ist kurzer körperlicher Kontakt ausreichend. Ist der Kummer sehr groß, fühlen sie sich im engen Kontakt mit ihrer Mutter geborgen. Die Kinder haben ihre Mütter vor allem in den ersten Monaten als verlässlich, offen und freundlich erlebt.

Kinder mit unsicher-vermeidendem Bindungsverhalten „A" (20–25 %): Diese zeigen nur wenig offensichtliche Zeichen von Kummer, wenn ihre Mutter den Raum verlässt. Bei der Wiedervereinigung ignorieren sie sie, besonders beim zweiten Mal, wenn angenommen wird, dass der Stress größer ist. Sie behalten ihre Mutter im Auge und sind begeistert beim Spiel. Die Kinder suchen bei der Rückkehr der Mutter nicht ihre körperliche Nähe, schmiegen sich nicht an, sondern spielen weiter. Zwischen Kind und Mutter ist eine gewisse Asynchronizität zu beobachten.

Kinder mit unsicher-ambivalentem Bindungsverhalten „C" (10–15 %): Diese Kinder zeigen großen Kummer bei der Trennung und können bei der Wiedervereinigung nur schwer beruhigt werden. Sie suchen Körperkontakt und wehren sich gleichzeitig durch Treten, sich Abwenden, Winden, Wegstoßen und

Werfen mit Spielsachen. Sie wechseln ständig zwischen Zorn gegen die Mutter und Anklammern an sie. Ihr Explorationsverhalten ist gehemmt.

Kinder mit desorganisiertem Bindungsmuster „D" (10–15%): Diese kleine Gruppe ist erst vor kurzem herausdifferenziert worden. Die Kinder zeigen eine große Palette an verwirrtem Verhalten, zu der ein „Einfrieren" oder stereotype Bewegungen gehören können, wenn ihre Mutter zu ihnen zurückkehrt. Diese Kinder scheinen sich im Konflikt zwischen Annäherung und Angst zu befinden, wofür sie kein Verhaltensprogramm haben. Besonders ausgeprägt erscheint dieses Verhalten bei Kindern mit Missbrauchserfahrungen. Kinder mit „D"-Klassifikation können auf überdauernde Schwierigkeiten der Verhaltensregulation verweisen.

Wieso erscheint dies in Bezug auf das Pflegeverhalten psychisch verletzlicher Eltern wichtig? Drei elterliche Verhaltensmuster gehen mit dem Entstehenden möglicher Bindungsstörungen Hand in Hand:

1 **Ängstliches** Pflegeverhalten der Mutter (vor allem im Kontext von Angststörungen, Zwang oder Depression zu beobachten). Auf Seiten der Kinder ist hier eher mit unsicher-ambivalentem Bindungsverhalten zu rechnen.
2 **Ängstigendes** Pflegeverhalten wie dies zum Beispiel im Kontext der Schizophrenie, von Manie, Sucht und Persönlichkeitsstörung zu beobachten ist. Kinder reagieren hier tendenziell mit unsicher-vermeidendem Bindungsverhalten.
3 **Hilfloses** Pflegeverhalten im Bereich massiv überforderter Eltern. Ein solches Pflegeverhalten kann mit unterschiedlichen Bindungsmustern (je nach Persönlichkeit bzw. Selbstwirksamkeit des Kindes) einhergehen.

Dabei sind transgenerationale Effekte zu beobachten, dass eine sichere Bindung der Eltern eher zu sicher gebundenen Kindern führt. Bei Müttern ließ sich eine Übereinstimmung von 75%, bei Vätern von 65% beobachten. Unsicher gebundene Eltern stehen im Zusammenhang mit unsicheren Kindern, traumatisierte Eltern mit desorganisierten kindlichen Bindungsmustern.

Von diesen vier deskriptiven Bindungstypen sind Bindungsstörungen deutlich zu unterscheiden. Dabei ist zu beobachten, dass hoch unsichere Bindungen (A+C) bzw. desorganisierte Bindungsmuster im Zusammenhang stehen mit der Entwicklung einer kindlichen Bindungsstörung: Eine unsichere Bindung stellt somit einen Risikofaktor in Richtung Bindungsstörung dar, ist jedoch per se keine Bindungsstörung.

In klinischen Untersuchungsgruppen zeigt sich, dass hoch unsichere Bindungen in Zusammenhang stehen mit

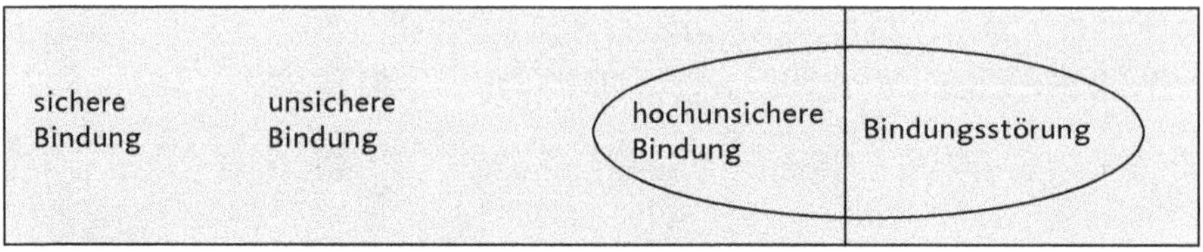

Abb. 7: Der schematische Zusammenhang zwischen Bindungstypen und Bindungsstörungen (Ziegenhain 2009)

- Misshandlung (in 55 %–82 %),
- depressiv erkrankten Eltern (25 %–62 %),
- unverarbeiteten Verlusten (39 %–56 %),
- Alkohol-/Drogenmissbrauch (43 %) und
- adoleszenten bzw. alleinerziehenden Müttern (21 %–60 %).

Hoch unsicheres Bindungsverhalten kann auch bei Kindern mit neurologischen Erkrankungen, Verhaltenssauffälligkeiten, Kindern mit Down-Syndrom oder mit Autismus beobachtet werden (Van Ijzendoorn et al. 1999). Das bedeutet, dass die psychische Verletzlichkeit einer primären Pflegeperson einen deutlichen Risikofaktor in Richtung kindlicher Bindung(sstörung) und damit einhergehenden Entwicklungsrisiken darstellt.

Gerade das hoch unsicher-vermeidende Bindungsverhalten eines Kindes stellt dabei einen wichtigen Prädiktor für die Entwicklung einer Persönlichkeitsstörung im Erwachsenenalter dar, sodass sich (leider) diese transgenerationale Spirale weiterzudrehen scheint.

Da in Fachkreisen die Unterscheidung zwischen deskriptiven Bindungstypen und darüber hinausgehenden (phänomenologisch) zu unterscheidenden Bindungsstörungen häufig verwechselt wird, erscheint es angebracht, in einem Kurzexkurs auch dieses Thema zu streifen. Vor allem auch, weil eine Form der Bindungsstörung (Bindungsstörung des Kindesalters mit Enthemmung, auch „ungehemmte Form“, ICD-10 F94.2) bisweilen mit „hoher sozialer Kompetenz“ verwechselt wird. Vor allem bei Kindern im Kontext von Eltern mit emotional instabilen Persönlichkeitsstörungen ist ein solches Muster häufig zu beobachten und wird von den Eltern als vermeintliche Stärke interpretiert: Wenn ihr Kind auf jede neuen Bezugsperson zugeht (sich z. B. sofort auf den Schoß der Betreuer setzt, mit ihnen nach einer Förderstunde nach Hause gehen möchte).

Klinisch kann ein solches Verhalten eines Kindes ab dem fünften Lebensjahr als Bindungsstörung angesehen werden, vornehmlich gekennzeichnet durch eine Störung der sozialen Funktionen, wie sie auch in unserer eigenen Stichprobe deutlich zu beobachten war. Dabei treten auf:

- inadäquate Reaktionen auf Beziehungsangebote von Bezugspersonen,
- nicht-selektives Bindungsverhalten mit wahlloser Freundlichkeit und Distanzlosigkeit,
- gleichförmige Interaktionsmuster gegenüber Fremden,
- eingeschränkte Interaktion mit Gleichaltrigen,
- Beeinträchtigung des sozialen Spielens und
- gegen sich selbst und andere gerichtete Aggressionen.

Dies muss auch hervorgehoben werden, da bei manchen pflegschaftsgerichtlichen Verfahren bisweilen argumentiert wird, dass diese Kinder, für die möglicherweise Fremdpflege beantragt wurde, doch ein ausgesprochenes Bindungsverhalten zeigen würden, da sie anderen Erwachsenen gegenüber so offen und zugänglich sind. Genau das Gegenteil ist jedoch der Fall: Vielen dieser Kinder fehlt eine stabile Bindungsperson (oft im Zusammenhang mit Suchterkrankungen der Eltern), sodass sie wahllos jene Person als Bindungsziel ansehen, die gerade verfügbar erscheint. Da diese Personen jedoch häufig wechseln (Praktikanten und professionelle Helfer inkludiert), kann ein stabiles, vorhersehbares Bindungsverhalten kaum aufgebaut werden, mit der Tendenz zur Wiederholung in Bezug auf eigene Beziehungen im Erwachsenenalter.

Im Extremfall (als schwere soziale Deprivation bei ungefähr 1 %, mit ungünstiger Prognose in Richtung der Entwicklung einer eigenen Persönlichkeitsstörung) zeigt sich dies in:

- diffusen bzw. mangelnden exklusiven Bindungen,
- Nähe- und Trostsuche, unterschiedslos gegenüber vertrauten und fremden Menschen,
- anklammernd, emotional flachem, oberflächlichem und wenig emotional bezogenem Verhalten,
- wenig modulierten, distanzlosen Interaktionen mit Fremden,
- relativer Überaktivität des Bindungssystems und
- Unvermögen zu differenziertem Bindungsverhalten gegenüber einer Bezugsperson (anklammernd, undifferenziert freundlich mit exzessivem Bedürfnis nach Aufmerksamkeit).

Dem gegenüber steht die „Reaktive Bindungsstörung des Kindesalters, gehemmte Form“, (ICD-10 F94.1) eher im Zusammenhang mit Angststörungen von Eltern (meist Müttern) und tritt eher bei jüngeren Kindern auf. Dieser Typ der Bindungsstörung ist gekennzeichnet durch Störungen der sozialen Funktionen im Sinne

- eingeschränkter Interaktion mit Gleichaltrigen,
- Beeinträchtigung des sozialen Spielens und
- gegen sich selbst und andere gerichtete Aggressionen.

Folgende *emotionale Auffälligkeiten* lassen sich dabei erkennen:

- Furchtsamkeit,
- Übervorsichtigkeit,
- Unglücklichsein,
- Mangel an emotionaler Ansprechbarkeit,
- Verlust / Mangel an emotionalen Reaktionen,
- Apathie und
- „frozen watchfulness" („eingefrorene Wachsamkeit").

Auch in diesem Zusammenhang stoßen Fachkräfte häufig an ihre Grenzen: Bezugnehmend auf die Darstellung der Familie von Peter im Eingangskapitel war bei den Eltern aufgrund der offensichtlich guten Pflege ihres Sohnes, häufigen Doctor-Hoppings und beinahe übersynchroner Befriedigung der Bedürfnisse kaum eine Veränderungsmotivation zu beobachten (auch nicht von Seiten des Kindes). Es war auch keine (offensichtliche) Bedrohung des Kindeswohls zu erkennen. Leidensdruck entsteht in solchen Konstellationen meist durch externe Anforderungen (Kindergarten- oder Schulbesuch) oder pflegschaftsgerichtliche Konflikte z. B. beim Kontaktrecht.

Wie kann Bindungsverhalten von Kindern gefördert oder stabilisiert werden? Bindung basiert auf feinfühligem Verhalten von Eltern, sodass es die primäre Strategie darstellen kann, responsives Verhalten der Eltern zu fördern. Dabei stehen neben der Methodik des positiven Feedbacks an die Eltern und klarer Hinweise (siehe Triangulation) auch strukturierte Trainings zur Verfügung, z. B.

- STEEP (Steps Toward Effective, Enjoyable Parenting, Erickson / Egeland 2009) und
- SAFE (Sichere Ausbildung für Eltern www.safe-programm.de / Emotionelle Erste Hilfe: www.eeh-deutschland.de /).

Diese arbeiten meist modular videounterstützt, wobei die Effizienz eher in der klinischen Einzelarbeit zu beobachten ist als in streng wissenschaftlichen Studien. Grundvoraussetzung ist jedoch, dass die Eltern sowohl präsent und in der Lage sind (d.h. z. B. frei von psychotischen Schüben) und minimal willens sind, sich auf solche gemeinsamen Prozesse einzulassen. Bei der Besprechung von einzelnen Krankheitsbildern und deren Auswirkungen auf Kinder bzw. sinnvolle Fördermöglichkeiten wird dabei noch genauer auf diese Aspekte eingegangen.

In einigen Settings (der Kita oder der Schule) ist jedoch die Präsenz der Eltern nicht immer möglich. Die Frage der Bindungsförderung durch die Fachkräfte ist somit eine häufig gestellte: „Was kann ich als Fachkraft tun, um dem Kind eindeutige, unterstützende Bindungssignale zu ermöglichen?"

Vorwegnehmend mag die Strategie der Unterstützung erwähnt werden, in welcher Form Bindung von Fachkräften unterstützt werden kann: Gemeint ist damit die Unterstützung in Richtung „sicheren Bindungsverhaltens". Limitiert wird dieses Unterfangen dadurch, dass fachliche Fördermöglichkeiten meist nur für eine zeitlich definierte, für das Kleinkind nicht vorhersehbare oder verstehbare Zeit verfügbar sind. Für den Aufbau oder die Unterstützung von Bindungsverhalten der Kinder durch Fachkräfte erscheint somit die Zeitperspektive wichtig.

Entgegen effizienzgesteuerten kurzfristigen sozialräumlichen Angeboten (die mehr und mehr als Interventionsstrategie in der Kinder- und Jugendhilfe zunehmen), geht es in diesem Kontext um längerfristige stabile Verfügbarkeit und Vorhersehbarkeit fachlicher Hilfe. D.h., die Unterstützung von Bindungsprozessen bei Kindern psychisch verletzlicher Eltern beruht auf einer längeren Zeitperspektive, als dies in anderen Betreuungssettings der Kinder- und Jugendhilfe oder der Behindertenhilfe Praxis ist.

In der Initiative „Netz und Boden" von Katja Beeck in Berlin wird dem Rechnung getragen, indem Paten(eltern) sich verpflichten (sofern die Erziehungsberechtigten zustimmen), Kinder bis zur Volljährigkeit zu begleiten (idealerweise einmal wöchentlich und ein Wochenende im Monat).

Gleichzeitig werden durch diese ehrenamtlichen Patenschaften die Jugendämter (vorschnell) aus ihrer (auch finanziellen) Verantwortung genommen.

Die weitere Perspektive betrifft die professionelle „Innenstruktur" der Arbeit mit Kindern. Auch Pädagogen können in der Schule etwas in Richtung Förderung des Bindungsverhaltens tun, denn auch hier geht es um stabile, vorhersagbare, krisenresistente Beziehungsangebote, vor allem dann, wenn Verhaltensweisen der Kinder und Jugendlichen selbst diese Beziehung deutlich „herausfordern". Dies erfordert von den Fachkräften eine Unmenge Ambiguitätstoleranz (d.h., trotzdem stabile Beziehungsangebote zu geben, auch wenn der Jugendliche bzw. teilweise auch dessen Eltern) gerade dieses Beziehungsangebot infrage stellt. Die Verfügbarkeit einer gesunden stabilen Bindungsperson über langen Zeitraum stellt somit einen Hauptschutzfaktor für verletzliche Kinder dar (Parrot et al. 2008). Der kurzfristige Einsatz von Frühen Hilfen, Frühförderung, sozialpädagogischen Familienhilfen, Praktikanten u.a. kann dies nur unzureichend abdecken. Hier sind langfristige Konzepte stabiler Begleitung gefordert.

3.3 Die (entwicklungs-)psychologische Ebene

Generell erscheint das Feld depressiver Erkrankungen und deren Auswirkungen auf die kindliche Entwicklung am besten erforscht, sodass sich ein Großteil der Ergebnisse darauf bezieht. Wir betonen nochmals, dass nur ein *unspezifischer* Zusammenhang zwischen der Art der Belastung und den Reaktionen der Kinder zu beobachten ist: Symptome von Kindern verweisen *nicht* sosehr auf eine spezifische Erkrankung, sondern sind häufig Ausdruck eines *erhöhten* Stressniveaus: Dies kann sich bei manchen Kindern in Nägelbeißen, Einnässen, aggressivem Verhalten, sozialem Rückzug u.a. manifestieren, bei anderen Kindern in Überangepasstheit oder auffälligem Fürsorgeverhalten gegenüber anderen Kindern. Es sind jedoch jeweils im Einzelfall auf der Basis einer genauen transdisziplinären Diagnose Hypothesen über den Ursprung und die mögliche Intervention aufzustellen und zu überprüfen.

3.3.1 Kleinkindalter (null bis drei Jahre)

Die Auswirkungen psychischer Erkrankung der Eltern auf Klein- und Vorschulkinder sind altersabhängig. Kleine Kinder reagieren bei massiver psychischer Belastung der Eltern eher mit *internalisierenden* Störungen: Dies drückt sich in Rückzugsverhalten, unsicherer Bindung, geringerem aktivem Explorationsverhalten oder Sprachentwicklungsverzögerungen aus. Eine Exposition des Kindes während des Kindergartenalters erhöht dagegen eher das Risiko *externalisierender Störungen* (Essex et al. 2001). Damit sind z.B. hyperaktive oder aggressive Verhaltensweisen gemeint. Generell gilt es als erwiesen, dass mit Zunahme des Lebensalters psychosoziale Risiken immer mehr an Bedeutung gewinnen (Laucht et al. 2008).

Bei *depressiven Erkrankungen*, inklusive Wochenbettdepressionen (6 – 15 %), lassen sich primär Störungen der Mutter-Kind-Beziehung und Beeinträchtigungen der kognitiven Entwicklung beobachten (Wickberg / Hwang 1996). Die Bindung (das Attachment) der Säuglinge darf, da die primäre Bindungsperson, im Regelfall die Mutter, unterschiedlich „ansprechbar" ist, als „unsicher" angesehen werden (Jacob / Johnson (2001), Cicchetti et al. 1998). Ein sehr sensibler Zeitraum scheint der 12. – 18. Lebensmonat zu sein, wo sich die Bindungsunsicherheit massiv verstärkt.

Eine Depression geht mit unterschiedlichen Rückmeldestrategien einher: mit geringeren positiven Rückmeldungen nach einer positiven Handlung eines Kindes z.B. von Seiten der Väter, mit geringerer Sensitivität in Bezug auf die Bedürfnisse von Seiten der Mütter (NICHD 1999). Depressive Mütter reagieren eher negativer auf ihre Kinder (Lovejoy 1991). Es fällt ihnen schwerer, nachvollziehen, was in den Kindern vorgeht (Murray et al, 1996). Generell waren depressive Betreuungspersonen weniger „ansprechbar“ auf Signale der Kinder.

Selbst gesunde Babys reagierten in geringerem Ausmaß auf die sprachlichen Signale depressiver Mütter und waren in geringerem Maß zu Lernprozessen motiviert (Kaplan et al. 1999). Schon bei 3 Monate alten Kindern können wir Entwicklungsverzögerungen feststellen: Die Kleinen sind passiver und weniger neugierig als ihre Altersgefährten und zeigen weniger exploratives Spielverhalten (Field et al. 1996). Es konnte beobachtet werden, dass Kinder depressiver Mütter mehr weinen (Milgrom et al. 1996). Weiterhin zeigen sie weniger Selbstdialoge (im Sinne des Lautierens) (Lemaitre-Sillere 1998). In diesem Zusammenhang sind Entwicklungsdefizite sowohl in der Sprachentwicklung (Brennan et al. 2000) als auch der kognitiven Entwicklung im Alter von 3 Jahren zu beobachten.

Auch bei Eltern mit *Angststörungen* zeigen sich deutliche Auswirkungen in Bezug auf die Entwicklung: Muris et al. (1996) zeigen hohe Zusammenhänge zwischen dem Angstniveau der Eltern und jenem der Kinder. 80% der Kinder, deren Mütter als „Angststörung“ klassifiziert wurden, zeigten eine unsichere Bindung, 65% davon vom unorganisierten Typus. Häufig sind im Kleinkindalter Tendenzen zu überängstlichem Verhalten – als Schutz der Mutter, aber auch aufgrund fehlender oder inkonsistenter Rückmeldungen – zu beobachten (Onozawa et al. 2001).

Andere Neugeborene wiederum, deren Mütter *impulsiv* mit der eigenen Stimmungslage und dem hilflosen Nachwuchs umgehen, reagieren sehr aufgeregt, mit viel Schreien und Weinen, Schlaf- und Essstörungen (Deneke 1995). Knuf (2000) kommt zum Schluss: Schon 2-jährige Kinder von psychisch kranken Eltern haben deutlich mehr seelische Probleme als Altersgenossen gesunder Eltern.

Depression und Schizophrenie spiegeln sich im ersten Lebensjahr vor allem in Störungen der Interaktion wider, z. B. in emotionaler Unerreichbarkeit bei Depression und Schizophrenie. Deneke und Lüders (2003) beschreiben psychische Deprivation, Gedeihstörungen als mögliche Folge, weiterhin Schwierigkeiten, die Aufmerksamkeit zu fokussieren und stimulierende Reize aufzunehmen, da die Säuglinge vor allem im Rückzug mit der Selbstregulation beschäftigt sind. Drei Tage nach der Geburt war die Mutter-Kind-Interaktion bei Müttern mit Schizophrenie deutlich gestört: Negativ emotionales Klima, Anspannung, Unsicherheit, weniger sozialer Kontakt, weniger Blickkontakt waren zu beobachten. Als besonders kritisch wird das Ende des 1. Lebensjahres hervorgehoben: „Kinder psychotischer, besonders die schizophrener und manisch-depressiver Mütter, zeigten im 1. Lebensjahr nahezu keine Angstreaktion gegenüber einer fremden Person“ (Remschmidt / Mattejat 1994b, 41).

Die Interaktion postpartal bipolar erkrankter Mütter wurde als desorganisiert, unsensitiv und / oder unberechenbar beobachtet (Gochman 1985). Schizophrene Mütter erscheinen in ihrem Interaktionsverhalten stärker beeinträchtigt als Mütter mit bipolaren Störungen, und diese stärker als an Depression Erkrankte (Hipwell/Kumar 1996). Auffälligkeiten bei Kindern *von an Schizophrenie erkrankten* Eltern können unspezifisch oder spezifisch sein. Sie betreffen Störungen des Aufmerksamkeitsverhaltens und der Informationsverarbeitung und werden zum Teil als frühe Vorläufer einer schizophrenen Erkrankung gesehen. „Kinder schizophrener Eltern werden meist als emotional instabil geschildert: als stressüberempfindlich, leicht erregbar, ängstlich, unglücklich, stimmungsabhängig und nur mit einer geringen Frustrationstoleranz" (Remschmidt/Mattejat 1994b, 21).

Sie zeigten bereits im 1. Lebensjahr ängstlicheres Verhalten als Kinder von Müttern mit anderen Psychosen. Soziale Defizite sind die Folge: 0- bis 5-jährige Kinder schizophrener Mütter verfügen über geringere soziale Kompetenzen, auch wenn kein spezifisches Verhaltensmuster nachgewiesen werden konnte. Die sozialen und emotionalen Charakteristika sind jedoch nicht so spezifisch, dass ein Kind als „präschizophren" diagnostiziert werden könnte. In Bezug auf Entwicklungsparameter bei Kleinkindern schizophrener Eltern lassen sich keine konsistenten Ergebnisse beobachten, häufig jedoch so genannte „soft signs" (= diskrete Zeichen).

Es sind zwar deutliche Kommunikationsabweichungen zwischen Eltern mit Schizophrenie und ihren Kindern zu beobachten, diese stellten sich jedoch als unspezifisch in Bezug auf die Symptomatik von Kindern dar. Generell zeigen Kleinkinder schizophrener Mütter eher ängstliches (vermeidendes oder ambivalentes) Bindungsverhalten.

3.3.2 Vorschulalter (drei bis sechs Jahre)

Generell lassen sich bei Vorschulkindern aus Familien mit erkrankten Elternteilen größere Verhaltensprobleme und ein geringerer Wortschatz beobachten (Free et al. 1996). Es sind Gefühle der Angst und Verwirrung und Selbstbeschuldigungen im Klein- und Vorschulalter (0 – 5) oder Gefühle der Verlegenheit, Scham, Einsamkeit und Ablehnung im Schulalter (Wadsworth 2008) zu beobachten. Die Belastungen, die im Zusammenhang mit der Elternkrankheit stehen, wirken sich später in Form sehr unterschiedlicher kinder- und jugendpsychiatrischer Auffälligkeiten wie Schulschwierigkeiten, aggressiven Schüben u.a. aus. Die Symptome sind oft Ausdruck schwer wiegender Störungen in den Beziehungen zu anderen Menschen und im Selbstwertgefühl. Im Kindergartenalter werden aufgrund des ersten Kontakts mit „institutionellen Erziehungsformen" die meisten „Verhaltensanpassungen" der Kinder an ihre „verrückte" Lebenssituation erstmals manifest. Die generelle Vulnerabilität ist umso größer, wenn soziale Risikofaktoren dazukommen oder wenn das Kind männlich ist.

Denk- und Sprachniveaus der Kinder waren weniger kooperativ und eher problematisch. Kinder *schizophrener oder unipolar* erkrankter Eltern waren am leichtesten ablenkbar, störbar und in ihrer sprachlichen Kompetenz eingeschränkter (Mattejat/Lisofsky 1998). Es scheint verständlich, dass Kinder depressiver Eltern einen geringeren Selbstwert aufwiesen und meist ängstlicher waren. Kinder unipolarer Störungen zeigten mehr auffälliges Verhalten als Kinder nicht erkrankter Eltern und entwickelten Störungen auch früher als z. B. Kinder von Eltern mit bipolaren Störungen (Radke-Yarrow et al. 1992).

Die Kinder *von an Schizophrenie erkrankten* Müttern sind typischerweise einer Fülle von psychosozialen Belastungen ausgesetzt. Mattejat/Lisofsky (1998) beschreiben Desorientierung, Schuldgefühle, Tabuisierung, Betreuungsdefizit, Zusatzbelastungen aufgrund Haushaltsführung, Verantwortungsverschiebung, Abwertungserlebnisse und Loyalitätskonflikte. Goodman et al. (1990) beobachteten, dass vornehmlich allein erziehende Mütter mit Schizophrenie weniger gut in der Lage waren, eine angemessene Erziehungsumgebung aufrechtzuerhalten – wenn auch mit Ausnahmen. Sharp et al. (1995) beschreiben Entwicklungsabweichungen im 4. Lebensjahr von einer Standardabweichung zu Vergleichsgruppen, die nicht im Kontext einer Depression aufwuchsen. Formale Denkstörungen sind m.E. sowohl bei der Schizophrenie als auch z. B. bei der Manie ein wichtiges Kriterium: Untersuchungen mit Schulkindern lassen einige Einschränkungen bei Wortassoziationen, Abstraktionen vermuten. Untersuchungen zu Kleinkindern sind uns nicht bekannt.

3.3.3 Die frühe Kindheit aus der Retrospektive

Wagenblass (2001) differenziert auf der Basis biographischer Erfahrungen von Kindern psychisch kranker Eltern zwischen:

a unmittelbaren Problemen, wie Desorientierung, Schuld, Tabuisierung, Isolation oft aufgrund des Unverständnisses der Symptome und
b Folgeproblemen wie z. B. Betreuungsdefiziten, Zusatzbelastungen oder Verantwortungsverschiebung, Abwertungserlebnissen und Loyalitätskonflikten.

Retrospektiv berichten im Jugend- und Erwachsenenalter Angehörige psychisch kranker Eltern, wie sie sich mit der Krankheit gefühlt hatten (Marsh/Dickens 1997). Bei mehr als drei von vier erwachsenen Kindern findet man:

Massive Schuldgefühle: Damals, aber manchmal noch bis ins Erwachsenenalter, leben diese Personen mit dem Gefühl, dass sie für das Leiden, aber auch die psychische Stabilität des erkrankten Elternteiles verantwortlich waren (Dunn o. J.). Die Gefühle im Erwachsenenalter pendeln zwischen Trauer und Wut, aber auch Selbsthass (Williams 1998), nicht verstanden worden zu sein bzw. keine Hilfe erhalten zu haben.

Hilflosigkeit: Viele Betroffene schildern das Gefühl, dass das „Nicht-gut-Gehen" der Erkrankten von ihnen selbst verursacht wurde. Dabei bringen die Kinder das eigene Verhalten häufig mit den Reaktionen des Erkrankten in Zusammenhang. Was sie dabei erleben, ist massive Hilflosigkeit und Unvorhersehbarkeit: „Wie immer ich mich verhalte, es hilft nicht. Das verändert nichts bei meiner Mutter oder meinem Vater." Die Folge kann eine massive „Ich bin nicht okay Botschaft" für das Kind sein. Unkontrollierbarkeit und Unvorhersehbarkeit von belastenden Situationen gelten gleichzeitig als Hauptauslöser für massiven Distress (Lazarus / Folkman 1984). Eine solche gelernte Hilflosigkeit – kombiniert mit erhöhter biologischer Verletzbarkeit – wird auch mit späterer Depression in Verbindung gebracht (Seligman 1992).

Massive Verunsicherung und Desorientierung sind mögliche Folgen. Die bis vor der Erkrankung geltenden Regeln, Normen, Werte verlieren ihre Bedeutung. „Die Reaktionen meiner Mutter oder meines Vaters haben sich verändert und sind immer anders." „Was bedeutet die Reaktion meines Vaters oder Mutter, wenn sie mich manchmal weinend in den Arm nimmt, später zurückstößt, als ich sie bat, mir bei einem Spiel zu helfen. Was gilt jetzt?". 40 % der erwachsenen betroffenen Kinder erhielten jedoch keine Antwort, was mit ihren Eltern passierte.

Geringe Selbstachtung, vermindertes Selbstwertgefühl: Erlebte Schuld, fehlende Konsistenz zwischen eigenem Verhalten und elterlichen Rückmeldungen sowie die internalisierte Nicht-okay-Botschaft führen zu einer Verminderung des Selbstwertgefühls. Soziale Unsicherheit und Tagträumerei können Ausdrucksformen davon sein.

Mangelndes Verständnis: Emotionale Wärme, Empathie oder Feinfühligkeit fehlten ganz oder teilweise bzw. stehen in keinem Zusammenhang zu realem Verhalten: Die 11-jährige Claudia freute sich über ihren erfolgreich abgeschlossenen Computerkurs. Ihre sich gerade in einer manischen Phase befindliche Mutter reagierte darauf mit einem läppischen „Na und" und schenkte ihr weiter keine Aufmerksamkeit. Claudia erzählte in einer therapeutischen Einheit, wie sehr sie diese Reaktion der Mutter verletzt habe. Vor allem bei Schizophrenien, bei Manie oder Persönlichkeitsstörungen sind solche affektiven Verarmungen bzw. verringerte affektive Beteiligungen zu beobachten.

Selbstaufgabe: Wenn jahrelang der größte Teil der Aufmerksamkeit auf die Reaktionen und Bedürfnisse von den erkrankten Eltern konzentriert wird, besteht die Gefahr, dass diese Kinder keine Zeit und Energie für sich selbst haben. Dazu kommt, dass vor allem erstgeborene Kinder auch Elternrollen (Parentifizierung) für ihre Geschwister übernehmen müssen oder auch übernehmen wollen. Der 12-jährige Niko versorgte seinen 6-jährigen Bruder, wickelte den 2-jährigen Bruder, ging einkaufen, kochte für seine Geschwister und rief die Rettung, als seine schizophrene Mutter nicht mehr ansprechbar war. Bei der pflegschaftsrechtlichen Begutachtung (die Mutter wurde gegen ihren Willen stationär aufgenommen) antwortete Niko auf die Frage, was er sich wünsche: „Dass wir wieder mit unserer Mutter zusammen sein können!" Das Wahrnehmen eigener Bedürfnisse und Wünsche darf als Lernprozess angesehen werden: Bei vielen Krankheitsbildern haben die Kinder verlernt oder noch nie gelernt, ihre Bedürfnisse äußern zu dürfen (Wagenblass 2001). Die Ablösung vom Elternhaus im Erwachsenenalter erscheint erschwert.

Angst vor Gewalt oder dem Selbstmord ihrer Eltern: Nicht selten sind psychische Krankheiten durch verringerte Frustrationstoleranz, erhöhte Reizbarkeit, Nervosität, geringere Belastbarkeit sowie Aggressionsdurchbrüche gekennzeichnet. 40% aller Kindesmisshandlungen geschehen an Säuglingen unter einem Jahr (Deneke 1995).

„Scharfe und grobe" Antworten (Du bringst mich noch ins Grab mit deinen Fragen), verbale Beleidigungen (Frag nicht so blöd) oder körperliche Angriffe sind manchmal die Antwort auf eine ganz normale Frage des Kindes. Da Gewalt gegen andere oder gegen sich selbst zum konkreten Erfahrungsschatz des Kindes zählen, bleibt für ein Kleinkind mit hoher Wahrscheinlichkeit nur unspezifische „Angst" und eigene erlebte „Verantwortlichkeit": Es kann nicht unterscheiden, welche Selbstmordäußerungen nur eine „erzieherische" Maßnahme der Eltern oder eine ernst zu nehmende Selbstmorddrohung darstellen.

Angst, an der psychischen Krankheit der Mutter oder des Vaters selbst zu erkranken: Eine erwachsene Tochter, deren Mutter in ihrer Kindheit immer wieder an schweren depressiven Episoden litt, wobei auch der Onkel mütterlicherseits mehrere Selbstmordversuche hinter sich hatte, vertraute mir an: „Ich habe immer Angst, selbst auch krank zu werden. Jetzt habe ich eigene Kinder und habe Angst, dass auch ich die Depression geerbt habe. Die schlimmste Vorstellung aber ist für mich, dass meine Kinder krank werden könnten. Wie kann ich mich und die Kinder schützen?"

Indem konkrete Handlungsmöglichkeiten der Prävention aufgezeigt werden und die Eltern informiert werden, ihren Kindern die aktive Erlaubnis zu gesundheitsförderndem Verhalten zu geben, fühlen sich viele Eltern erleichtert. Dabei geht es um so konkret „alltäglich" wirkende Aktivitäten wie

- mit anderen Kindern zu spielen (Resilienzfaktor „sozialer Kontakt zu unauffälligen Gleichaltrigen"),
- Spaß haben zu dürfen (Resilienzfaktor „Optimismus / Freude"),
- Kontakt zu anderen unterstützenden Bezugspersonen zu haben (Resilienzfaktor „Verfügbarkeit von Bindungspersonen") und
- alterstypische Aktivitäten durchzuführen und stolz auf eigene Leistungen zu sein (Resilienzfaktoren „Interessen" bzw. „Leistung").

Daneben ist auch wichtig, dass sich Eltern von Mythen verabschieden, dass ihr Kind von der psychischen Verletzlichkeit nichts merke, und verstehen, dass eine psychische Erkrankung in einer Familie einem massiven Stressfaktor entspricht, der vergleichbar einer Belastung durch eine bedrohliche somatische Erkrankung (z. B. ein Karzinom) ist.

Beeck (2005) beschreibt, dass die durchschnittliche Stressbelastung von Angehörigen psychisch Kranker der eines Menschen entspricht, der kurz vor seiner Examensprüfung steht, mit allen dadurch möglichen bio-psycho-sozialen Beschwerden.

3.4 Die soziale Ebene

Eine psychische Erkrankung hat immer Auswirkungen auf die gesamte soziale Situation der Familie:

Reale Trennung vom Elternteil durch stationäre Aufenthalte: Im Falle eines Klinikaufenthaltes fehlt der kranke Elternteil ganz. Meist verfügen Familien bereits über „Krisenpläne": Die Tante kommt, die Kinder gehen nachmittags zur Kindergartenfreundin. Klinikaufenthalte sind häufig; gerade bei schwierigen Patienten wurde der Begriff der „Drehtürpatienten" geprägt. Etwa 50 % der Patienten in psychiatrischen Kliniken sind Wiederaufnahmen, die mehr als fünfmal zuvor stationär behandelt wurden (Eikelmann 1998). Die Mutter der 5-jährigen Sonja wurde fast zwei Jahre mit kurzen Unterbrechungen wegen ihrer schweren Depression stationär behandelt. Belastend ist für die Kinder auch die soziale Abwertung, die sie offen im Kindergarten oder der Schule oder verdeckt bei Bekannten und Nachbarn erfahren, wenn bekannt wird, dass sich die Mutter oder der Vater „in der Klapsmühle", „im Irrenhaus" oder dem „Krankenhaus für Verrückte" befindet.

Soziale Isolation, fehlende soziale Unterstützung: Betroffene Erwachsene schildern, dass sie sich als Kinder alleine gelassen gefühlt haben. Einerseits ist eine Reduktion des sozialen Netzwerkes zu beobachten: Freunde und Verwandte der Familie ziehen sich zurück. Andererseits erleben kleine Kinder auch soziale Ausgrenzung von Gleichaltrigen, wenn sie z. B. nicht zu Geburtstagspartys eingeladen werden oder keine Freunde mit nach Hause bringen können. Gewünscht hätten sich die Betroffenen eine Vertrauensperson, mit der sie zum damaligen Zeitpunkt sprechen hätten können. Scheidungen und Trennungen mit der damit verbundenen emotionalen Belastung der Kinder sind häufiger als in der Normalbevölkerung. Es bleibt die Scheu, darüber zu reden – nicht nur in der Beratung, sondern gerade auch mit den eigenen Eltern. Häufig sind die Geschehnisse ein regelrechtes Familientabu, und das noch nach zwanzig Jahren. Immer wieder ist in Beratungen zu beobachten, wie die traumatischen Ereignisse der Kindheit viele Lebensbereiche der Gegenwart beeinflussen, so auch die Partnerwahl und die Art der Paarkonflikte: Viele Kindheitserlebnisse wiederholen sich im späteren Erwachsenenleben.

Sozialer Drift: Die soziale Situation der Betroffenen verschlechtert sich in der Regel durch die chronisch verlaufende Krankheit (= sozialer Drift). Meist geht damit ein Verlust des Arbeitsplatzes verbunden mit den daraus resultierenden ökonomischen Problemen einher. Bei einigen Krankheiten (Schizophrenie, Suchterkrankungen) schränken sich Sozialkontakte massiv ein. In extrem marginalisierten Gruppen lassen sich psychiatrische Erkrankungen häufiger beobachten, wobei die Diskussion über kausale Zusammenhänge hier nicht geführt werden soll: Kommt es zum sozialen Drift, weil eine Disposition für eine psychiatrische Krankheit vorliegt, oder bedingen soziale Risikofaktoren wie Armut etc. selbst ein erhöhtes Erkrankungsrisiko?

Leben im alltäglichen Chaos: Gerade auf der Ebene der Alltagsaktivitäten zeigen sich deutliche Veränderungen, insbesondere bei Schizophrenie und Suchterkrankungen. Massive Verwahrlosung droht: Kleinkinder, deren Windeln nicht gewechselt werden, die wochenlang nicht gewaschene Kleidung tragen oder die Nachbarn um Essen ersuchen. Meist sind jedoch in diesen Fällen bereits Jugendämter eingeschaltet, da eine massive Bedrohung des Kindeswohles vorliegt. Solche Veränderungen sind relativ leicht erkennbar und aktivieren im Normalfall schneller soziale Unterstützungsstrukturen oder Gerichte. Deutlich wird, dass alles oben Erwähnte die Anpassungsfähigkeiten des Kindes massiv überfordert.

3.5 Welche psychologischen Überlebensstrategien entwickeln Kinder?

Dass eine psychische Erkrankung eine extrem belastende Krise darstellt, darf als erwiesen angesehen werden. Das DSM-III-R klassifiziert Belastungen bei Kindern wie in Tab. 5 gezeigt wird, im DSM-V (2015) findet sich diese Aufstellung jedoch nicht mehr.

Der Münchner Psychiater und Psychotherapeut Helmut Kolitzus (1997) hat in seiner täglichen Arbeit mit suchterkrankten Eltern und deren Kindern vier Rollen gefunden, *wie Kinder das Trauma „Suchtfamilie" für sich zu bewältigen versuchen*. Vergleichbare Rollen finden sich auch innerhalb von Familien mit anderen psychischen Erkrankungen:

1. **Der Held** versucht, Ersatzpartner für den gesunden Elternteil zu sein, oder kann sogar zur Ersatzmutter oder zum Ersatzvater werden. Wenn der eigene Vater oder die Mutter schon am Morgen nicht zu Hause ist oder sich vor Verzweiflung im Schlafzimmer eingeschlossen hat, geht der Held zur Schule, kauft anschließend für die Familie ein, tröstet die Mutter und kocht für die ganze Familie. Der 8-jährige Fabian hatte das Aufpassen auf seinen kleineren Bruder übernommen, weil er gesehen hatte, dass seine Mutter durch ihre zahlreichen Zwangshandlungen des Händewaschens keine Zeit für ihn gehabt hatte.
2. **Der Sündenbock** versucht, in seinem Verhalten noch auffälliger als der erkrankte Elternteil zu sein, und lenkt dadurch alle Aufmerksamkeit auf sich. Neben dem stehlenden Sohn oder der drogenabhängigen Tochter ist die Schizophrenie der Mutter nur noch halb so schlimm.
3. **Das verlorene Kind** zieht sich von der erkrankten Familie in seine innere Einsamkeit zurück. Während sich die Mutter schon seit Tagen nicht mehr um das Kind kümmert, träumt das verlorene Kind von einer glücklichen Familie, von schönen Reisen und der lang ersehnten Geburtstagsparty. Es verhält sich unauffällig, scheu und „pflegeleicht".
4. **Das Maskottchen** wird zum schutzbedürftigen Baby, gibt sich niedlich, süß und nett und versucht, Schwierigkeiten durch Komik zu überdecken. Gerade bei adoleszenten Eltern (mit bisweilen mangelnder persönlicher Reife) ist die Maskottchenrolle – mit der damit verbundenen Gefahr einer Vernachlässigung, die Bedürfnisse des „realen Kindes" wahrzunehmen und zu befriedigen sind – häufiger zu beobachten.

Tab. 5: Skala der Schwere der psychosozialen Belastungen bei Kindern und Erwachsenen (Wittchen et al. 1989, 31)

Kode	Begriff	akute Ereignisse	länger andauernde Lebensumstände
1	keine	keine akuten Ereignisse, die im Zusammenhang mit der Störung stehen	keine länger andauernden Lebensumstände, die im Zusammenhang mit der Störung stehen
2	leicht	Auseinanderbrechen der Freundschaft mit Freund oder Freundin, Schulwechsel	beengte Wohnsituation, Familienstreitigkeiten
3	mittel	Schulausschluss, Geburt eines Geschwisters	chronisch behindernde Krankheit eines Elternteils, ständiger Streit der Eltern
4	schwer	Scheidung der Eltern, unerwünschte Schwangerschaft, Gefängnisaufenthalt	strenge oder zurückweisende Eltern, chronische lebensbedrohliche Krankheit eines Elternteils, verschiedene Aufenthalte in Pflegeheimen
5	sehr schwer (extrem)	sexueller Missbrauch oder körperliche Misshandlung, Tod eines Elternteils	wiederholter sexueller Missbrauch oder körperliche Misshandlungen
6	katastrophal	Tod beider Eltern	chronische lebensbedrohende Krankheit
0	ungenügende Information oder keine Änderung der Bedingungen		

Trotz dieser multiplen Belastungen und Risiken entwickeln sich manche Kinder zu gesunden Erwachsenen. Wir können es ihnen leichter machen, wenn wir sie frühzeitig „stärken". Beeck (2005) verweist jedoch vor allem bezugnehmend auf die Rolle des „Helden" bzw. des „stillen Kindes" kritisch auf die Gefahr des Übersehens der Belastung oder einer voreiligen Interpretation des Verhaltens als Stärke:

> *„Sie entsprechen der Gruppe der Kinder, die in den Resilienz-Studien als „unverletzbar" oder „stressresistent" bezeichnet werden. Meines Erachtens ist diese Bezeichnung irreführend. Kein Kind mit diesen Belastungen übersteht eine solche Kindheit schadlos (…). Nach meinen Erfahrungen gibt es lediglich Kinder, die über gewisse persönliche Ressourcen wie Intelligenz und ein nach außen*

gekehrtes Temperament verfügen (...). Aus meiner Sicht gibt es daher weder „stressresistente" noch „unverletzliche" Menschen, sondern nur Menschen mit unterschiedlichen persönlichen Ressourcen, die dadurch zu unterschiedlichen Bewältigungsstrategien tendieren. Manche Bewältigungsstrategien wie „Leistungsverhalten" sind sozial anerkannter, so dass dadurch leicht der trügerische Eindruck entsteht, dass der Betroffene gesund ist. Dabei können der persönliche Leidensdruck und die gesundheitlichen Auswirkungen für den Betroffenen genauso dramatisch sein." (Beeck 2005, 12f)

Solantaus-Simula et al. (2002) konnte in ihren Studien zum Umgang von Kindern (n=990) mit elterlicher Niedergeschlagenheit vier verschiedene Gruppen differenzieren, und zwar

1 **„indifferente Kinder":** (17,97%) diese beschrieben, die Stimmungsschwankungen ihrer Eltern kaum wahrzunehmen und reagierten mit geringen Versuchen, ihre Eltern aufzuheitern bzw. mit geringerer Einfühlsamkeit;
2 **„aktiv-einfühlsame" Kinder:** (43,43%) diese versuchten, ihre Eltern aufzuheitern und schilderten größeres Einfühlungsvermögen in die Situation ihrer Mütter und Väter;
3 **„emotional überinvolvierte" Kinder:** (8,78%) diese berichteten – im Vergleich zu den anderen Gruppen – über mehr Ängste, Wut und Schuld bzw. fühlten sich selbst schlecht, wenn es ihren Eltern nicht gut ging;
4 **„vermeidende" Kinder:** (28,98%) diese berichteten – mehr als die anderen Gruppen –, dass es ihnen nicht gelang zu verbalisieren, was sie fühlten bzw. wie sie handelten (in Bezug auf Stimmungstiefs ihrer Eltern).

Laut Solantaus-Simula und Kollegen tragen die Ergebnisse auch zur Diskussion um Parentifizierung bei: Die Autoren mutmaßen, dass kindliche Einfühlsamkeit und der natürliche Wunsch zu helfen ein Teil einer gesunden Entwicklung darstellen und nicht vorschnell pathologisiert werden sollte. Die beiden Gruppen der „vermeidenden" und der „emotional-überinvolvierten" Kinder erschienen dabei als am verletzlichsten im Sinne selbstberichteter depressiver bzw. externalisierender Symptome. Diesen beiden Gruppen, d.h. jenen, die zu sehr in die psychische Situation ihrer Eltern involviert sind, und jenen, die die Auseinandersetzung vollständig vermeiden, sollte somit in Bezug auf möglichen Unterstützungsbedarf hohe Aufmerksamkeit geschenkt werden.

Ergänzt werden sollte, dass diese wichtige Unterscheidung zwischen (kultur- und altersabhängigen) Selbständigkeitsleistungen und dem Wunsch zu helfen einerseits und Parentifizierung (im Sinne der Übernahme nicht-adäquater Rollen bzw. Verantwortung) andererseits in der klinischen Arbeit häufig eine Gratwanderung darstellt. Wie Solantaus-Simula richtig schlussfolgert, sollte prosoziales Verhalten der Kinder nicht pathologisiert werden. Gleichzeitig sollten Fachkräfte sehr wachsam sein, welche (auch von den Kindern selbst initiierten) Selbständigkeitsleistungen noch vertretbar sind und welche zu einer Überforderungssituation der Kinder führen könnten.

Das Decken des Mittagstisches am Sonntag mag für ein Vorschulkind eine adäquate Selbständigkeits- oder Hilfeleistung sein. Das tägliche Vorbereiten des Frühstückes, weil Elternteile im Zusammenhang mit Depression z.B. zu wenig Energie dazu aufbringen können, erscheint wiederum mit hoher Wahrscheinlichkeit überfordernd. Die Durchführung von wiederholten, den Alltag stabilisierenden Aktivitäten (z.B. Einkaufen, Bringen und Abholen eines jüngeren Geschwisterkindes in/aus den/dem Kindergarten, Erinnern der Mutter, ihre Medikamente einzunehmen) verweist jedoch mit Sicherheit grenzender Wahrscheinlichkeit auf Parentifizierung. Diese (nicht-adäquate Übernahme von Erwachsenenrollen) mag in Bezug auf die Kinder den Eindruck erwecken, das diese sehr reif und erwachsenen wirken. Teilweise wird von vermeintlichen „Superkids“ gesprochen. Nicht zu vergessen ist jedoch auch, dass Kinder primär Kinder sind und ein Anrecht darauf haben, ihre Kindheit unbeschwert zu erleben. Dies spiegelt auch unsere klinische Arbeit wider, dass die Verfügbarkeit von kindlichen Lebensräumen (mit Spiel, Spaß, Kontakt zu Gleichaltrigen) häufig eine deutliche Entlastung der Gesamtsituation für Kinder mit sich bringt.

Fragen zur Selbstevaluation der Fachkräfte

- Über welche Strategien verfüge ich, mit Klein- und Vorschulkindern über belastende Ereignisse zu sprechen?
- Wie würde ich als Fachkraft einem Kleinkind die psychische Erkrankung eines Elternteiles erklären?
- Welcher Ebene (biologisch, psychologisch, sozial) habe ich bislang psychische Erkrankungen zugeschrieben?
- Welche „blinden“ Gesprächsteile, Tabus erlebe ich in meinem beruflichen Umfeld bzw. in meiner eigenen Herkunftsfamilie?
- Welche Rollen der Kinder erlebe ich sehr leicht als nicht angebracht, bei welchen fällt mir diese Zuschreibung schwer?

4 Was Kinder psychisch verletzlicher Eltern stärkt

Die psychische Widerstandskraft zu aktivieren (auch wenn die wissenschaftliche Diskussion darüber noch sehr offen ist) und Kindern Information und Verständnis für die Situation zu bieten sowie Resilienzprozesse als Bewältigungskapital verfügbar zu machen, stellen die beiden Faktoren dar, die aktives Management der Belastungssituationen erlauben (Abb. 7).

Die empirische Datenlage zur Effizienz der Resilienzförderung mag auch im Jahr 2024 zwar noch „mager" sein; gleichzeitig vermittelt dieses Konstrukt vor allem eine Perspektive in Bezug auf frühe Sensibilisierung, Prävention, familiärer und gesellschaftspolitischer Verantwortung. Oder wie es Ladinser (2009, 3) formuliert:

> *„Unsere Verantwortung als Angehörige ist es, besonderes Augenmerk auf die jüngsten Angehörigen zu legen, ihnen unbedingt Unterstützung zu geben und dafür vielleicht auch selbst Unterstützung in Anspruch zu nehmen."*

4.1 Klein- und Vorschulkinder über die Erkrankung ihrer Eltern informieren und Verständnis ermöglichen

Kindern Informationen und Verständnis über die psychische Verletzlichkeit zuteil werden zu lassen, löst im wissenschaftlichen Diskurs noch immer Kontroversen aus.

- Was lösen wir möglicherweise mit der Informationsvermittlung aus?
- Wie wirkt sich das Verständnis, was mit den Eltern los ist, auf die Interaktion aus?
- Ab wann können Kinder verstehen, dass manche Verhaltensweisen der Eltern krankheitswertige Symptome darstellen?
- Was passiert, wenn Kinder keine Information wünschen (wie dies z.B. in den Arbeiten von Solantaus-Simula (2002) bei den vermeidenden Kinder der Fall ist?

- Was bewirken Information und Verständnis, wenn sich Eltern z.B. nicht behandeln lassen (wie häufig bei Alkoholsucht beobachtbar)?

In unserem Service der Ressourcen/Belastungsanalyse werden wir manchmal sowohl von Eltern als auch von Jugendämtern (unter Zustimmung der Eltern) gebeten, gemeinsam mit den Kindern dieses gemeinsame Verständnis zu schaffen. Dies stellt meist einen herausfordernden Prozess dar, da gleichzeitig ein stabiles Bezugspersonensystem vorhanden sein sollte, das das Kind in der Auseinandersetzung mit dem Erlebten begleitet.

Häufig sind bei den Kindern (je nach Alter) erste Reaktionen von Trauer und Betroffenheit (meist nonverbal) zu beobachten. Dies wird im Regelfall auch verbalisiert. Grundsätzlich sollte kein Kind zu solch einer Auseinandersetzung gezwungen werden. Manche Kinder (im Vorschulalter bis zur Grenze zum Schuleintritt) äußern dies auch, dass sie nichts darüber erfahren wollen. Den Kindern fällt es leichter, mit diesen (meist als bedrohlich interpretierten) Informationen umzugehen, wenn die Eltern dies vermitteln. Gleichzeitig ist häufig zu bemerken, dass es Eltern sehr schwer fällt, ihre Verletzlichkeit zu verbalisieren.

Um mögliche Schuldzuschreibungen zu verringern, verwenden wir häufig biologisch-orientierte Erklärungsmodelle: Ab Vorschulalter ist es durchaus möglich, Kindern mit einfachen Modellen der Nervenleitung und Neurotransmittertätigkeit Ungleichgewichte im Neurotransmitterstoffwechsel und damit einhergehende Symptome zu erklären. Auch in diesem Kontext kommt häufig die Metapher des „Gleichgewichts", repräsentiert durch die „Waage", zum Einsatz.

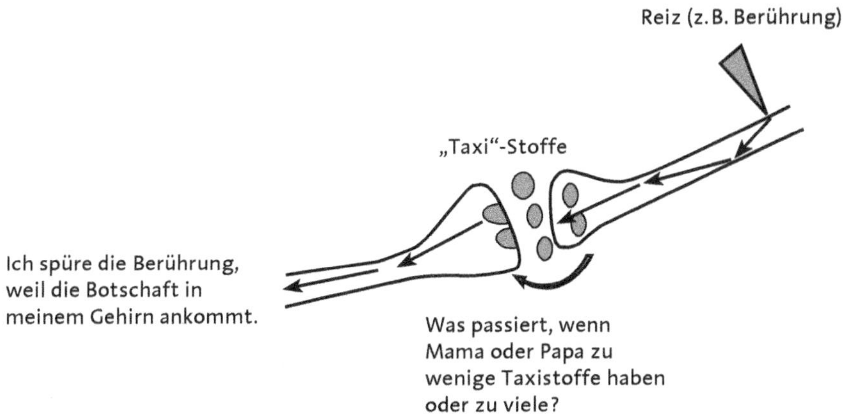

Abb. 8: Erklärung von Reizleitung und möglichen Neurotransmitterungleichgewichts für Vorschulkinder

Vorschulkinder sind durchaus in der Lage zu reflektieren, welche Art von Symptome Eltern zeigen können, wenn z. B. zu wenige „Taxistoffe" vorhanden sind: Kinder schildern dann, dass sich ihre Eltern müde fühlen, im Bett bleiben wollen, keine Lust zum Spielen haben. Analog können bereits Vorschulkinder durchaus die Auswirkungen von zu vielen „Taxistoffen" bedenken: Die Eltern werden dann als hektisch erlebt oder dass sie nicht beim Spiel bleiben können. Wichtig erscheint dabei, den Kindern eine Perspektive der Veränderbarkeit (z. B. im Sinne einer Behandlung) geben zu können.

Eine solche Informationsvermittlung darf von Seiten der Fachkräfte *nur unter Zustimmung* der Betroffenen oder der nächsten Angehörigen an ein Kind gegeben werden. Diese Einwilligung stellt bei freiwilligen Unterstützungsangeboten ein absolutes *Muss* dar und sollte von Seiten der Fachkraft wenigstens in ihren eigenen Aufzeichnungen vermerkt werden. Fehlende Zustimmung verstärkt bestehende Loyalitätskonflikte beim Kind und kann auch zivilrechtliche Folgen (Verleumdung, Rufschädigung) nach sich ziehen. Damit bedarf die professionelle Information durch eine pädagogische Fachkraft einer *minimalen Krankheitseinsicht* der Erkrankten. Wenn diese nicht gegeben ist, obliegt die Information der Kinder anderen Experten (Fachärzten für Psychiatrie, Sozialarbeitern, Sachwaltern/Verfahrenspflegern/Betreuern, Gericht). Die Alltagserfahrungen zeigen jedoch, dass Eltern ihre Kinder vermeintlich schützen und sie nicht mit Informationen über die Krankheit belasten wollen. Sie glauben oft, dass das Ganze bald vorüber ist oder dass die Information die Kinder noch mehr belasten kann.

Häufig ist gerade das Gegenteil der Fall. Unser Abschnitt über kindgerechte Informationsvermittlung soll auch dazu dienen, Angehörigen einen Leitfaden zu bieten, wie Kinder über die Erkrankung eines Elternteiles aufgeklärt werden können. Die Vorsicht der Eltern, vor ihren Kindern eine „heile Welt" aufrechtzuerhalten, muss respektiert werden und stellt meist den Ausgangspunkt der Auseinandersetzung dar. Der erste Schritt besteht meist darin, Eltern zu sensibilisieren, dass Kinder durchaus die Veränderungen wahrnehmen. Im Gespräch kann den Eltern z. B. eine mögliche Verhaltensänderung des Kindes beschrieben werden: „Seit meinem letzten Besuch beobachte ich, dass Kathrin jetzt nicht mehr das Zimmer verlässt, in dem Sie sich aufhalten. Sie erzählen mir, dass sie nicht mehr alleine schlafen gehen mag. Wie erklären Sie sich das? Für mich sind das Anzeichen, dass sich Kathrin Sorgen um Sie macht und Sie immer beobachten möchte, ob noch alles in Ordnung ist." Diese Beobachtungen sind für die Eltern meist überraschend. Eine Auseinandersetzung vor allem beider Eltern mit eigenen professionellen Beobachtungen führt meist dazu, dass ein Reflexionsprozess einsetzt – sofern Eltern dazu noch in der Lage sind.

Eine mögliche Aufklärung sollte:

Kindgerecht erfolgen, d.h. dem Entwicklungsalter des Kindes angemessen sein. Vor allem bei kleinen Kindern wird es notwendig sein, Hilfsmittel, wie z. B. Bilderbücher oder bekannte Geschichten bzw. Filme, heranzuziehen: Wie z. B. Mogli durch den Sumpf des Vergessens zieht, von Traurigkeit übermannt wird und aufzugeben droht (Dschungelbuch). Die Beschreibung muss an der kindlichen Vorstellungswelt „andocken": „Transmitter" können ruhig einmal durch den „Kopf" der Eltern „hüpfen" und Stimmen oder Bilder produzieren, wie z. B. im Traum. Die Traurigkeit kann so stark werden, dass man aufhört zu essen oder sich wünscht, nicht mehr hier zu sein. Es kann schon einmal passieren, dass nichts zu essen im Haus ist, weil die Mutter mit so vielen Sachen im Kopf beschäftigt ist, die alle gleichzeitig da sind, wie im Film, wenn ich zwischen den Programmen hin und herspringe.

Situationsadäquat sein, d.h., dass prinzipiell den Fragen des Kindes gefolgt werden sollte und genug Raum und Zeit vorhanden ist, ein solches Gespräch zu führen. Vor allem Kleinkinder sind in solchen Situationen kaum an langen Beschreibungen interessiert. Es ist besser, das Gespräch zu einem späteren Zeitpunkt fortzusetzen. Klein- und Vorschulkinder benötigen nicht nur Information, sie wollen auch über ihre eigenen Erfahrungen und Gefühle sprechen. Auch ein 5-jähriges Kind kann man befragen, was es von der Situation zu Hause hält.

Behutsam sein, insofern, dass vor allem mögliche internale Zuschreibungen („Ich bin schuld.") grundsätzlich vermieden werden sollten. Manche Kinder äußern explizit, dass sie nichts darüber erfahren wollen, woran die Mutter oder Vater leidet. Im Regelfall stellt dies eine Vermeidungsstrategie im Sinne eigenen Umganges mit Angst dar, und zwar im Sinne einer frühkindlichen Verleugnung (siehe „vermeidende Kinder", Solantaus-Simula). Dies sollte aus fachlicher Sicht unbedingt respektiert werden. Kein Kind sollte zu einer Aufklärung gezwungen werden. Wohl aber ist es gerade bei vermeidenden Kindern angebracht, genau zu beobachten, wie sie auf die Belastung reagieren. Vermeidung der Auseinandersetzung bindet „Energie". Dies vor dem Hintergrund, dass auch empirische Daten belegen, dass vermeidende Kinder im Übermaß gefährdet erscheinen, selbst psychische Symptome zu entwickeln. Der vermeidend-unterdrückende Umgang mit angstauslösenden Reizen (im Fachausdruck „Repression") erscheint zwar kurzfristig als erfolgreiche Copingstrategie, geht jedoch langfristig mit eigener erhöhter Verletzlichkeit einher. Aktive Vermeidung kostet Ressourcen und Energie und spiegelt sich z. B. auch auf der Ebene der Psychoneuroimmunologie (im Sinne erhöhter Stresslevel und reduzierter Abwehrkräfte) wider (Jamner et al. 1988).

Falls Kinder keine Information bzw. Verständnis darüber wünschen, wie es ihren Eltern geht, stellt es eine mögliche alternative Strategie dar, die Eltern zu sensibilisieren, mehr über sich und ihre Gefühle bzw. gegenwärtige Situation vor den Kindern zu sprechen („Heute fühle ich mich sehr müde, das hat aber nichts mit dir zu tun!"). Viele Eltern reagieren erstmals erstaunt, wenn sie hören, dass sie ihren Kindern ein wenig mehr erzählen sollen, wie es ihnen geht. Die häufigste Antwort darauf ist, dass die Kinder nichts merken würden.

Sobald Eltern verstehen, dass es für die Kinder auch eine Entlastung darstellen kann, versuchen sie dies auch umzusetzen: Den Kindern fällt es dann leichter, schwer verständliche oder ungewöhnliche Verhaltensweisen „extern" der „Weinkrankheit" etc. zuzuschreiben. Damit werden Schuldgefühle des Kindes oder die eigene (interpretierte) Verantwortung, „dass die Mama so traurig ist" reduziert.

Lösungsorientiert für das Kind sein, d.h., dass vor allem Handlungsstrategien für das Kind erarbeitet werden sollten. „Wenn dein Papa einmal vergisst, dich vom Kindergarten abzuholen, was kannst du dann tun, wen kannst du um Hilfe fragen usw."

Differenzierend sein zwischen gesunden und kranken Anteilen. Die Hauptbotschaft an das Kind bleibt, dass „Mama oder Papa mich lieb haben, dass sie jedoch manchmal Dinge sagen oder tun, die ich nicht verstehe oder die mir auch wehtun. Vor diesen kann ich mich jedoch schützen, indem ich als Kind z. B. Auswege zur Verfügung habe".

Meist sind Fantasien für die Kinder in viel höherem Maße belastend als eine kindgerechte Information darüber, was los ist. Dies erfordert Ehrlichkeit und die Fähigkeit, zuzuhören. Vor allem in „stürmischen Zeiten", wenn Kinder für sie mögliche beunruhigende Informationen (z. B. über die Erkrankung eines Elternteiles) erhalten, sollten sowohl andere Familienmitglieder als auch eingesetzte Fachkräfte an vertrauten Gewohnheiten des Kindes festhalten. Die Einbeziehung anderer Erwachsener (siehe Kap. 4.2) kann sinnvoll sein, aber auch die Akzeptanz, dass sich das Kind möglicherweise einer außen stehenden Person bereits „anvertraut" hat. Da bislang kaum spezifische Ratgeber zur Vermittlung als bedrohlich geltender Informationen für Klein- und Vorschulkinder vorliegen, werden einige Richtlinien aus dem Bereich älterer Kinder adaptiert (Sektion Psychiatrie o. J.); sie sind in Tab. 6 zusammengefasst.

Dass ein solches Gespräch nicht einfach ist und hohes eigenes Verantwortungsgefühl und Empathie erfordert, dürfte deutlich gemacht worden sein. Nicht zu unterschätzen ist jedoch die mögliche Unterstützung des transdisziplinären Teams, das vor einem solchen Gespräch als Vorbereitung oder danach als Reflexion konsultiert werden kann.

Tab. 6: Richtlinien der Information für Klein- und Vorschulkinder

Erlebnisaspekt	sprachliches Beispiel	Funktion
Eins ist sicher.	Es gibt verschiedene Krankheiten, für die meisten gibt es eine Medizin oder eine Behandlung. Manche sieht man nicht so gut, wie Fieber, aber man spürt sie. Manche Menschen sind plötzlich furchtbar traurig oder müde. Das sieht man auch nicht von außen, aber sie spüren das. Das kann auch eine Krankheit sein und dafür gibt es auch Medizin. Das wird dann wieder gut.	– Sicherheit vermitteln, dass psychische Erkrankungen wie alle anderen behandelbar sind – Symptome einführen, die normalerweise von einem Kleinkind nicht als „krankheitswertig“ angesehen werden – über Krankheiten informieren, die man auf den ersten Blick nicht „sehen“ kann, wohl aber „spüren“
Reden und spielen kann helfen.	Wenn man mit der Kindergärtnerin spricht oder z. B. „Krankenhaus“ spielt, kann das helfen, denn dann weiß man ganz genau, was man machen kann und was passiert: Der Papa kommt ins Krankenhaus, bekommt eine Spritze, kann dort schlafen, fernsehen und kommt dann gesund wieder nach Hause.	– die Erlaubnis geben, über Belastendes zu sprechen oder es mittels kindlicher Mittel darstellen zu dürfen – Prozesswissen vermitteln, was im Rahmen der Behandlung passiert, damit das Kind dies in seine Welt integrieren kann
Die Leitungen im Kopf spielen „verrückt“.	Irgendetwas ist mit den Leitungen im Kopf nicht in Ordnung. Das passiert manchmal. Da kann dein Papa nichts dafür und du auch nicht. Da sagt oder tut der Papa dann komische Sachen, das kommt jedoch von den Leitungen, die krank sind. Die kann man auch wieder gesund machen.	– kindadäquate Erklärungen bieten, die vor allem eine externe Ursachenzuschreibung erlauben und der kindlichen Vorstellungswelt entsprechen – mechanische Erklärungen bieten in höherem Maße externe Ursachenzuschreibung
Meine Eltern haben mich lieb.	Kannst Du dich auch an schöne Sachen erinnern? Wie es sehr lustig war? Die Krankheit ist nicht mit dem Liebhaben verbunden. Es ist eine Krankheit und kein Zeichen des Nicht-Liebhabens. Es kann auch wiederkommen.	– Fokussieren auf positive Aspekte, die für das Kind verständlich machen, dass es auch geliebt wird

Fortsetzung von Tabelle 6

Erlebnisaspekt	sprachliches Beispiel	Funktion
Wie heißt die Krankheit, was hat meine Mutter, mein Vater? (am Beispiel der Psychose bzw. Schizophrenie)	Dein Vater hört Stimmen im Kopf, wie im Traum. Manchmal verhält er sich auch komisch, das heißt dann „psychotisch". Das ist eine ganz normale Krankheit, wie das Ohrensausen vom Opa. Das kannst du auch den anderen sagen, wenn sie dich fragen.	– dem Kind einen Begriff geben, da schon sehr früh gelernt wird, dass Krankheiten „Namen" haben – je mehr um eine Erkrankung „herumgeredet" wird, desto bedrohlicher wird sie für das Kind
Bekomme ich das auch, ist das ansteckend?	Kleine Kinder, wenn sie viel spielen, Freunde haben, mit der Frühförderin spielen und viel fragen, bekommen diese Krankheit nicht.	– Phantasien des Kindes in Bezug auf eine mögliche eigene Erkrankung reduzieren und gleichzeitig gesundheitsförderliche Verhaltensweisen beschreiben

Das Angebot an hilfreicher Literatur (siehe Literaturempfehlungen am Ende des Kapitels 4.3.5) – auch für den Vorschulbereich – ist dabei seit 2010 sprunghaft angestiegen. Es ist jedoch noch immer ein Fokus auf Depression zu beobachten, sodass die Erklärung von Suchterkrankungen oder schizophrenen Psychosen noch immer eine Herausforderung darstellt. Es ist auch zu beobachten, dass manche Kinder zwar den Namen von Diagnosen kennen, damit jedoch wenig anfangen können. Die Vermittlung eines Diagnosenamens ist somit im Regelfall nicht ausreichend. Wichtig ist es (wenn möglich) mit Kindern zu erarbeiten, wie es zu symptomatischen Verhaltensweisen kommt (Abb. 8).

Dieses Neurotransmittermodell („Taxibotenstoffe") findet bei Suchterkrankungen eine gewisse Einschränkung: Stoffgebundenes Suchtverhalten kann zwar mittels „Taxistoffen" und dem Wunsch des Körpers/Gehirn nach einem Mehr an diesen Stoffen erklärt werden. Viele Vorschulkinder verstehen dies anhand von Beispielen eigenen Konsumverhaltens: Kinder verwenden hier meist den Vergleich mit Schokolade, von der sie immer mehr möchten oder dass sie – wenn es keine Schokolade zuhause gibt –, ganz intensiv an diese denken müssen. D.h., Suchtverhalten selbst ist erklärbar, schwierig erscheint es jedoch den Kindern zu vermitteln, dass die Eltern für die Behandlung, den Entzug oder die Entwöhnung selbst verantwortlich sind. Denn wenn Eltern dahingehend wenig Einsicht haben oder sich nicht zu einer Therapie motivieren lassen, bleibt für die Kinder ein Gefühl großer Hilflosigkeit und Wut, mit gleichzeitiger Loyalität zu den Eltern. In diesem Kontext ist eine psychotherapeutische Begleitung des Kindes dringend notwendig. Das „Eisenbahnmodell“ zur Suchtentstehung kann in diesem Zusammenhang das Verständnis für Kinder erleichtern: Suchtentwicklung wird erklärt durch die Möglichkeit des „Abbiegens“ bzw. Abkürzens durch einen Tunnel der Erleichterung (Lindenmeyer, 2005). Dies kann aus Neugier erfolgen oder aber auch aus Unsicherheit. Der Zug würde das erste Mal möglicherweise langsam über die Weiche in den neuen Weg abbiegen, ohne klare Vorstellung, wohin der Weg führt. Vielleicht würden auch Freunde zu diesem neuen Weg motivieren. Diese erste Fahrt führt meist zu einer Erleichterung. Wenn der Zug in weiterer Folge die gleiche Abkürzungsstrecke öfters fährt, kann es zur Gewöhnung kommen. Auf der somit selten befahrenen weiteren Strecke kann es zu Hindernissen kommen, der Zug muss möglicherweise langsamer fahren etc. In der Therapie müsse dieser „Sucht“-Tunnel wieder „zugemauert“ werden, was aber großer Anstrengungen (z.B. Zeit, Ressourcen, Durchhaltvermögen) bedarf (siehe auch www.bruecke-burghausen.de/wie_entsteht_sucht.htm, 30.11.2015).

4.2 Resilienzprozesse aktivieren

Die Begriffe Resilienz, Ressourcen, Stärken oder Schutzfaktoren verdeutlichen trotz ihrer Unschärfe und teilweise zurecht kritisch diskutierter Wissenschaftlichkeit dennoch eine gemeinsame Menge eines Pools an Prozessen, der damit im Zusammenhang steht, dass Menschen trotz widriger Umstände psychisch gesund bleiben.

Nach zwei Jahrzehnten des pädagogischen Förderrealismus (um nicht zu sagen „Förderpessimismus“ im Zusammenhang mit den Fortschritten der Genetik) vermittelt das – wenn auch unscharfe – Konstrukt der Resilienz eine Perspektive der Veränderbarkeit und des Präventionsgedankens.

Vorweg muss erklärt werden: Unter Resilienz verstehen wir nicht eine bestehende Persönlichkeitseigenschaft, über die Menschen verfügen oder nicht verfügen. Unsere Hypothese zielt darauf ab, dass Resilienzprozesse bei Menschen, vor allem bei Kleinkindern, gefördert und unterstützt werden können, sodass Kinder bei Vorliegen von Stressfaktoren besser mit diesen umgehen können.

Dabei gehen wir freilich nicht von einem naiven Förderverständnis aus, dass z.B. Selbstwirksamkeit, Selbstwert oder soziale Kompetenz eines Kindes direkt „von außen“ verändert werden können. Vielmehr können Entwicklungsumwelten durch Unterstützung so gestaltet werden, dass sich Kinder verstärkt selbstwirksam erleben und somit im Krisenfall auf diese (erlernte) Fähigkeit zurückgreifen können.

Dabei handelt es sich bei Resilienz nicht um ein „Summenkonstrukt“, d.h., dass Bewertungen abgegeben werden könnten, einige Menschen wären resi-

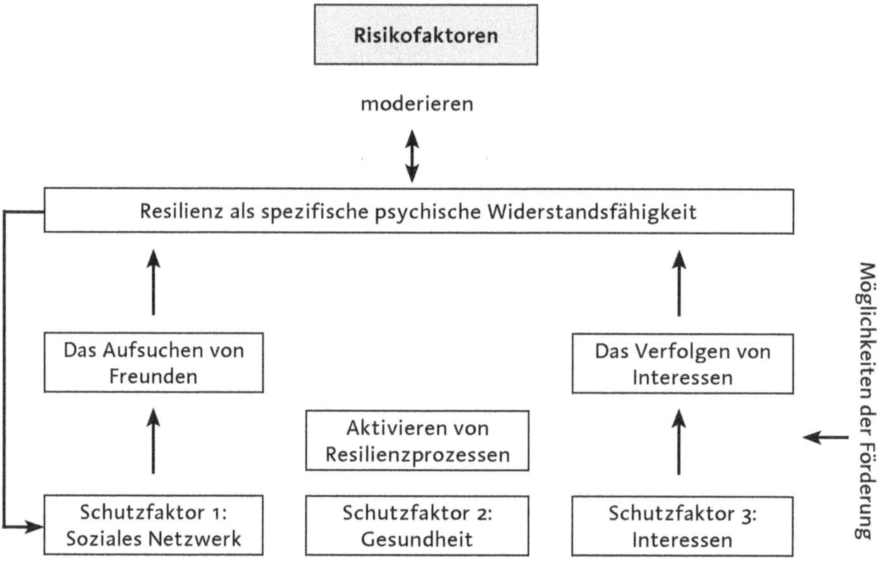

Abb. 9: Das Verhältnis zwischen Schutzfaktoren, Resilienzprozessen und Resilienz

lienter als andere. Resilienzprozesse verweisen auf unterschiedliche Konstrukte (im Falle der in unserem Service eingesetzten „Resilienzlandkarte" auf 23 evidenzbasierte Aspekte, die je nach Situation hilfreiche Copingmechanismen im Umgang mit Stressoren darstellen). Nur die Einschätzung des jeweiligen Zusammenspiels zwischen vorhandenen Ressourcen, Stärken oder dem, was „funktioniert" (Solantaus-Simula / Toikka 2006) erlaubt eine Bewertung, ob ausreichende Copingmechanismen für eine spezifische Herausforderung bei einem Kind oder in einer Familie vorhanden sind oder gefördert werden können.

Resilienz als Folge schützender Prozesse zeigte in verschiedenen Studien (Werner 1993, 1995, 1997) eine vermittelnde Wirkung beim Vorhandensein von Risikofaktoren. Das Streben nach Autonomie bei Jungen bzw. nach sozialer Unterstützung erwies sich z. B. als Hauptfaktor in der Kauai-Studie. Ob Resilienz nun einen puffernden Effekt, insofern die Wirkung von Risikofaktoren geschwächt wird, oder eine generell schützende Wirkung hat, indem das Auftreten von Belastungen bereits weniger Auswirkung zeigt (= Haupteffekt), mag der wissenschaftlichen Klärung überlassen bleiben. Auch auf die Unschärfe der Begriffe „Schutzfaktoren", „Resilienzprozesse" und Resilienz (z. B. als Metapersönlichkeitseigenschaft „adaptiver Flexibilität") sei hingewiesen. Dabei zeigen neuere Ansätze zur Resilienzforschung, dass es sich sowohl um ein dynamisches Konstrukt handelt, d.h. Resilienzprozesse sind lebensabschnitt- und si-

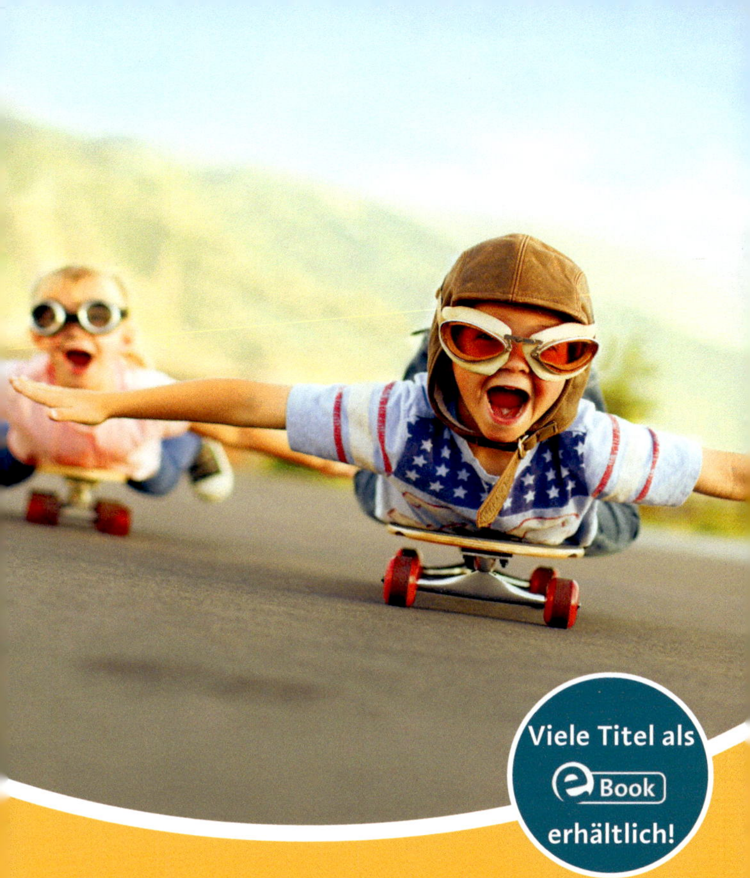
Viele Titel als
eBook
erhältlich!

tuationsabhängig bzw. konsequenterweise auch anforderungsabhängig in Bezug auf jeweilige Entwicklungsaufgaben. Resilienz wird dabei als Ergebnis des Erwerbs bereichsspezifischer Ressourcen verstanden, die durch die Interaktion mit der Umwelt erworben worden sind. Resilienz bezeichnet somit die Fähigkeit, erlernte Mechanismen trotz schwieriger Umstände zu aktivieren. Dies ermöglicht eine relativ gesunde Entwicklung auch unter belastenden und/oder risikoreichen Bedingungen (nach Petermann/Schmidt 2006).

> *„Unabhängig von methodischen Problemen und den Perspektiven für die weitere Forschung ist der praktische Wert des Konzepts der Schutzfaktoren oder der Schutzprozesse für die Pädagogik wohl darin zu sehen, dass es das Augenmerk der Praktiker auf den Aufbau und die Förderung von Bewältigungskapazitäten lenkt“ (Opp et al. 1999, 16).*

Generell verweisen vorliegende Studien auf zwei bis drei große miteinander verbundene Faktorengruppen (je nach Forschergruppe), die mit Resilienz in Verbindung gebracht werden: kind-, familien- und sozialraumorientierte Faktoren, wobei letztere bisweilen zu „Umgebungsfaktoren“ zusammengefasst werden.

Es wird angenommen, dass diese Faktoren, wenn auch jeweils unterschiedlich in Lebensphasen und auch das Geschlecht der Kinder betreffend), die Wirkung adversiver Bedingungen differenziert abschwächen. Es dürfen auch Zusammenhänge mit Immunparametern vermutet werden, als resiliente Menschen auch ein besseres Immunsystem besitzen und damit weniger krankheitsanfällig sind (Jamner et al. 1988).

4.3 Das Konzept der „Vulnerabilität“

Eng verbunden – vor allem im Bereich psychiatrischer Fragestellungen – ist das Modell der „Vulnerabilität“. Darunter wird die Hypothese verstanden, dass sich Menschen in ihrer „Verletzbarkeit“ in Bezug auf ein Erkrankungsrisiko unterscheiden. Medizinisch wird Vulnerabilität als „Erkrankungsbereitschaft“ definiert. Um an einer psychischen Störung zu erkranken, muss notwendigerweise eine biologische Tendenz für eine Erkrankung, im Sinne genetischer oder früher biologischer Faktoren, vorliegen. Durch aktuelle Belastungen – verstärkt durch Alkohol oder Substanzmissbrauch – kann es dann im Einzelfall zur Auslösung der Erkrankung kommen. Dies hängt jedoch auch davon ab, inwiefern ein System überhaupt *sensibel* ist, Veränderungen wahrzunehmen oder sich auf Veränderungen einzustellen. Ein sensibles Kind reagiert somit möglicherweise

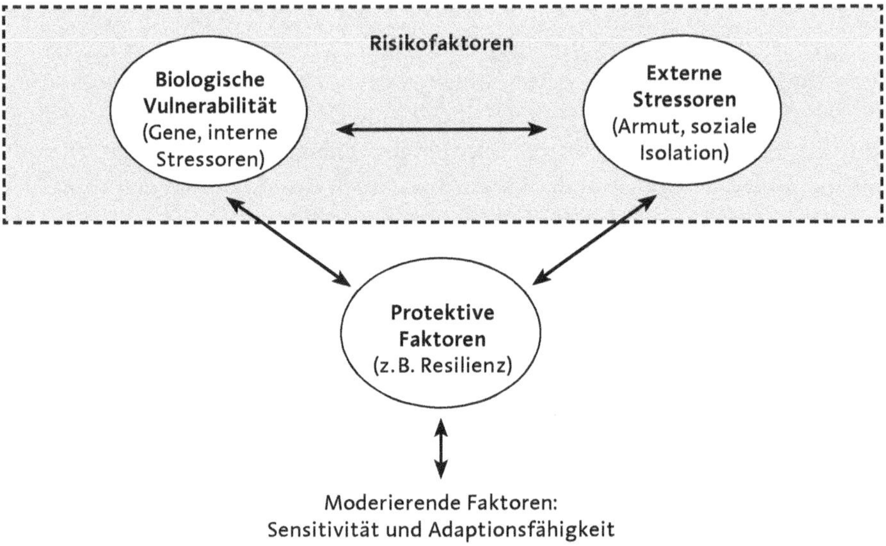

Abb. 10: Das Verhältnis zwischen biologischer Vulnerabilität, Risikofaktoren und protektiven Aspekten (nach Dimova / Pretis 2003)

stärker und früher auf externe Stressoren als ein Kind mit einem „robusten" Wahrnehmungssystem.

In der Heilpädagogik ist durchaus Vorsicht geboten: Vulnerabilität bei Kleinkindern psychisch verletzlicher Eltern ist keine defektologisch-medizinische Kategorie, die auf ein „Reparaturmodell" verweist. Vielmehr verstehen wir damit, dass sich mit hoher Wahrscheinlichkeit bei unserer Zielgruppe durch die Kumulation von Belastungsfaktoren vorhandene „Reserven" und Ressourcen" schneller erschöpfen und sie somit „anfälliger" auf Störungen des Erlebens oder Verhaltens ist. Durch die Förderung von Resilienzprozessen erwarten wir eine Stärkung der Autonomieprozesse der Kinder (und der Eltern) und eine Unterstützung der sozialen Eingebundenheit der Kinder.

Eine generelle Vulnerabilität kann dadurch kaum vermindert werden, wohl aber die „Auslöseschwelle" für Störungen, da Kinder auf schwierige Situationen besser zugehen können. Aufgrund der in Kapitel 3 beschriebenen Zusammenhänge zwischen der kindlichen Entwicklung und psychischer Verletzlichkeit gehen wir davon aus, dass die grundsätzliche Vulnerabilität von Kindern, die im Kontext psychisch verletzlicher Eltern aufwachsen, im Vergleich zur Allgemeinbevölkerung *erhöht* ist.

4.4 Was kennzeichnet „resiliente“ Kinder?

Resilienzförderung benötigt ein Ziel, in dessen Richtung wir uns mit unseren Fördermaßnahmen bewegen sollen. Es geht dabei auch um die Frage, was Kinder benötigen, um seelisch gesund zu sein oder zu bleiben. Dass vor allem im Zusammenhang mit dem zu beobachtenden sozialen Drift in psychisch verletzlichen Familien meist viel basalere Bedürfnisse bereits gefährdet sind, mag hier der Einfachheit halber vernachlässigt werden. Es sind nicht die frühen Fördermaßnahmen, die z. B. für die Deckung adäquater Lebens- oder Wohnverhältnisse sorgen können. Auch soll die teilweise populärwissenschaftliche Literatur in Richtung „Was Kinder glücklich macht“ hier außer Acht gelassen und vornehmlich auf evidenzbasierte Ergebnisse zurückgegriffen werden, auch wenn methodisch eingeschränkt werden muss, dass die empirische Datenlage in Bezug auf methodisch saubere Studienergebnisse eher „mager“ ist.

Resiliente Kinder zeichnen sich aus durch

- *unterstützende persönliche Beziehungen* auf der Basis sicherer Bindungen. Dies bedeutet Feinfühligkeit der Betreuungspersonen, emotionale Verfügbarkeit und kontingente Rückmeldungen auf das eigene Verhalten.
- *gute kognitive Fähigkeiten, Strategien der Problemlösung bzw. der Informationsgewinnung bzw. -verarbeitung.* Dies erfordert sowohl die Notwendigkeit der Führung von Seiten der Eltern als auch Möglichkeiten autonomen Lernens und Ausprobierens (Kühl 2005, Weiß 2000, Pretis 2005).
- *soziale Kompetenzen*, mit anderen in Kontakt zu treten, gemeinsame Wirklichkeiten im Spiel zu schaffen und Konflikte zu lösen (Guralnick 2003).
- *emotionale Fähigkeiten der Selbstregulation*, des Bedürfnisaufschubes und der Selbstmotivation (Goleman 2001).
- *eine positive Selbstwahrnehmung.*
- *eine positive Wahrnehmung der eigenen Zukunft.*
- *Kompetenzen* (d.h. eine generelle Leistungsfähigkeit) und deren Umsetzung in konkrete Leistung (Performanz). Dies erfordert auch das Vorhandensein einer entwicklungsadäquaten Umgebung z. B. durch Spielmaterialien.
- *positive Vorbilder* als Identifikationspotentiale, die nicht immer primär Familienmitglieder umfassen müssen.
- *das Gefühl der Zugehörigkeit* zu einer Familie, zu einer Gruppe oder Ethnie. Bei Menschen, deren Zugehörigkeitsgefühl z. B. durch Migration bedroht ist, lässt sich ein erhöhtes Risiko zu psychischer Erkrankung beobachten.
- *(Selbst-)Verantwortung* in entwicklungsadäquater Form. Sowohl ein Übermaß an Selbstverantwortung (Vernachlässigung) als auch ein Mangel an Mög-

lichkeiten (überprotektive Erziehung) bedrohen die gesunde Entwicklung eines Kindes.
- *Teilhabe (Partizipation)* an bedeutsamen Aspekten des Lebens in kindadäquater Weise, abhängig vom jeweiligen kulturellen Kontext.

4.5 Resilienzfaktoren

Wir gehen nicht davon aus, dass jedes Kleinkind psychisch verletzlicher Eltern frühe Fördermaßnahmen benötigt. Die jeweilige Unterstützungsnotwendigkeit hängt in hohem Maße vom *Gleichgewicht* zwischen Risikofaktoren und Resilienzprozessen ab. Auch in der Behindertenhilfe bleibt zu überlegen, ob nicht die Einschätzung dieser Balance dazu führen sollte, welche Art von Hilfe Eltern oder Kinder erhalten sollten, ganz im Sinne der Second Generation Research (Guralnick 1997).

Am Ende des Kapitels präsentieren wir eine Resilienzcheckliste, die als Screeninginstrument dienen soll, das Vorliegen oder die Verfügbarkeit von Schutzprozessen deutlicher zu machen. Da keine Normwerte vorliegen, soll dieses Instrument nur dazu dienen, eine Landkarte von Schutzfaktoren und -prozessen eines Kleinkindes und seiner Familie zu zeichnen und mögliche Unterstützungsleistungen zu planen. Die Darstellung relevanter Resilienzprozesse folgt dabei der Struktur unserer Resilienzlandkarte.

4.5.1 Kindzentrierte Resilienzfaktoren und -prozesse

Guter gesundheitlicher Status

Es erscheint selbst evident, dass gesunde Kinder in Bezug auf die Auseinandersetzung mit belastenden Situationen geschützter sind als kranke. Neben Faktoren der Ernährung und der Behandlung von Krankheiten wird von Seiten der WHO (Friedli, 2009) auch auf Zusammenhänge zwischen Gesundheit und sozialen Faktoren hingewiesen.

Gesunde Kleinkinder sind besser in der Lage, externe Anforderungen zu bewältigen. Die Förderung gesundheitsbezogenen Verhaltens der Eltern (Ernährung, Einhalten der empfohlenen kinderärztlichen Vorsorgeuntersuchungen, Impfungen, Vermeidung von Noxen u.a.) kann indirekt die Aufgabe der Fachkraft sein, wenn z.B. die nötigen Informationen bei den Eltern fehlen. Hauptverantwortlich sind der Hausarzt, behandelnde Kliniken oder Kinderfachärzte. Gerade bei Hausärzten wäre in diesem Zusammenhang eine höhere

Sensibilisierung für die Bedürfnisse der Kleinkinder zu wünschen, da sie meist in „Warteposition" sind: „Das wird sich schon auswachsen." In der präventiven Förderung ist somit die Vernetzung mit Hausärzten, Kinderärzten, Sozialpädiatrischen Zentren und die Einschätzung der körperlichen Gesundheit bzw. Belastung dringend notwendig. Gerade bei Eltern im Kontext von Angsterkrankungen oder eigener Lernbehinderung beobachten wir immer wieder, dass Kinder durch Somatisierung versuchen, alterstypischen Anforderungen zu entgehen oder sich um ihre Eltern Sorgen zu machen. Das Zuhause-Bleiben kann dann der Situationskontrolle dienen, die Eltern nicht alleine zu lassen: Berichtete Bauchschmerzen am Morgen mögen somit den Schulbesuch verhindern. Gerade bei ängstlichen bzw. unsicheren Eltern kann daraus ein übermäßiges „Doctor-Hopping" resultieren, wobei häufig zu beobachten ist, dass das medizinische System diese Tendenzen eher verstärkt. Da im Normalfall kaum schwerwiegende somatische Erkrankungen bei den Kindern zu finden sind, verweisen Allgemeinmediziner in weiterer Folge zu Fachärzten und Kliniken, was sowohl bei den Eltern die Sorge vor einer gravierenden Erkrankung als auch bei Kindern Effekte sekundären Krankheitsgewinns verstärkt. Dieser Kreislauf ist meist nur durch eine sehr aufwändige Vernetzung aller Beteiligten zu durchbrechen. Kindergärten oder Schulen sind meist machtlos, da das Fernbleiben durch „offizielle ärztliche Bestätigungen" entschuldigt wird. Auch eine Gefährdung des Kindeswohls durch Vermeidung liegt aufgrund des „offensichtlichen – wenn auch meist übertriebenen – Aufsuchens von Hilfe selten vor.

In unserer konkreten Arbeit ist z. B. die Durchführung der U-Untersuchungen bzw. des Mutter-Kind-Passes für Österreich ein wichtiger Ausgangspunkt des Gespräches mit Eltern. Da jedoch massive Verwahrlosung oder Pflegemängel im Regelfall meist akut ein Einschreiten der Jugendämter oder Kinderschutzinstitutionen erfordern, erscheint die Einleitung dringender gesundheitsfördernder Maßnahmen in der Kinder- und Jugendmedizin nicht prioritär. Das häufigste Problem für die Ärzte scheint die Zahngesundheit der Kinder zu sein.

Da vor allem die Sensibilität von Allgemeinmedizinern und Kinderfachärzten in Bezug auf Fragen der psychischen Gesundheit der Eltern noch immer als unzureichend angesehen werden darf, stellt somit vor allem die Zusammenarbeit mit diesen Fachkräften (mit Zustimmung der Eltern) einen wichtigen Aspekt dar. Allgemeinmediziner und Kinderfachärzte tendieren noch immer dazu, die erlebte Belastung von Kindern zu unterschätzen (Dimova / Pretis 2008).

Gute Entwicklung bzw. (intellektuelle) Leistungsfähigkeit

Intelligenz steht mit psychischer Widerstandsfähigkeit in einem positiven Zusammenhang (Masten / Coatsworth 1998). Dies umfasst nicht nur akademische Fähigkeiten, sondern auch praktische Fertigkeiten des Problemlösens und der Kommunikation. Frühe Fördermaßnahmen können hier durch kindadäquate Angebote und durch Üben von Problemlösestrategien (z. B. durch „lautes Denken" oder „Selbstinstruktion") die Basis für einen leichteren Start schaffen. Dazu kommt, dass bei den meisten betroffenen Kleinkindern im Hochrisikobereich (Kapitel 3) mit Entwicklungsverzögerungen zu rechnen ist. Gerade im Bereich hoher sozialer Risiken sind die höchsten kindzentrierten Präventionseffekte früher Förderprogramme zu beobachten (Dunst et al. 1989). In unserer eigenen Studie war die Gruppe der Kinder mit unspezifischen (kombinierten) Entwicklungsstörungen die am stärksten vertretene. Diese Entwicklungsauffälligkeiten (in unterschiedlichen Bereichen) waren jedoch nicht primär durch organische Ursachen bedingt (im Sinne einer Behinderung), sondern hingen meist mit Erfahrungs- und Übungsdefiziten bzw. belasteten Mutter-Kind-Interaktionen (vor allem bei Jungen) zusammen: Wenig einfühlsames und ineffizientes Erziehungsverhalten trägt dabei zu geringeren akademischen Leistungen des Kindes bei (Yates et al. 2010).

Durch die in der Regel verringerte Belastbarkeit psychisch verletzlicher Eltern ist häufig davon auszugehen, dass weniger Zeit und Energie für die einfühlsame Zuwendung sowohl durch den betroffenen Elternteil als auch „gesunde" Elternteile zur Verfügung steht. Oder wie es eine Mutter mit paranoider Schizophrenie schilderte: „Meine Kinder sind so anstrengend, sie wollen immer etwas von mir und oft ist mir dies zu viel."

Jede Entwicklungsförderung – sei es durch Einsatz weiterer Familienmitglieder, Kinderkrippe, Tagesmutter, Frühförderung oder Kita – ist im Regelfall für Kinder psychisch verletzlicher Eltern förderlich und sinnvoll (Hosman et al. 2009). Abzuschätzen bleibt dabei, inwieweit dies im familiär-sozialräumlichen Kontext informell möglich ist oder fachlicher Hilfe bedarf. Dies hängt in hohem Maße von der Einschätzung vorhandener (stabiler, kontinuierlicher) Ressourcen im sozialen Netzwerk ab. Häufig ist jedoch auch zu beobachten, dass im erweiterten Familiennetzwerk (aufgrund des transgenerationalen Aspektes psychischer Verletzlichkeit) diese Ressourcen fehlen, sodass auf professionelle Dienste zurückgegriffen werden muss. Wie bereits erwähnt, erscheint dabei eine langfristige zeitliche Stabilität dieser Angebote wichtig.

Selbstwert

Kinder mit gutem Selbstgefühl werden als resilienter eingeschätzt (Bürgin / Steck 2008). Selbstwert ist in der klinischen Arbeit meist nur indirekt über das Verhalten der Kinder erschließbar: wie aktiv sie an Herausforderungen herangehen, wie sie Kontakt zu ihrer Umwelt aufnehmen, welches Bild sie von sich selbst haben. Das Bilderbuch „Frag mich mal“ (Damm 2010) kann hier in der konkreten Arbeit als guter Türöffner in der Kommunikation mit Kleinkindern verwendet werden.

Das Konstrukt „Selbstwert“ verfügt jedoch bisweilen über ein „Doppelgesicht“.

Vor allem bei Kindern mit externalisierenden Störungen muss darauf hingewiesen werden, dass nicht jedes herausfordernde Verhalten das Konstrukt „hoher Selbstwert“ widerspiegelt. Nach Goodyear et al. (2009) zählt ein positives Selbstkonzept zu den Schutzfaktoren; ein guter Selbstwert geht z. B. mit einem besseren Gesundheitsstatus einher. Vor allem retrospektive Befragungen lassen häufig eine Bedrohung des Selbstwertes im Rahmen psychischer Erkrankung der Eltern erkennen.

Zur Vertiefung: Selbstwert bei Kleinkindern

Für Kleinkinder beruht „Selbstwert“ vor allem auf erlebten Reaktionen von Seiten der Umwelt. Selbstwert kann dann entstehen, wenn das Kleinkind von seiner primären Bezugsumwelt Feedback hinsichtlich seiner eigenen Handlungen erhält. Selbstwert schließt ein, dass sich ein Kind als handelnd erleben (= Selbstwirksamkeit) und interne Kontrollüberzeugungen entwickeln kann („Ich bin es, der diese oder jene Handlung plant, beginnt, durchführt und abschließt.“) Mit zunehmendem Alter kommen Rückmeldungen darüber sowohl aus der Umwelt als auch aus den Anforderungen selbst (z. B. Montessori-Spielzeug). Selbstwert kann nur dann entstehen, wenn diese Botschaften konsistent und differenziert gegeben werden. Beides ist z. B. in Familien mit depressiver Erkrankung in hohem Maße bedroht.

Selbstwertförderung in der Frühen Hilfe zielt somit vor allem darauf ab, dass sich Kleinkinder als „Handelnde“ erleben; dass sie Situationen aktiv auswählen, planen, durchführen, abschließen und letztendlich auch bewerten dürfen. Mit dem Selbstwert ist in hohem Maße Selbstwirksamkeit verbunden.

Ein „einfaches, ausgeglichenes" Temperament

Ruhige, aktive, gutmütige, liebevolle und ausgeglichene Kinder gehen mit Belastungen leichter um als Kinder mit „schwierigem" Temperament. Es muss jedoch auch betont werden, dass Interventionen auf der Ebene von Persönlichkeitseigenschaften (und dazu zählen so genannte Temperamentsfaktoren) kaum möglich sind und sich letztendlich auf die Reaktionen der Umwelt beschränken: „Wie kann ich als Frühförderin die Umwelt des Kindes gestalten, damit es nicht sofort mit einem Wutausbruch reagieren muss?" Dies betrifft auch in hohem Maße die gemeinsame Arbeit mit Eltern. Dabei zeigt sich, dass bei unserer eigenen Stichprobe (Pretis/Dimova 2011) ungefähr 6% aller Kinder „schwierige Temperamentsmerkmale" im Sinne oppositionellen Trotzverhaltens bzw. jedes zehnte Kind Symptome von hyperkinetischem Verhalten zeigte (mit Überhang bei Jungen). Der Aspekt des Temperamentes wird auch mit einer guten genetischen Basis in Zusammenhang gebracht (Rende et al. 1993). Für Masten (2004) geht es in diesem Zusammenhang vor allem um die Förderung von Selbstregulationsprozessen von Kindern.

Präventive Förderung in diesem Bereich bedeutet vorwiegend, für Kinder Umwelten zu gestalten, in denen sie alternative Strategien als ihre gelernten einsetzen können und ihre Impulse kontrollieren lernen. Oder wie es sich in einem Beratungsgespräch mit einer Lehrerin zeigte: An einzelnen Tagen war die Arbeit mit Felix kaum möglich, dann verweigerte er (im Kontext seines oppositionellen Trotzverhaltens) alles. An solchen Tages erwies es sich als sinnvoll, Felix „in Ruhe zu lassen", um ihn an jenen Tagen zu fördern, an denen es ihm gut ging (was freilich auch im Zusammenhang mit den Panikattacken seiner Mutter und erlebter Zwanghaftigkeit seines Vaters zu sehen war).

Beeck (2005) erachtet den Resilienzfaktor „einfaches Temperament" als durchaus ambivalent, da dies durch gute Anpassungsfähigkeit und auffällige Unauffälligkeit durchaus dazu führen kann, dass diese Kinder keine Unterstützung erhalten, obwohl die Belastungen sehr hoch sein können. D.h., Fachkräfte sollten auch behutsam beobachten, ob ein „einfaches Temperament" nicht auch eine Copingstrategie in Richtung Internalisierung von Belastung, Somatisierung, Parentifizierung, Traurigkeit und Schuld) darstellen kann.

Selbsthilfe/aktives Einfordern/Zugänglichmachen von Hilfe bzw. sozialer Unterstützung

Ahmann und Bond (1992) beschreiben die Wichtigkeit aktiven Einforderns und Organisierens von Hilfe bei chronisch kranken Kindern und im Zusammenhang von Katastrophen. Kinder, die wissen, wo und wie sie sich Hilfe organisieren können, erleben sich in geringerem Ausmaß als „Opfer" der Umstände.

Kerstin (acht Jahre) informierte telefonisch eigenständig ihre Sozialarbeiterin, um sich von zuhause abholen zu lassen: Ihr Vater hatte sich vor ihren eigenen Augen suizidiert, indem er sich auf einen Stuhl in der Garage stellte, seinen Kopf in eine Schlinge gesteckt und seine Tochter aufgefordert hatte, entweder ihm die Wahrheit (über eine Bagatellverfehlung) zu sagen oder den Stuhl umzukippen. Nachdem Kerstin in Panik zu ihrer Mutter gelaufen war, fanden sie den Vater tot in der Schlinge hängend. Die von Kerstin informierte Sozialarbeiterin brachte die Kleine noch am selben Abend zu einem Krisenpflegeplatz.

Gerade das von vielen betroffenen Erwachsenen beschriebene Gefühl, keine Hilfe gehabt zu haben, lässt die frühe Selbstorganisation für wichtig erscheinen, auch in der Frühförderung: „Zu wem kann ich gehen, wer kann mir helfen, wenn es meiner Mama nicht gut geht, wen kann ich anrufen?“

Kleinkinder, die soziale Austauschprozesse frühzeitig erfahren und für kindadäquate Bereiche Verantwortung übernehmen können, lernen zwei Dinge:

a Ich kann mir selbst helfen.
b Ich kann mich auf Hilfsprozesse anderer verlassen, da es sich dabei um soziale Austauschprozesse des „Gebens und Nehmens“ handelt.

Die Förderung von Selbsthilfestrategien (wie z. B. im Amerikanischen Resilienzprogramm „PENN-Resiliency Program“) kann dabei präventiv in Bezug auf die eigene psychische Verletzlichkeit, als Adoleszenter an einer Depression zu erkranken, angesehen werden (Brunwasser et al. 2009). In der frühen Förderung können somit Methoden angewandt werden, in denen es um das Miteinander oder Füreinander geht, aber auch um das Entwickeln eines Notfallplanes. Beeck (2011) verweist hier auf die Möglichkeit der Vorbereitung von „Notfallkoffern“ für Kinder, in denen sie Lieblingsgegenstände vorbereiten bzw. auch z. B. wissen, an wen sie sich wenden können, falls die Mutter oder der Vater (unvorhergesehen) stationär aufgenommen werden.

Hilfsbereitschaft und Selbsthilfe dürfen freilich nicht mit der Übernahme von Erwachsenenrollen (im Sinne der Parentifizierung) verwechselt werden.

Selbstwirksamkeit

Als soziales Lernkonzept beschreibt „Selbstwirksamkeit“ die Überzeugung, dass durch eigenes Handeln ein gewünschtes Ziel erreicht wird. Hohe Selbstwirksamkeit bedeutet, dass das Kind die Erwartung entwickeln kann, dass seine Handlungen zu gewünschten Effekten führen. Interne Kontrollüberzeugungen, dass eine Reihe von Situationen von mir abhängen und bewältigbar sind, stehen damit eng im Zusammenhang. Fehlende Überzeugung, gewisse Stressoren aktiv zu bewältigen (d.h. geringe wahrgenommene Selbstwirksamkeit), kann mit geringem Selbstwertgefühl und erhöhter Depressivität, Angst und Hilflosigkeit in Verbindung gebracht werden (Schwarzer 1993). Die Selbstwirksamkeit ist bei Kleinkindern psychisch verletzlicher Eltern aufgrund der schwierigen Vorhersagbarkeit von Reaktionen und Krankheitsverläufen generell vermindert.

Die Förderung beruht vor allem darauf, dass eine konsistente positive Rückmeldung – vor allem bei Babys – in Bezug auf ihre Aktivitäten erfolgt. Dies betrifft auch die Eltern, indem ihnen z.B. vor allem positives Verhalten rückgemeldet wird.

Sowohl Selbstwert als auch Selbstwirksamkeit stehen in engem Zusammenhang mit dem Konstrukt interner Kontrollüberzeugungen. Teilweise erscheinen Differenzierungen zwischen den Konstrukten schwierig: Wie beim Selbstwert und der Selbstwirksamkeit geht es darum, dass das Kleinkind im Sinne einer generalisierten Lernerfahrung lernt, dass Veränderungen der Umwelt mit *eigenem* Verhalten in Zusammenhang gebracht werden können und dass die Umweltantworten somit vorhersehbar und aus der Sicht des Kindes „kontrollierbar“ werden. Dabei muss jedoch differenziert werden, dass diese Kontrollüberzeugung bei krankheitsrelevanten Aspekten (Schuld, Verantwortung) extern zugeschrieben werden soll (siehe Information). Eine interne Kontrollüberzeugung ist nur für de facto veränderbare Situationen förderlich. In der frühen Förderung gilt es mittels geeigneter Förderspiele zu differenzieren, in welchen Situationen

a es sich lohnt, sich anzustrengen, da das Ergebnis vom persönlichen Verhalten abhängig ist (z.B. Konstruktionsspiele)
b es sich nicht lohnt, da Ergebnisse vom Zufall abhängen (z.B. Würfelspiele)

Psychische Erkrankungen, vor allem die Depression, sind durch eine laufende Einengung (z.B. der eigenen Möglichkeiten) gekennzeichnet. Sozialer Rückzug und Scham bzw. Scheu, an die Öffentlichkeit zu treten, kommen dazu. Für Klein- und Vorschulkinder müssen Möglichkeiten erleichtert oder Bedingungen geschaffen werden, in denen sie selbst Alternativen und außerfamiliäre Auswege sehen: Das bedeutet, sie auch mitentscheiden zu lassen, z.B. bei der Auswahl von Fördermaterialien oder Aktivitäten. Allein die Perspektive zu haben, selbstbestimmt zwischen Alternativen auswählen zu können, verringert das Gefühl des „Ausgeliefertseins“ und der Fremdbestimmung durch die elterliche Krankheit.

Optimismus/Freude

Retrospektiv schildern Kinder psychisch verletzlicher Eltern Schutzräume wie die Schule als Orte, wo sie sich relativ unbeschwert fühlen können. Dies umfasst auch positive Erwartungen in Bezug auf die eigene Zukunft (Parrot et al. 2008). In einem Gespräch mit der zehnjährigen Lisa, die sich kurzfristig bei ihrer Tante in Fremdpflege befand, zeigte das Mädchen deutliche Zeichen von Entspannung und Entlastung, da sie nun Kind sein durfte. Bei Lisa waren im Zusammenhang mit einer schizophrenen Psychose der Mutter deutliche Anzeichen von Parentifizierung zu sehen: Lisa schilderte, dass sie beim Einkaufen aufpassen musste, dass ihre Mutter nicht zu viel Geld ausgab (da letztere durch unkontrolliertes Konsumieren und Einkaufen einen hohen Schuldenberg angehäuft hatte). Lisa selbst schilderte dies authentisch gegenüber ihrer Lehrerin, dass „eigentlich sie sich als Mutter" (für ihre Mutter) fühle. Lisa erschien in ihrer Grundstimmung als generell fröhliches, aufgewecktes Kind. Während der Einheiten lachte sie viel, war in der Kommunikation sehr aktiv und erschien hin und hergerissen, zwischen dem Wunsch, wieder zu ihrer Mama zurückzukehren und der gleichzeitigen Entlastung, bei der Pflegetante Kind sein zu dürfen. Lisa konnte die Symptome ihrer Mutter klar beschreiben:

- **Ihre Mutter fühlte sich verfolgt.**
- **Ihre Mutter sorgte sich sehr und machte Dinge, die Lisa wenig Freude bereiteten (wie z.B. verwirrt in die Schule zu kommen, um zu sehen, ob alles in Ordnung sei, wobei alle anderen Kinder den Zustand der Mutter erlebten).**
- **Ihre Mutter kaufte zu viel ein.**
- **Ihre Mutter hatte das Gefühl, „die Männer" würden ihr etwas antun wollen.**

Dabei konnte Lisa sehr deutlich unterscheiden, dass diese Phänomene Symptome einer Krankheit der Mutter waren. Als große Ressource muss weiter gesehen werden, dass Lisa über hervorragende kognitive und sprachlich-soziale Kompetenzen verfügte, sodass sie ihre Wahrnehmungen gut verbalisieren konnte. Lisa wusste auch, dass Tabletten ihrer Mutter helfen würden. Sie schilderte jedoch auch, dass sie beobachtete, dass ihre Mutter diese nicht immer einnahm. Lisa hatte bereits als Kleinkind Frühförderung erhalten, besuchte in weiterer Folge einen Ganztagskindergarten und war gut in ein Netzwerk von Bindungspersonen (die Großmutter) eingebunden. Ihre positive Grundstimmung, ihre guten kognitiven sozialen Kompetenzen, ihr ausgeglichenes Temperament stellten dabei gute kindzentrierte Ressourcen dar.

Die frühen Fördermaßnahmen bei Lisa ermöglichten zwar ein Zusammenleben mit ihrer Mutter bis zu ihrem elften Lebensjahr, jedoch schienen trotz ihrer

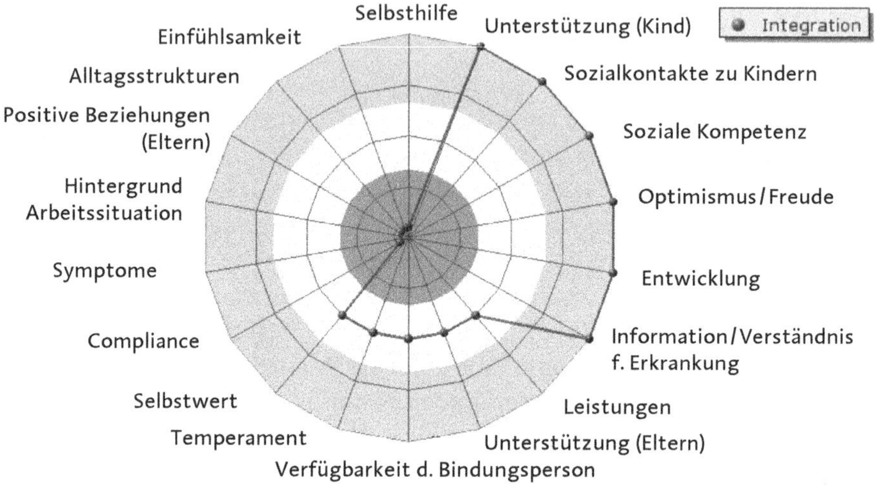

Abb. 11: Resilienzlandkarte Lisas im Lebenszusammenhang mit ihrer an Schizophrenie erkrankten Mutter

guten Ressourcen (siehe äußerer Bereich der Einschätzung) die Belastungen mit der Zeit zuzunehmen: Häufig auftretende psychotische Schübe der Mutter, das Zusammenbrechen von Alltagsstrukturen, exzessives Geldausgeben, belastende Partnerschaften etc. und vor allem die Übernahme der „Mutterrolle" selbst durch Lisa repräsentierten eine latente Gefahr für die Verarbeitungsmechanismen des Kindes, sodass eine Fremdpflege (bei einer Tante) mit Besuchskontakten zur Mutter empfohlen wurde.

Frühe Fördermaßnahmen können in diesem Zusammenhang „Inseln des Kind-Seins" darstellen, auch wenn die nur einige Stunden in der Woche betreffen. „Positive Events", Freude erleben können und dürfen (auch im Sinne einer aktiven Erlaubnis durch die Eltern, wie dies z. B. Beeck (2011) in ihren „Notfallbriefen" hervorhebt, können und sollen somit auch explizite Förderziele darstellen.

Soziale Kompetenz

Soziale Kompetenz ist in engem Zusammenhang mit dem zuvor Erwähnten zu sehen und beruht darauf,

a mit anderen Kindern in Kontakt zu treten,
b Gefühle und soziale Signale anderer wahrzunehmen,
c eigene Gefühle zu verbalisieren,

d eigene Gefühlszustände zu modulieren (im Sinne erhöhter Frustrationstoleranz),
e soziale Regeln wahrzunehmen, zu verstehen und danach zu handeln,
f mit Konflikten umzugehen und
g die Wirklichkeit mit anderen zu teilen.

Soziale Kompetenz ist förderbar durch Verbalisierung eigener Gefühle, Austauschprozesse des Gebens und Nehmens, erhöhte Selbstwahrnehmung („Sei dein eigener Verhaltensdetektiv") bzw. Konfliktlösungs- und Rollenspiele.

Im Kontext einer Mutter mit kombinierter Persönlichkeitsstörung und immer wieder auftretenden Phasen der Depression zeigten sich – trotz des Wunsches ihres fünfjährigen Sohnes nach Kontakt – immer wieder Tendenzen sozialen Rückzuges oder Vermeidung. Diese Mutter versuchte ihren Sohn zwar zu sozial-kompetentem Verhalten zu motivieren, indem sie ihn aufforderte, sich in der Kita zu wehren, konnte ihm jedoch keine konkreten Handlungsstrategien vermitteln. Auch vermittelte sie ihrem Jungen, dass er vor allem das Opfer der anderen sei. Dies vor allem auf der Basis ihrer eigenen Lebenserfahrung. Es zeigten sich – ähnlich wie bei seiner Schwester (die z. B. monatelang nicht die Schule besuchte) – auch Ansätze, dass der Junge seine Mutter zu schützen versuchte, und deshalb nicht mehr den Kindergarten besuchen wollte. In unseren Einheiten erarbeiteten wir verhaltensnah mit dem Jungen, dass er – sobald ein anderer Junge ihn „attackierte" – diesen symbolisch mit beiden Armen wegstoßen und laut artikulieren sollte, dass er in Ruhe gelassen werden wolle.

Das einfache Beispiel soll nicht darüber hinwegtäuschen, dass die Förderung von sozialer Kompetenz bei Kleinkindern ein schwieriges Unterfangen ist. Der wissenschaftliche Diskurs als auch die praktische Umsetzung werden heiß diskutiert: Amerikanische Trainingsprogramme fokussieren eher auf von Erwachsenen orchestrierte Interventionen (etwas gemeinsam in Kleingruppen tun), wohingegen europäische eher in Richtung teilnehmender Beobachtung und verbaler Reflexion (beobachtende Reverbalisierung des Interaktionsgeschehens zwischen Kindern gehen (Kreuzer 2012). Eine endgültige Entscheidung über den wirksameren Weg konnte noch nicht getroffen werden.

Durchhaltevermögen (Hardiness), Frustrationstoleranz

Durchhaltevermögen, interne Kontrollüberzeugungen bzw. Frustrationstoleranz werden als wichtige kindzentrierte Resilienzfaktoren angesehen (Mrazek/Haggerty 1994, Stuart/Stuart 2000).

Das Aufschieben von Belohnung und das Durchhalten von Spannungsbögen oder offenen Gestalten werden, da mit Planungsaktivitäten und Selbstwirksamkeit in engem Kontakt, als weitere Resilienzfaktoren angesehen. Aufgrund der schwierigen Vorhersehbarkeit von Situationen (mit Ausnahme bei Zwangserkrankungen) sind diese Fähigkeiten bei Kindern psychisch verletzlicher Eltern meist beeinträchtigt: Belohnungen werden meist sofort eingefordert, da keineswegs sicher ist, dass sie auch später noch verfügbar sind. Meist erleben die Kinder auch bei ihren Eltern verringertes Durchhaltevermögen mit der Tendenz, schnell aufzugeben. Die Förderung des Durchhaltens betrifft dabei alle geplanten Frühförderprozesse. Wichtig erscheint, diese so zu gestalten, dass das Kleinkind in der Lage ist, erfolgreich zu sein. Pretis und Dimova (2016) konnten zeigen, dass Frustrationstoleranz bzw. Durchhaltevermögen ein äußerst bedeutsamer Resilienzfaktor in Richtung Aufrechterhaltung eigener psychischer Gesundheit eines Kindes bzw. Jugendlichen ist.

Für die frühe Förderung bedeutet dies, dass ein Hauptaugenmerk auf die Struktur von jeweiligen Handlungsbögen oder Fördereinheiten gelegt werden sollte:

a Zuerst planen wir, was wir heute tun und wie wir das machen.
b Dann schauen wir, ob wir alle Sachen haben, um unseren Plan durchführen zu können.
c Dann beginnen wir das Förderspiel und überlegen nach einer Weile, ob wir auch noch nach unserem Plan spielen.
d Danach schließen wir das Spiel ab.
e Zum Schluss bewerten wir, ob es nach Plan gelaufen ist und ob es uns gefallen hat.

Eine solche Struktur bedeutet freilich nicht, dass keine kreativen Abweichungen möglich sind. Gerade bei Kleinkindern mit Aufmerksamkeitsproblemen ist es wichtig, kleine erreichbare Planungseinheiten durchzuführen, um dem Kind – und auch sich selbst als Fachkraft – das Gefühl des Erfolges (= Selbstwirksamkeit) zu ermöglichen.

In der konkreten Arbeit mit Eltern empfehlen wir immer wieder – vor allem wenn für Kleinkinder Betreuungspersonen stark wechselnd sind – dass die Bezugspersonen eine Form der Visualisierung finden, durch die für das Kind verständlich wird, wann es wo in Betreuung ist. Gerade im Bereich von Eltern mit emotional-instabiler Persönlichkeit erscheint diese Form der Vorhersehbarkeit extrem wichtig, da zwar kurzfristige Bindungspersonen für die Kinder vorhanden sind, diese jedoch im Zusammenhang mit der Bindungsdynamik für das Kind kaum vorhersehbar erscheinen.

Eine einfache Visualisierung durch einen Wandkalender mit jeweiligen Fotos der Betreuungspersonen in Bezug auf die Tage kann hier einem Vorschulkind eine gewisse Planbarkeit (und somit Situationskontrolle) bieten.

Die Förderung von Durchhaltevermögen oder Frustrationstoleranz bezieht sich in der konkreten Arbeit darauf, das Kind dazu zu motivieren, seinen „delay of reward" (das Aufschieben von Belohnungen) zu vergrößern. Dazu sind einige Voraussetzungen notwendig:

a Die Verstärkung ist für das Kind verständlich und vom Kind gewünscht.
b Der Verstärker steht in ursächlichem Zusammenhang mit einem erwünschten Verhalten.
c Der Zeitraum des Aufschiebens ist für das Kind verständlich.
d Die Verstärkung erfolgt in weiterer Folge.

Gerade in der Arbeit mit Eltern mit emotional-instabiler Persönlichkeit als auch mit suchterkrankten Eltern lässt sich häufig beobachten, dass das Einhalten dieser Prinzipien eine Herausforderung sein kann:

- wenn z. B. Kindern große (unrealistische) Belohnungen versprochen werden,
- wenn Zeiträume unklar sind (z. B. „Sobald wir fertig sind.") oder
- wenn die versprochene Verstärkung – z. B. aus Geldmangel – nicht erfolgt.

Damit wird das Zusammenspiel zwischen elterlichem Verhalten und kindlichen Reaktionsmustern deutlich. Bei Kindern im Kontext psychisch verletzlicher Eltern sind somit häufig nicht nur eine genetische Vulnerabilität, sondern meist auch wenig ausreichende Erziehungsstrategien beobachtbar. Aus der Sicht des Kindes wird damit die Befriedigung seiner Bedürfnisse im Hier und Jetzt überlebenswichtig, sodass Ausdauer, Frustrationstoleranz oder Durchhaltevermögen häufig eingeschränkt erscheinen.

Information und Verständnis

Scham, Angst vor Stigmatisierung, Verlust von Liebe oder Respekt der eigenen Kinder und das generelle Tabu einer psychischen Erkrankung können als Hauptgründe dafür ausgemacht werden, warum Eltern ihre Kinder nicht über bestimmte Abläufe in der Familie informieren. Eltern von Kleinkindern berichten häufig, dass sie der Meinung sind, dass ihre Kinder die bedeutsamen Veränderungen ihrer psychischen Gesundheit nicht bemerken würden (Küchenhoff 2001) oder – dies gilt vor allem für ältere Kinder – dass sie sie mit der Bürde einer psychischen Erkrankung nicht belasten wollen.

Dies sind ausgewiesenermaßen die beiden Hauptgründe dafür, dass Eltern nicht über ihre psychischen Erkrankungen sprechen. In der Praxis wurde jedoch nachgewiesen, dass – auch wenn Kinder nicht fähig sind, die Veränderungen im Verhalten ihrer Eltern verbal auszuformulieren – sie diese sehr wohl beobachten und bemerken können.

Dabei ist die Hälfte der Eltern, die mit ihren Kindern zusammenlebt, generell für Hilfe diesbezüglich zugänglich (Sommer 2001).

Der erste Schritt: Wie kann die Sensibilität von Eltern gesteigert werden, dass Kinder Veränderungen bemerken und beobachten?
Kinder können häufig zwar die Krankheit ihrer Eltern nicht definieren oder verorten, aber bemerken und beobachten sehr wohl deren Stimmungen und Verhaltensänderungen, was, wie bereits erwähnt, manche Eltern nicht glauben. Der erste Schritt beinhaltet das verständnisvolle Bereitstellen der Information, dass Kinder, auch wenn sie noch nicht sprechen können, Verhaltensänderungen durchaus bemerken können. Für die Kinder stellt die Aufgabe, sich einem geänderten Familiensystem anzupassen, eine schwierige Herausforderung dar. Dies kann auch Verhaltensänderungen von Seiten des Kindes beinhalten, um Kontroll- und Sicherheitsgefühl zu schaffen, z.B. mittels Zwängen. Manchmal ist es in diesem Kontext von Vorteil, konkrete Beispiele anzuführen, wie die Kinder die Verhaltensänderungen der Eltern bemerken können. In jedem Fall führt eine mangelnde Aufklärungsbereitschaft von Eltern oft zu Loyalitätskonflikten bei den Kindern.

Der zweite Schritt: Wie viel wissen die Kinder über die psychische Erkrankung und wie kann das Verständnis dafür bei Kindern gesteigert werden?
Wie bereits erwähnt, wissen die meisten Kinder nichts über eine mögliche psychische Erkrankung ihrer Eltern.

- Nur 25% der sechs- bis zehnjährigen Kinder sind über die Erkrankung ihrer Eltern und die Auswirkungen auf ihr eigenes und deren Leben informiert.
- Schuldgefühle aufgrund von Verhaltensänderungen der Eltern können entstehen.
- Daraus kann ein Gefühl der Unsicherheit resultieren, wie sie mit ihren eigenen Eltern umgehen sollten.

Diese Punkte stellen die Hauptauswirkungen von Verständnis- und Informationsmangel dar. Generell erscheinen die meisten Eltern dazu fähig, ihre Kinder über ihre Erkrankung zu informieren, speziell wenn eine Aufnahme in ein Krankenhaus bevorsteht (z.B. „Papa ist krank und muss ins Krankenhaus.“).

Für die Eltern ist es jedoch in jedem Fall sehr schwierig, ihren Kindern zu erklären, welche Art von Erkrankung Mama oder Papa hat. Manchmal benutzen Eltern medizinische Termini wie Depression oder Schizophrenie. Diese

Begriffe, mit Ausnahme des eher bekannten Terminus Depression, sind meist nicht sehr hilfreich in der Erklärung, da die Kinder zum Beispiel mit dem Begriff Schizophrenie nichts anfangen können. Auch die Eltern selbst haben häufig Schwierigkeiten, ihre Symptome ausreichend zu beschreiben. Andererseits ist es in jedem Fall sehr wichtig, der Situation nach außen hin einen Namen zu geben.

Der dritte Schritt: Wer soll Kinder wie auf eine altersgerechte Art und Weise informieren?

Im besten Fall übernehmen die Eltern selbst die Aufklärung, manchmal ziehen sie dabei Fachkräfte zur Unterstützung hinzu. Eltern sollten, außer wenn dadurch eine Gefahr für das Kind entsteht, ihre Zustimmung dazu geben, dass das Kind Informationen darüber erhält, wie Experten die Situation der Eltern einschätzen. Dieser Punkt ist für Fachkräfte oft sehr schwierig, wenn Eltern geringe Kooperationsbereitschaft zeigen, da dadurch die Kinder häufig in einen Loyalitätskonflikt geraten können (wem sie denn glauben können oder dürfen).

Folgende Prinzipien, die sich am Finnischen Programm „Let's talk about Children" orientieren, sollten bei einem Gespräch mit einem Kind beachtet werden:

- Ein Gefühl von Sicherheit schaffen: Bei jedem Gespräch, das mit einem Kind oder einer Familie im Kontext psychischer Verletzlichkeit geführt wird, ist es das wichtigste Prinzip, einen Rahmen zu schaffen, in dem sich sowohl Kind als auch Eltern wohl und sicher fühlen. Dies verweist neben der Schaffung einer positiven und freundlichen Atmosphäre auch darauf, dass die Eltern ohne Risiko völlig offen über ihre Situation sprechen können, und z.B. nicht fürchten müssen, das Sorgerecht für ihr Kind zu verlieren.
- Verständliche Sprache: Die Informationen, die an Kinder weitergegeben werden, sollen in einer kindgerechten, auf das Alter und die Entwicklung des einzelnen Kindes abgestimmten Sprache vermittelt werden. Kindern unter vier Jahren vermittelt man solche Informationen am besten mit Metaphern und Analogien, zum Beispiel:

BEISPIEL

„Papa hat eine Schlafkrankheit. Er muss viel schlafen, und es ist schwierig für ihn, aufzuwachen; Mama hat eine Weinkrankheit (beides Depression). Papa hat eine Trink/Rauch-Krankheit (Substanzabhängigkeit). Mama hat eine Krankheit, bei der sie daran denkt, aus Fenstern zu springen (Schizophrenie bzw. Depression). Papa hat eine Krankheit, bei der er viele Dinge tun „will" (Bipolare Störung). Mama hat eine Wutkrankheit (Persönlichkeitsstörung)".

In Kombination mit solchen Informationen ist es im Gespräch wichtig, dem Kind zu erklären, wie es selbst Symptome erkennen kann.

Heilung bzw. eine Besserung ist möglich: Es ist sehr wichtig, dem Kind, nachdem es die Information über eine mögliche psychische Erkrankung eines Elternteils erhalten hat, gleichzeitig zu vermitteln, dass eine Heilung (sofern dies realistisch und wahr ist) der Krankheit möglich ist (z. B. „Es gibt Ärzte, die Mama oder Papa helfen können, oder Medikamente, um ihre/seine Symptome zu verringern."). Hier kann das Kind durch Fragen „geführt" werden (z. B. „Was machst du selbst, wenn du krank bist?" – „Ich bleibe im Bett, ich nehme Medikamente, ich gehe zum Arzt."). Wenn Eltern nicht kooperationsbereit sind, kann auch erklärt werden, dass die Krankheit dazu führt, dass Mama oder Papa glauben, nicht krank zu sein.

Externe Zuschreibung: Dieser Schritt beinhaltet die Information an das Kind, dass die Erkrankung der Mutter oder des Vaters nichts mit ihm oder ihr persönlich zu tun hat. Hierbei wird vor allem die grundlegende Liebe und Bindung herausgestrichen, auch wenn dieser Zugang so noch für Kontroversen sorgt: Manche Kinder können so falsche Definitionen von Liebe entwickeln (z. B. wenn persönliche Grenzen überschritten/gefährdet oder Grundbedürfnisse des Kindes nicht abgedeckt werden). Diese Kinder haben Zuwendung noch nicht erfahren und könnten dann von außen Informationen bekommen, dass dies Liebe sei. Wenn Eltern keine Kooperationsbereitschaft zeigen oder keine Hilfe akzeptieren wollen, kann das nicht als Zeichen von Liebe gedeutet werden. Mit dieser Thematik muss also sehr vorsichtig umgegangen werden, denn ein von Eltern geschaffener Mythos von Liebe kann wiederum Loyalitätskonflikte im Kind auslösen (z. B. „Meine Mama liebt mich, aber warum will sie sich dann umbringen?"). Es ist hilfreich, wenn das Kind fähig ist, auch positive Eigenschaften der Eltern – neben den Aspekten der Erkrankung – zu bemerken. Hierbei ist es wichtig, das Kind nicht in die Behandlung der Eltern miteinzubeziehen, zum Beispiel durch Verantwortungsübernahme bei der Einnahme von Medikamenten oder dem Organisieren von Arztterminen für die Eltern. Für die Verabreichung von Medikamenten oder die Kontrolle deren Einnahme sollen andere Personen verantwortlich sein (z. B. Vater, Großeltern, Ärzte).

Selbsthilfe: Sie bedeutet, gemeinsam mit dem Kind Aspekte zu erarbeiten (z. B. „Was kann ich tun wenn Mama/Papa sich nicht gut fühlen?"). In diesem Kontext können gemeinsam Selbsthilfestrategien oder Krisenpläne entwickelt werden, um ein Sicherheitsgefühl zu schaffen (z. B. zur Großmutter gehen, zu den Nachbarn spielen gehen, zum Onkel gehen).

Zukunftsorientierung: Es hilft (vor allem sehr jungen) Kindern nicht, medizinische oder psychiatrische Details über die psychische Erkrankung ihrer Eltern zu verstehen. Wichtig für die Kinder ist jedoch zu erfahren, wie die Prognose aussieht und was für die Behandlung des Elternteils getan wird. Hierbei ist es hilfreich zu erwähnen, dass es spezielle Ärzte gibt, die ihren Eltern Medikamente geben und sie behandeln können, dass es Krankenhäuser gibt, wo ihre Eltern geheilt und auch besucht werden können (wenn Eltern und Kinder das so wollen) und dass es Medikamente gibt, die die Erkrankung der Eltern lindern können.

Emotionale Autonomie: Um Risiken für die Kinder zu senken, ist es wichtig, mit ihnen über die Gefühle zu sprechen, die sie haben, wenn sie mögliche Symptome beobachten. Das Ziel hierbei ist es, dem Kind die Information zu geben, dass er/sie die möglichen Symptome der Eltern nicht entschuldigen muss – im Feld von Substanzmissbrauch zum Beispiel. Kinder dürfen ihren Ärger erklären und zum Ausdruck bringen, dass sie enttäuscht sind, dass der Vater/die Mutter getrunken hat, oder darüber, dass die Medikamente nicht geholfen haben und der Vater/die Mutter wieder ins Krankenhaus muss. Es muss hierbei auch zwischen den informativen und den emotionalen Aspekten unterschieden werden. In Kombination mit dem Faktor der Selbsthilfe kann hier auch besprochen werden, was das Kind tun kann, um mit den eigenen negativen Emotionen umzugehen.

Das Risiko, dass ein Kind Entschuldigungen für das Verhalten der Eltern findet, da diese ja krank sind, besteht jedoch weiterhin. Es kann auch sein, dass ein Kind Schuldgefühle entwickelt, weil es böse auf die Eltern ist, obwohl diese ja krank sind. Auch wenn Eltern keine Unterstützung suchen und sich grob verhalten, ist das wichtig für das Kind, denn wenn es den Eltern später leid tut, können sie ihr Verhalten durch ihre Schübe/Ausbrüche erklären.

Lisa – im zuvor genannten Beispiel – kannte zwar den Namen der Erkrankung der Mutter, wusste jedoch nicht, warum es zu dieser kam. Als Erklärung gab sie an, ihre Mutter habe das von der mütterlichen Großmutter geerbt. Analog zu Abb. 11 erklärten wir Lisa (in einfacher Sprache) die Neurotransmittergrundlage für die schizophrene Psychose ihrer Mutter. In Bezug auf die Möglichkeit der Hilfe durch Medikamente fragte Lisa nach, wie lange ihre Mutter die Medikamente nehmen müsse. Lisa war auch in der Lage, darüber zu reflektieren, was es bedeuten könne, zu wenige „Taxibotenstoffe“ zu haben (z. B. als Erklärungsmodell der Depression).

Für Lisa war es z. B. sehr wichtig, über ein Erklärungsmodell zu verfügen, das sie auch gegenüber ihren Mitschülern verwenden konnte, da zu erwarten war, dass ihre Mutter in der Schule auftauchte und – sich in den Augen der Mitschüler – seltsam verhalten würde. Lisa wäre so in der Lage, auch ihren Peers von der Nervenkrankheit und den übermäßigen Taxibotenstoffen zu erzählen.

Beardslee/Podorefsky (1988) weisen in ihren Arbeiten auf die Wichtigkeit der Information für Kinder (bei Eltern mit Depression) hin.

4.5.2 Familienzentrierte Resilienzfaktoren und -prozesse

Resilienzprozesse beim Kind hängen in hohem Ausmaß mit der jeweiligen Familie zusammen. Die beste Resilienzförderung umfasst die Einbindung des gesamten Familiensystems. Laut Bürgin/Steck (2008) repräsentieren Charakteristika des sozialen Kontextes bessere Prädiktoren als individuelle Eigenschaften des Kindes.

Folgende Faktoren spielen auf dieser Ebene eine Rolle:

Positive Parenting/Einfühlsamkeit der Eltern

Empathisches, warmherziges Verhalten der Eltern darf als protektiver Faktor angesehen werden (Masten/Coatsworth 1998, Eley et al. 2004). Auf der Verhaltensebene der Eltern sind damit verbunden:

- zuverlässige Ansprechbarkeit,
- positive emotionale Unterstützung,
- positive Rückmeldungen in Bezug auf kindliche Interessen,
- Aufmerksamkeit und
- die Qualität des sprachlichen Inputs der Eltern.

Methodisch kann „positive parenting“ neben persönlichen – mit Videofeedback begleiteten – Rückmeldungen an die Eltern auch über die bereits beschriebenen Programme wie STEEP gefördert werden. Einschränkend zeigt sich jedoch in der Arbeit mit psychisch verletzlichen Eltern (vor allem im Bereich von Menschen mit Persönlichkeitsstörungen), dass die Motivation zur Teilnahme an solchen Elterntrainingsprogrammen eher gering ist. Keine unserer mehr als 100 betreuten Familien konnte zu solch strukturierten Angeboten (sofern sie vorhanden waren), motiviert werden. Dies stellt jedoch auch einen generell kritischen Aspekt gegenüber Elternbildungs- und -trainingsprogrammen dar, dass sie kaum jene Eltern erreichen, die (wenigstens aus Expertensicht) ein solches benötigen würden. Häufig schildern Eltern auch sprachliche Überforderung (Pädagogen/Psychologensprache) oder einfach andere Prioritätensetzung:

Die Frage der Schulden, der fehlenden Wohnung, des inhaftierten Partners etc. erscheinen existenziell relevanter als feinfühliges Spiel mit dem eigenen Kind.

Die Förderung einfühlsamen Verhaltens bei den Eltern funktioniert am besten durch Einbeziehung des nicht-verletzlichen Elternteils. Dies betrifft vor allem Fördersituationen bei Menschen mit Persönlichkeitsstörungen.

In der konkreten Arbeit geht es analog zu den meisten Sensibilitätstrainings um die Synchronisierung kindlichen und elterlichen Verhaltens: Dabei verfolgen wir vor allem den theoretischen Ansatz von Handlungsbögen im Sinne responsiven Verhaltens (Mahoney/McDonald 2007): jedes kindliche, an eine Bezugsperson gerichtete Verhalten repräsentiert dabei die Öffnung eines Kommunikations- bzw. Handlungsbogens im Sinne eines kindlichen Bedürfnisses. Dieses gilt es für die Eltern

- a wahrzunehmen,
- b adäquat zu interpretieren,
- c im Hinblick auf Zeitkontingenz passend darauf zu reagieren, und zwar mit
- d adäquaten Mitteln.

Warmherziges bzw. einfühlsames Elternverhalten bedeutet somit, zeitkontingent auf kindliche Handlungsbögen Bezug zu nehmen und das geöffnete Bedürfnis/die offene Gestalt des Kindes wahrzunehmen bzw. darauf zu reagieren.

Die Rückmeldung an das Kind, dass Eltern ein Bedürfnis wahrgenommen und adäquat interpretiert haben, kann dabei mittels unterschiedlicher Strategien erfolgen:

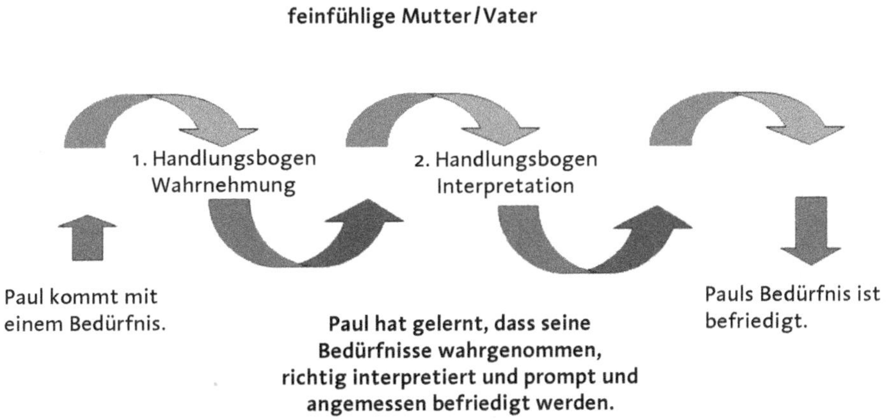

Abb. 12: Das Modell von Handlungsbögen als Basis responsiven Verhaltens

- als Verbalisierung: „Ich sehe, du hast jetzt ein Auto genommen.“;
- als Paraphrasierung: „Da hast du dir aber jetzt etwas Schönes ausgesucht.“;
- als Nachahmen: wenn auch die Mutter/der Vater ein Auto in die Hand nimmt und
- als situationsadäquate Reaktion, indem z.B. das Motorengeräusch nachgeahmt wird.

Die Liste ist keineswegs vollständig, aber die dargestellten Beispiele sind für Eltern meist gut verständlich. Bei vielen Eltern ist zu beobachten, dass für sie die Information über geschlossene Handlungsbögen neu ist und sie bislang kaum über ihr Interaktions- oder Spielverhalten nachdachten. Kurze Interaktionssequenzen zwischen Eltern und Kind können auch per Video aufgenommen und dann gemeinsam angesehen werden. Die Eltern erhalten *nur positive* Rückmeldungen über jene Dyaden, in denen sie gut auf die Bedürfnisse ihres Kindes eingegangen sind (Papoušek 2000). Es wird davon ausgegangen, dass der Lernprozess zwischen Eltern und Kind vor allem durch positive Verstärkung geschieht, da Eltern meist sehr genau wissen, was sie falsch machen.

Das Nurse Family Partnership Programm der 1980er Jahre in Elmira (New York) zeigte in Bezug auf die Sensibilisierung von Eltern gegenüber den Bedürfnissen ihrer Kinder hervorragende Ergebnisse. Neuere Literatur (Tully 2007) beschreibt kurzfristige Effekte von Parenting Programs (zwölf Einheiten), aber auch die Notwendigkeit der Differenzierung: Elterntrainng sollten dabei verhaltensnahe sein („Was kann ich konkret tun?“) und haben möglicherweise größere Effekte bei Familien mit geringeren Risiken.

Verfügbarkeit einer gesunden, stabilen Bezugsperson

Wurde bereits auf die Bedeutung einer sicheren Bindung zu einem gesunden Elternteil hingewiesen, so zeigt sich vor allem bei Vorschul- und Schulkindern, dass Außenkontakte zu anderen Erwachsenen Stabilität ermöglichen (Parrot et al. 2008, Goodyear et al. 2009): Dies kann z.B. durch sozial-emotionale Unterstützungsangebote erfolgen, in denen es eine Person gibt, mit der die Kinder über ihre Familiensituation reden können, die sie verstehen und akzeptieren.

Verfügbare gesunde und stabile Bezugspersonen können aber auch instrumentelle Unterstützung darstellen, da diese in „stürmischen“ Zeiten auch verfügbar sind und aufgesucht werden können. Frühförderung und Sozialarbeit können dabei im Sinne einer Landkarte der „sozialen Unterstützung“ erheben, welche Außenkontakte ein Kind hat. Kleingruppen in der Frühförderstelle mögen eine Alternative zu fehlenden Kontakten darstellen.

Eine enge Bindung zu mindestens einer kompetenten oder stabilen Person, die auf die Bedürfnisse eines Kindes eingehen kann, lässt das Kind – auch in Familien mit einem psychisch verletzlichen Elternteil – ein grundlegendes Vertrauen entwickeln (Egeland et al. 1993).

Je mehr ein zweiter, optimalerweise gesunder Elternteil in die Erziehung und Pflege eingebunden ist, desto entlastender ist dies für das Kind. Diese stabile Bezugsperson kann, muss aber nicht unbedingt ein Elternteil sein. Im optimalen Fall findet sich im erweiterten sozialen Netzwerk eine Person, die langfristig diese Bezugsrolle übernehmen kann und will (z. B. ein Großelternteil, ein Onkel, eine Tante). Häufig ist jedoch gerade im Bereich von Eltern mit emotional-instabiler Persönlichkeit (z. B. im Sinne von Borderline) zu beobachten,

a dass die Beziehung zum eigenen sozialen Netzwerk belastet ist,
b dass soziale Beziehungen instabil und somit für das Kind kaum vorhersagbar sind und
c dass auch häufig die Großelterngeneration durch eigene Belastungen kaum eine Ressource darstellt.

In der konkreten Arbeit muss somit häufig auf externe (fachliche) Ressourcen zurückgegriffen werden, um Kindern stabile (vorhersagbare) Bezugspersonen zu ermöglichen. Entgegen Befürchtungen von Sozialplanern müssen diese Fachkräfte nicht primär hoch ausgebildet sein (im Sinne erreichter akademischer Grade oder Zusatzausbildungen), sondern sollten Stabilität (zeitlich und personell) widerspiegeln. Nicht verwunderlich ist somit, dass auch in unserer eigenen klinischen Stichprobe als hauptsächliche präventive Interventionsformen vorgeschlagen werden:

- Kontakt zum anderen Elternteil,
- Tagesmutter oder (Ganztags-)Kita-Betreuung und
- Sozialbetreuung (Verbringen gemeinsamer Zeit in anderen Familien am Nachmittag).

Bei beinahe jedem dritten Kind wurde die Ausweitung des Kontaktes zu seinem gesunden Umfeld bzw. stabilen Bezugspersonen empfohlen (Pretis / Dimova 2011).

Dies kann im Einzelfall in der frühen Förderung auch bedeuten, familienentlastende Dienste einzuschalten oder generell abzuklären, wer als möglicher Helfer für die Familie infrage kommt. Abzuklären ist vor allem die Verfügbarkeit eines nicht erkrankten Elternteils, der Pflege und Betreuung übernehmen kann, da dadurch die negativen Effekte (z. B. einer mütterlichen Depression) abgepuffert werden können (Chang et al. 2007).

Alltagsstrukturen / klare Rollen

Das Vorhandensein von für das Kind erkennbaren klaren Strukturen und Regeln wird als wichtiger Schutzfaktor angesehen (Masten / Coatsworth 1998). Dies betrifft sowohl den Haushalt als auch das Erziehungsverhalten von Eltern. Für die Frühförderung kann dies bedeuten, in der gemeinsamen Arbeit mit der Familie die Wichtigkeit klarer Struktursignale für das Kind hervorzuheben. Teilweise wird es notwendig sein, Eltern externe Strukturhilfen zu geben: einen Kalender aufzuhängen, einzutragen, wann der Kindergarten offen hat und wann nicht. Dies betrifft auch die Fördereinheit selbst: Mittels Symbolen wird der genaue Ablauf dargestellt, sodass das Kleinkind selbst die Struktur erkennt. Widerstandsfähige Jungen kamen meist aus Haushalten mit klaren Strukturen und Regeln, in denen ein männliches Familienmitglied als Identifikationsmodell diente und in denen Gefühle nicht unterdrückt wurden (Werner 2008).

Positive Beziehungen zwischen den Eltern bzw. innerhalb des Familiensystems

Carro et al. (1993) verweisen auf die Wichtigkeit einer positiven Beziehung zwischen den Eltern oder primären Pflegepersonen. Carbonell et al. (2002) verweisen auf die Wichtigkeit guter interpersoneller Beziehungen des Kindes im Familiennetzwerk (als protektiver Faktor) für Jugendliche.

Elterliche Beziehungen umfassen dabei auch die Beziehungen in Patchworkfamilien als auch zu jeweiligen Großelternsystemen. Dabei lässt sich häufig in der konkreten Arbeit mit erweiterten sozialen Netzwerken erkennen, dass der Fokus auf die Bedürfnisse von Kindern (z. B. im Sinne einer einfachen Reflexion, wie die Kinder mit der Belastung umgehen) meist zu einer aktiveren Rollenübernahme (gesunder) Familienmitglieder führt. Meist ist Großeltern, aber auch gesunden Elternteilen nicht bewusst, dass eine psychische Verletzlichkeit einen chronischen Stressfaktor für das Kind darstellt und die Mobilisierung von Ressourcen notwendig ist.

Aktuelle ökonomische Situation / sozioökonomischer Status

Die weiteren familienbezogenen Aspekte spielen als Ressourcen eine indirekte Bedeutung für Kinder. Eine gesicherte soziökonomische Situation (z. B. die Verfügbarkeit ausreichender finanzieller Mittel, Wohnversorgung, Arbeit) reduziert im Regelfall elterlichen Stress und Konflikte und wirkt sich somit im Sinne von vorhersagbaren, sicheren Strukturen auf Kinder positiv aus (Masten / Coatsworth 1998).

Je höher die Ausbildungssituation der Mutter (der Eltern) ist, desto eher erscheinen Kleinkinder geschützt. Im Englischen wird dafür der Begriff SES (socio economic status) verwendet. Dies betrifft auch die Berufstätigkeit von Müttern (Eltern). Das Nachgehen einer Arbeit darf als Puffer in Bezug auf Entwicklungsrisiken angesehen werden (Sieverding 1995), auch weil Berufstätigkeit darauf hinweist, dass psychisch verletzliche Menschen noch gut „funktionsfähig“ sind und mit der Berufstätigkeit der Eltern häufig eine Betreuung des Kindes in gesunden Umwelten (z. B. Tagesmütter, Kita) wahrscheinlich ist.

Psychische Gesundheit der Eltern/Vorhandensein von Symptomen

Die Auswirkungen psychischer Verletzlichkeit auf Kinder sind umso größer, je ausgeprägter die Symptome bei den Eltern (vornehmlich bei Müttern als meist primäre Betreuungspersonen) sind (Mattejat/Lisofsky 2001). Dies bedeutet im Umkehrschluss, dass eine gute Behandlung der Eltern, die zu einer Reduktion von psychischen Symptomen führt oder das Fehlen von Symptomen einen Schutzfaktor darstellen (Min et al. 2006).

Weissman et al. (2006) konnten zeigen, wie frühkindliche Symptome bei Säuglingen in hohem Maße und schnell remittierten, wenn sich Mütter mit Depression adäquat behandeln ließen. Auch in unserer klinischen Praxis zeigt sich oft, dass eine adäquate medikamentöse und/oder psychotherapeutische Behandlung der Eltern meist zeitnah mit einer Verbesserung der gesamten psychosozialen Situation der Kinder einhergeht. Anzunehmen sind dabei mehrere Trigger: Häufig entspannt sich die Familiensituation, sodass es zu weniger negativen Interaktionen zwischen den Eltern und ihren Kindern kommt. Eltern erscheinen meist responsiver gegenüber den Bedürfnissen ihrer Kinder oder das soziale Netzwerk bietet Entlastung, da eine Behandlungsmotivation oder Einsicht in die Notwendigkeit kommuniziert wird.

Die Einschätzung des Schweregrades der Symptome sollte dabei Fachärzten obliegen, wobei im Team durchaus Fachkräfte die Auswirkungen der Symptomatik auf Kinder beschreiben bzw. reflektieren können. Wenn beide Elternteile Symptome zeigen, erscheinen Resilienzprozesse bei Kindern signifikant vermindert (Pretis/Dimova 2016).

Compliance

Compliance bezeichnet das Ausmaß von Konstanz und Genauigkeit, mit der ein Patient die verschriebene Therapie einhält.

Vier Aspekte sind in diesem Zusammenhang bedeutsam für den verletzlichen Elternteil und stellen wichtige Faktoren für die Einschätzung des Ausmaßes der Compliance dar:

1 Die eigene (krankheitsbezogene) Compliance: Dies betrifft die Einsicht („Ich habe psychische Probleme, ich leide an einer Depression, an einer Psychose, ich nehme Drogen, trinke zu viel oder zu oft."). Dies stellt für viele Eltern den schwierigsten Schritt dar, da sie neben der Angst vor gesellschaftlicher Stigmatisierung auch befürchten, den Respekt, die Liebe etc. ihrer Kinder zu verlieren. Dabei verwenden Eltern bisweilen auch gesellschaftlich akzeptierte Diagnosen wie Burnout oder Depression, auch wenn die Symptomatik möglicherweise auf andere Erkrankungen (z.B. Schizophrenie) hinweisen. Grundsätzlich ist es jedoch als positiv anzusehen, wenn Eltern beschreiben, dass es ihnen psychisch nicht gut geht und dass Hilfe gesucht wird. Der Schritt in die Einsicht/Anerkennung, dass es sich dabei um eine Erkrankung handeln könnte, benötigt jedoch sehr viel Zeit. Zeiträume von drei bis sieben Jahren vom ersten Auftreten der Symptome bis zur adäquaten Behandlung sind zu beobachten.

2 Die Compliance betreffend einer möglichen Verordnung von Medikamenten oder einer Psychotherapie: Dieser Aspekt betrifft mögliche Behandlungsnotwendigkeiten. Es ist die eine Sache anzuerkennen, dass man an einer Depression leidet, und eine andere, z.B. fachärztliche Hilfe in Anspruch zu nehmen bzw. sich möglicherweise medikamentös begleiten zu lassen. Viele Eltern versuchen mit ihrem Schicksal zu hadern, indem sie versuchen, homöopathische Mittel einzunehmen oder sich „zusammenzureißen". Für Kinder verlängert sich dadurch meist nur der Zeitrahmen des Leidens.

3 Die Compliance bezüglich Hilfsangeboten: Dieser Aspekt ist vor allem bei der Einschätzung möglicher Kindeswohlgefährdungen wichtig. Viele Eltern stehen Hilfsangeboten, vor allem wenn sie von Seiten der Jugendämter empfohlen oder (mit leichtem Druck) vorgeschlagen werden, kritisch gegenüber. Die Sorge einer Fremdpflege und dass den Eltern die Kinder „weggenommen" werden, steht oft im Raum. Wenn nicht eine akute Gefährdung des Kindeswohles vorliegt (und unter „Gefahr-in-Verzug-Indikation" sofortiges Handeln notwendig erscheint), ist die Angst vor Fremdpflege relativ unbegründet, wenn gleichzeitig Hilfe in Anspruch genommen wird. D.h., das Suchen von Hilfe durch die Eltern stellt selbst einen Schutzfaktor für das Kind dar. Längerfristig geht es natürlich nicht nur um das Aufsuchen von Hilfe, sondern auch um das langfristige Zulassen und die Kontinuität der Inanspruchnahme wie z.B. im Eingangsbeispiel bei Peter beschrieben.

4 Die Compliance bezüglich des Verständnisses der Situation und Bedürfnisse des Kindes: In der klinischen Praxis gibt es (mit Ausnahme hochpsychotischer Menschen) kaum Eltern, die nicht in irgendeiner Form im Gespräch erreichbar sind, wenn es um die Frage des Wohlergehens und der Entwicklung ihrer Kinder geht. Solange Gespräche mit Eltern auf der Ebene beobachtbarer

Verhaltensweisen bleiben, gelingt es im Regelfall, Eltern zu motivieren, Hilfe in Anspruch zu nehmen. Manchmal hilft das Argument der Einschulung oder die Förderung der Sprache als sozial akzeptierteres Argument hinsichtlich der Notwendigkeit außerhäuslicher Betreuung in gesunden Umwelten (z.B. bei der Tagesmutter oder in der Kita). Zwei Ausnahmen sind jedoch erwähnenswert: Diese betreffen Kinder im Kontext angsterkrankter bzw. suchterkrankter Eltern: Häufig ist zu beobachten, dass Menschen mit Angststörungen die Auseinandersetzung mit dem möglicherweise bedrohlichen Reiz (einer möglichen Entwicklungsbeeinträchtigung des Kindes) zu vermeiden suchen und somit auch Hilfeleistungen nicht in Anspruch nehmen, die sie interpretativ kontinuierlich an den angstbesetzten Stimulus erinnern würden. Im Bereich von Kindern suchterkrankter Eltern erleben wir häufig, dass Sucht nicht als psychische Verletzlichkeit angesehen wird (z.B. wenn sich Eltern in einem Substitutionsprogramm befinden). In diesen beiden Kontexten erscheint die Compliance zur Inanspruchnahme von Hilfe sehr mühsam und als ein langwieriger Prozess. Dieser führt bei Eltern im Kontext von Angsterkrankungen über langsame Vertrauensbildung, bei Eltern im Bereich von Suchterkrankungen meist über klare (von extern, d.h. von Jugendämtern vorgegebene) Kontakte.

Die Einschätzung der Compliance – da eng verknüpft mit Behandlungsmaßnahmen – obliegt in hohem Maße wiederum Fachärzten.

Außerfamiliäre Unterstützung der Mutter bzw. der Eltern

Der Einsatz von Familienhelfern, freiwilligen sozialen Diensten oder der Frühförderung bzw. das Aufsuchen von Selbsthilfegruppen (Parrot et al. 2008) unterstützt die Familie und ermöglicht das Freiwerden von Ressourcen für das Kind: Diese sind andernfalls mit der Sorge um die Mutter, der Pflege des kleinen Geschwisters oder dem Management des Haushaltes verbunden. Wang et al. (1998) warnen, dass nicht von einem 1:1-Verhältnis zwischen belastenden und protektiven Faktoren ausgegangen werden dürfe: Es ist wahrscheinlich nicht möglich, genau zu bestimmen, welcher der protektiven Faktoren eine bestimmte Situation bessern kann und es ist eher zu erwarten, dass verschiedene Faktoren dazu beitragen, eine spezifische Belastung zu verringern; genauso gut kann auch ein Schutzfaktor den Einfluss verschiedenster Risiken abschwächen.

Die Unterstützung der Eltern spiegelt jedoch auch das „Doppelgesicht“ von Resilienzförderung wider, insofern abgeschätzt werden muss, inwieweit in Anspruch genommene Unterstützungsangebote eine Familie nicht künstlich im Status quo belassen. Beispielhaft sei auf eine Familie verwiesen, in der die Mutter an Depression und posttraumatischer Belastungsstörung erkrankt war.

Aufgrund einer Trennung vom Vater setzte das Jugendamt in Bezug auf die Betreuung/Unterstützung von drei minderjährigen Kindern im Alter von fünf, elf und sechzehn Jahren folgende Unterstützungsleistungen ein:

- 20 Stunden Familienhilfe/Woche zur Umsetzung alltäglicher Aktivitäten wie Kochen, Putzen, Bringen und Abholen des jüngsten Sohnes zum/vom Kindergarten,
- vier Stunden sozialpsychiatrische Betreuung für die erkrankte Mutter,
- 20 Stunden/Monat Sozialbetreuung (nachmittags) für die beiden jüngeren Kinder und
- 20 Stunden/Monat Erziehungshilfe für die älteste Tochter.

Trotz oder kritisch interpretiert auch *wegen* des Einsatzes dieser Hilfen zeigte sich im Zeitraum von sechs Monaten keine substanzielle Veränderung der Familiensituation. Gerade bei sehr hochfrequenten Unterstützungsangeboten, die in Zeiten der Krise möglicherweise durchaus kurzfristig sinnvoll erscheinen, ist genau zu evaluieren, inwiefern die Hilfen nicht künstlich Veränderungspotenzial und Empowerment behindern. In der beschriebenen Situation wurde empfohlen, den (getrennt lebenden) Vater stärker in die Erziehung zu involvieren und Dienste zu reduzieren.

Als Faustregel darf empfohlen werden, dass bei ausbleibenden Veränderungsprozessen der Einsatz von Unterstützungsleistungen für die Familie nach sechs Monaten überdacht werden sollte.

4.5.3 Umwelt- bzw. systemabhängige Resilienzfaktoren und -prozesse

Auch wenn Resilienzfaktoren und -prozesse im Text beispielhaft nebeneinander dargestellt werden, weisen die Verbindungen zwischen den einzelnen Konstrukten darauf hin, dass Resilienz vor allem eine „dynamisch-transaktionale, systemische Dimension darstellt“. Damit erhalten auch externe Rahmenbedingungen (auf die vor allem Bronfenbrenner 1981) hinwies, große Bedeutung.

Kontakt zu nicht auffälligen Peers

Vor allem im Bereich der Resilienzförderung von Jugendlichen wird auf die Bedeutung von Kontaktmöglichkeiten zu nicht-auffälligen Gleichaltrigen hingewiesen (van Doesum et al. 2009).

Laucht/Esser (2000) fanden in ihrer Frankfurter Längsschnittstudie Hinweise, dass die Anwesenheit eines guten Freundes für Achtjährige einen deutlich protektiven Faktor darstellt. Wichtig erscheint dabei der Nachsatz, dass es sich dabei um Sozialkontakte zu nicht auffälligen Kindern oder Jugendlichen handelt. Dabei fällt es aber auch den meisten Jugendlichen schwer, mit Peers über die Situation zuhause zu sprechen. Kontakte zu Peers fokussieren in der klinischen Praxis häufig auf gemeinsame Interessen (z. B. Kampfsportarten, Schachspielen, Fußball). Diese Tendenz, mit Gleichaltrigen eher entspannte „normalisierte" Wirklichkeiten erleben zu wollen, kann auch in professionell geleiteten Gruppen (z. B. mit Kindern oder Jugendlichen alkoholkranker Eltern) beobachtet werden, wo ein Hauptfokus das gemeinsame Erleben und Durchführen von Aktivitäten betrifft (z. B. ein Outdoor-Wochenende). Der Fokus auf die Auseinandersetzung oder das Coping mit der elterlichen psychischen Verletzlichkeit stehen dabei weniger im Vordergrund.

(Schul-)Leistungen

Gute Schulleistungen bzw. Leistungen jeder Art stellen als meist außerfamiliäre Puffer einen wichtigen Schutzfaktor vor allem ab dem Schulalter dar. Gute Entwicklungspotenzen und deren Nutzung bzw. die Förderung von Talenten, Interessen oder kognitiven Leistungen repräsentieren eine wichtige Basis für die seelische Gesundheit eines Kindes. Gerade bei Kindern psychisch verletzlicher Eltern ist somit die konkrete Entwicklungsförderung wichtig, im Sinne der

a Einschätzung des gegenwärtigen Entwicklungspotenzials,
b Vorbereitung von Aufgaben, die erfolgreich absolvierbar sind, jedoch eine gewisse Anstrengung erfordern und
c Rückmeldungen an das Kind in Bezug auf seine Leistung, denn es hilft die beste (Schul-)Leistung nicht, wenn sie niemand wahrnimmt.

Die Schule selbst wird dabei häufig von Jugendlichen als Ort der Entlastung vom häuslichen Umfeld angesehen (Lee et al. 2006), wenn (mangelnde) Schulleistungen nicht selbst zum Problem werden. Häufig wissen jedoch Fachkräfte in pädagogischen Settings wenig über die Belastungen, denen Kinder ausgesetzt sind, sodass mit Zustimmung der Eltern relevante Informationen für die Pädagogen auch zu einer Entspannung (z. B. in der Schule) führen können. Oder wie eine Pädagogin anmerkte: „Wenn ich gewusst hätte, unter welchem Druck der Junge lebt, hätte ich nicht mit ihm in der Schule geschimpft!"

Verfügbarkeit von Unterstützung und Hilfe für das Kind

Hilfsangebote für Kinder können die erlebte Belastung reduzieren und eröffnen bessere Copingstrategien. Auch wenn die empirische Datenlage im Bereich von Kindern psychisch verletzlicher Eltern rar erscheint, verdeutlichen doch die anerkannten Meinungen von Experten für den deutschen Sprachraum (Lenz, Wiegand-Grefe, Remschmidt, Mattejat, Lisofsky, Beeck, um nur einige zu nennen), dass präventive Fördermaßnahmen – so früh wie möglich eingesetzt – notwendig sind. Auch in unserer eigenen 2011 durchgeführten Studie zeigte sich eine deutliche Entspannung der Situation für Kinder durch eingesetzte Hilfen (Pretis/Dimova 2011) und auch Wiegand Grefe et al. (2013) beschreiben in ihren Studien ein geringeres Maß an internalisierenden Störungen von Kindern nach 15 Sitzungen.

Das Aufsuchen von Lebensräumen außerhalb der belasteten Familie kann z. B. für Klein- und Vorschulkinder „Inseln der Normalität" und der Stressreduktion darstellen. Die vorhersehbare Struktur in der Kita oder die Verfügbarkeit einer gesunden Bindungsperson (sei es in der Familie oder in professionellen Settings) stellen dabei niederschwellige Angebote dar. Dies schließt z. B. auch psychotherapeutische Angebote ein, die jedoch für Kleinkinder eher selten verfügbar sind.

Auch die Frühförderstelle kann z. B. bei Kindern sozial benachteiligter Familien einen idealen Raum darstellen, neue Erfahrungen und Lernmöglichkeiten anzubieten. Aus unserer Sicht sollten diese Möglichkeiten in Zukunft noch mehr genutzt werden.

Die Möglichkeit zur Inanspruchnahme von Hilfeleistungen darf jedoch nicht darüber hinwegtäuschen, dass für eine gewisse Teilmenge betroffener Kinder auch die Fremdpflege eine sinnvolle Hilfeleistung sein kann. Dies betraf z. B. in der eigenen Strichprobe (Pretis/Dimova 2011) ungefähr ein Viertel aller vorgestellten Kinder, die sich entweder bereits in Fremdpflege befanden oder für die Fremdpflege (wenigstens temporär) vorgeschlagen wurde. Dies gilt für

a Kinder im Kontext hochpsychotischer Eltern,
b Kinder alleinerziehender Eltern mit Persönlichkeitsstörungen, häufig in Kombination mit Suchtproblemen und
c Kinder von Eltern mit geringen intellektuellen Ressourcen, die im Zusammenhang mit (meist) depressiver Symptomatik durch die Erziehung ihrer Kinder massiv überfordert erschienen.

Auch das Ermöglichen einer Kindheit außerhalb der biologischen Ursprungsfamilie kann eine sinnvolle Hilfsmaßnahme sein, denn eines darf als Gewissheit angesehen werden: Kinder sind nicht das Therapeutikum für ihre Eltern, auch wenn dies in pflegschaftsgerichtlichen Verfahren bisweilen artikuliert wird.

Interessen/Aktivitäten innerhalb der Community

Kinder, die über deutliche Interessen verfügen oder Hobbys nachgehen und somit anderen extrafamiliären Aspekten ihre Energie widmen, erscheinen geschützter gegenüber Kindern, die kaum Eigeninitiative zeigen oder über spezifische Vorlieben verfügen. Für manche Kinder mag es der Fußballverein sein, andere Kinder interessieren sich z.B. für Vulkane, Bären, Dinosaurier. Dabei spielen gemeindenahe Angebote (z.B. Sportvereine) eine große Rolle, auch wenn für Klein- und Vorschulkinder wenig angeboten wird und die Teilnahme meist von der Motivation der Eltern abhängt (Klein et al 2013).

Sozialraumbezogene Angebote beinhalten Aspekte aus der Lebenswelt des Kindes und helfen, Sinnzusammenhänge zu erfassen. Eine Enttabuisierung des Themas psychischer Verletzlichkeit und die konkrete Inanspruchnahme von Hilfsangeboten erfordern Öffentlichkeit und Gemeindenähe. In Zukunft sollten Angebote angedacht werden, die auch direkt für Kinder zugänglich sind. Die Angehörigen-Selbsthilfe in Österreich ermöglicht z.B. Jugendlichen online direkten Zugang zu Hilfe: https://www.verrueckte-kindheit.at/de/ (19.11.2024).

Dies betrifft auch die konkrete Durchführung von Aktivitäten mit anderen (z.B. Eltern oder Kindergruppen, möglicherweise in einem Elterncafé). Herausfordernd bleibt dabei das Erreichen der Kinder, da dies im Kleinkindalter hauptsächlich von der Motivation, Mobilität und Teilnahme der Eltern abhängt. Gerade im Bereich von Eltern mit Suchterkrankungen stellt die fehlende Krankheitseinsicht dabei einen Hauptfaktor dar, warum die Kinder nicht in Gruppen kommen (Laging 2010).

Erste Ansätze, über das Internet direkte Ansprechpartner für Kinder bereitzustellen, benötigen als Voraussetzung einen Internetzugang sowie eine geübte Handhabung dieses Mediums durch Kinder und Jugendliche und stellen für Kleinkinder keine Alternative dar. Häufig wird über niederschwellige Angebote wie Elterncafés, die auch eine Service- und Entlastungsfunktion für die Eltern haben können, versucht, verletzliche Eltern für die Bedürfnisse ihrer Kinder zu sensibilisieren. Die Bedeutung von Gratifikationen bei der Rekrutierung von Eltern für präventive Angebote wird kontrovers diskutiert (Laging 2010).

Spiritualität, Sense of Coherence/Sense of Belonging

Kinder, die in spirituelle Kontexte eingebettet sind, unabhängig von der Glaubensrichtung, erscheinen durch ihr Zugehörigkeitsgefühl (sense of belonging) und die Interpretation der Welt als „Sinnhaftes" (sense of coherence) in ihrer psychischen Gesundheit robuster.

Das Vorhandensein von Strukturen, die sich außerhalb der Familie um die

Bedürfnisse kleiner Kinder kümmern – sei es von kirchlicher Seite oder von anderen nichtstaatlichen Organisationen – öffnet „Spielräume" für das Kind, in denen es vieles ausprobieren kann oder Regeln und Strukturen erhält, die möglicherweise in der eigenen Familie bedroht sind.

Auch wenn der Aspekt der Religiösität/Spiritualität (im Sinne möglicher Beeinflussung) kontrovers diskutiert wird, gilt das Eingebettetsein in einen transzendenten Kontext für Kinder als Resilienzfaktor, da viele bereits beschriebene Faktoren darin indirekt enthalten sind: Hoffnung und Optimismus, eine klare Wertestruktur, möglicherweise auch Identifikationsfiguren oder Attachment (z. B. Gott, Allah). Frühförderung kann und soll nicht konkrete konfessionelle Glaubensarbeit übernehmen, auch wenn einige Trägerorganisationen aus diesem Einflussbereich kommen. Wohl aber können frühe Fördermaßnahmen den Wert von Spiritualität oder ethischer Sensibilisierung thematisieren (z. B. „Was ist mir wichtig, was sind meine Ziele, wovon lasse ich mich leiten?") Das weltliche Konstrukt SOC (sense of coherence) spielt hier eine Rolle als „globale Orientierung, die das Ausmaß ausdrückt, in dem jemand ein durchdringendes Vertrauen darauf hat, dass erstens die Anforderungen aus der internalen und externalen Umwelt im Verlauf des Lebens strukturiert, vorhersehbar und erklärbar sind, und dass zweitens die Ressourcen verfügbar sind, die nötig sind, um den Anforderungen gerecht zu werden. Und drittens, dass diese Anforderungen Herausforderungen sind, die Investitionen und Engagement verdienen" (Antonovsky 1979, nach Göppel, 2008, 253f).

Einfach ausgedrückt geht es um die Frage, inwieweit wir darauf vertrauen können, dass das Leben individuellen Sinn macht. Bei Kindern psychisch verletzlicher Eltern mag sich diese Frage in erhöhtem Maß stellen, sodass wir als Erwachsene vermehrt dazu aufgefordert sind, diese Kinder in ihrem Sinnfindungsprozess zu begleiten.

Fragen zur Selbstevaluation der Fachkräfte

- Welche Fragen und Zweifel erlebe ich bei mir selbst, Klein- und Vorschulkinder über Belastendes zu informieren?
- Wie hätte ich es mir selbst gewünscht, über eine potentielle Erkrankung meiner Eltern informiert zu werden?
- Welche Resilienzfaktoren erachte ich für mich selbst in meiner Arbeit als wirksam?

- Über welche spezifischen Methoden der Resilienzförderung verfüge ich, welche sind mir fremd?
- Was benötige ich, um meine Arbeit gemeindenäher zu gestalten?

Literaturempfehlungen zur Förderung des Verständnisses für Vorschulkinder:

Homeier, S. (2006): Sonnige Traurigtage. Ein Kinderfachbuch für Kinder psychisch kranker Eltern. Mabuse (Thematik Depression), Frankfurt/Main

Wunderer, S. (2010): Warum ist Mama traurig? Ein Vorlesebuch für Kinder mit einem psychisch kranken Elternteil. Mabuse (Thematik Depression), Frankfurt/Main

Homeier, S., Schrappe, A. (2009): Flaschenpost nach irgendwo. Ein Kinderfachbuch für Kinder suchtkranker Eltern. Mabuse, Frankfurt/Main

4.5.4 Screeninginstrument zur Erfassung von Resilienzfaktoren bei Kleinkindern

In Tab. 9 finden Sie für die Bereiche Kind, Familie und Umwelt jene 23 Faktoren (die durchaus auch durch andere relevante erweitert werden können), die mit Resilienz in Verbindung stehen. Analog zur elektronischen Resilienzlandkarte können diesen Bereichen Beobachtungen zugeordnet und gemeinsam mit den Eltern bewertet werden. Für einige Bereiche stehen dabei Tests bzw. Skalen zur Verfügung (z.B. in Bezug auf die Einschätzung der Compliance), andere Bereiche beruhen auf Beobachtungsdaten. Ziel ist – im optimalen Fall gemeinsam mit den Eltern – Bereiche zu identifizieren, die in der Familie gut funktionieren, d.h. Ressourcen darstellen. Gleichzeitig können diese Aspekte eingesetzt werden, um Unterstützungsbedarf in eher belasteten Bereichen zu definieren.

Dabei basiert diese klinische Einschätzung auf einem „Ampelsystem“:

- Beobachtbare Ressourcen werden in der analogen Landkarte grün dargestellt.
- Bereiche, die sehr stark wechselhaft erscheinen oder deren Einschätzung zum gegebenen Zeitpunkt schwierig ist, sind gelb (mit dem Auftrag zur möglichen weiteren Beobachtung) hervorgehoben.
- Bereiche, die als Belastung oder fehlende Ressourcen bewertet werden, werden im roten Kreis dargestellt. Letztere vermitteln dringenden Handlungsbedarf.

Hervorzuheben ist, dass es sich dabei um klinisch-dialogische Einschätzungen handelt, die im besten Fall mit Indikatoren oder Testdaten belegt werden können. Realistischerweise ist dies im Bereich der Einschätzung sehr kleiner Kinder aufgrund fehlender Messinstrumente sehr schwierig, sodass häufig viele Einschätzungen auf Beobachtungsdaten beruhen. Gleichzeitig verdeutlicht diese Vorgangsweise auch das dahinterliegende dialogisch-konstruktivistische Prinzip: Jede Einschätzung (ob etwas eine Ressource oder Belastung darstellt – oder noch nicht bewertet werden kann), stellt im Regelfall einen Dialogprozess im Team aber auch mit den Eltern dar. Das Gespräch, WAS verschiedene Menschen WIE bewerten stellt meist einen ersten Schritt in Richtung erhöhter Sensibilität für Kinder psychisch verletzlicher Eltern dar.

Tab. 7: Screeninginstrument

		Konstrukt	Indikatoren für vorhandene Ressourcen	Ressource	nicht entscheidbar	Belastung	Indikatoren für Belastungen	kompensatorische Hilfen		Anmerkung z.B. warum nicht
								ja	nein	
Name des Kindes:	kindzentrierte Faktoren	1 Gesundheit	keine erheblichen klinisch relevanten somatischen oder psychischen Einschränkungen				schwerwiegende Symptome mit signifikanter Beeinträchtigung der allgemeinen Funktionen			
		2 Kindesentwicklung	diverse Entwicklungsparameter der sozial-emotionalen, kognitiven, motorischen etc. Entwicklung als „typische Entwicklung“				schwerwiegende Entwicklungsabweichungen (im Sinne von Entwicklungsverzögerungen), z. B. mehr als eine Standardabweichung			
		3 Selbstwert	das Kind tritt aktiv in Kommunikation, drückt Wünsche und Bedürfnisse aus und erforscht seine Umwelt aktiv, ohne Unterstützung				Kind ist nicht in der Lage, seine Umwelt aktiv zu erforschen, ist kaum in der Lage seine Bedürfnisse auszurücken, braucht fast immer Hilfe oder Unterstützung			
		4 ausgeglichenes Temperament	passt sich schnell und einfach neuen Situationen an und kann Routinen ändern; wenn aufgewühlt, findet das Kind Wege, sich selbst zu beruhigen				„schwieriges Kind“, z. B. Schreibaby, „schlimmes Kind“, Jugendliche/r, der/die oft „Probleme“ anzieht oder in Konflikte verwickelt ist			
		5 Selbsthilfe	das Kind ist in der Lage, auf altersadäquate Weise, Hilfe für sich selbst zu organisieren (bitte erläutern Sie, wie)				Das Kind verfügt über keine Informationen und Bewältigungsstrategien, wie es Hilfe oder eigene Entlastung organisieren könnte			
		6 Selbstwirksamkeit	das Kind ist sich sicher, dass er/sie in der Lage ist, altersadäquate Aufgaben zu erfüllen				Das Kind gibt leicht auf, glaubt nicht, dass er/sie in der Lage ist, Aufgaben zu bewältigen			

Fortsetzung von Tabelle 7

		Konstrukt	Indikatoren für vorhandene Ressourcen	Ressource	nicht entscheidbar	Belastung	Indikatoren für Belastungen	kompensatorische Hilfen ja	kompensatorische Hilfen nein	Anmerkung z. B. warum nicht
Name des Kindes:	kindzentrierte Faktoren	7 Optimismus/Freude	das Kind kann Situationen genießen und sucht nach Situationen, die er/sie genießen kann; denkt, dass alles gut wird				„Kind mit einem ernsten Blick“, viel Motivationsarbeit ist nötig, damit es genießen kann, Spaß hat, häufig keine Interessen			
		8 soziale Kompetenz	das Kind ist in der Lage, Kontakt aufzunehmen, bei Spielen mitzumachen oder Informationen mit anderen auszutauschen und kann mit Konflikten umgehen				Kind ist oft nicht in der Lage, mit Peers oder Fremden in Kontakt zu treten			
		9 Durchhaltevermögen	das Kind strengt sich sehr an und setzt sich dafür ein, individuelle Ziele zu erreichen, ist in der Lage mit Frustration umzugehen				das Kind vermeidet oft Herausforderungen und Aufgaben und gibt schnell auf			
		10 Information/Verständnis	das Kind ist informiert über die Krankheit, versteht, warum sein/ihr Elternteil sich „eigenartig“ verhält und ist in der Lage, zwischen symptomatischem Verhalten und „normalen“ Abweichungen zu unterscheiden; er/sie erkennt Symptome und weiß Bescheid über Behandlung und kann Gefühle erklären	O	O	O	das Kind hat keine Ahnung, was los ist oder weiß nicht, dass Mama/Papa krank ist oder verleugnet jegliche Symptome, trotz massiver Auswirkung auf das Alltagsleben			

Name des Kindes:		Konstrukt	Indikatoren für vorhandene Ressourcen	Ressource	nicht entscheidbar	Belastung	Indikatoren für Belastungen	kompensatorische Hilfen ja	kompensatorische Hilfen nein	Anmerkung z.B. warum nicht
	Familiensystembezogene Faktoren	11 positives Parenting (Einfühlsamkeit)	1. Zuverlässige Ansprechbarkeit 2. Qualität des sprachlichen Inputs 3. Positive emotionale Unterstützung 4. Positive Rückmeldung in Bezug auf kindliche Interessen der Aufmerksamkeit	O	O	O	fehlende zuverlässige Ansprechbarkeit, schlechte Qualität der sprachlichen Inputs, fehlende positive emotionale Unterstützung, fehlende positive Rückmeldungen auf kindliche Interessen der Aufmerksamkeit			
		12 gesunde erwachsene Bezugsperson	eine gesunde erwachsene Person ist die meiste Zeit für das Kind verfügbar (innerhalb des größeren Familiensystems)	O	O	O	keine oder beinahe keine stabile erwachsene Person ist die meiste Zeit für das Kind verfügbar (innerhalb des größeren Familiensystems)			
		13 Alltagsstrukturen/klare Rollen	bewährte und durchgeführte Familienrituale, klare Zeitverbindlichkeiten und Kontinuität in Bezug auf die Durchführung von wichtigen täglichen Aktivitäten, klare Aufteilung von Rollen (für die Mutter, für den Vater…)	O	O	O	Fehlen von Verbindlichkeiten oder Kontinuität in Bezug auf wichtige tägliche Aktivitäten, Fehlen von Ritualen und Fehlen von klarer Rollenverteilung (z. B. in Bezug auf Aspekte der Parentifikation)			
		14 (positive) Beziehung zwischen den Eltern	gute (unterstützende, respektvolle, empathische) Beziehung der Eltern oder innerhalb des Familiensystems	O	O	O	angespannte Atmosphäre innerhalb der Familie oder der elterlichen Partnerschaft (häufige Konflikte, verbale und physische Aggression, Respektlosigkeit)			

Fortsetzung von Tabelle 7

		Konstrukt	Indikatoren für vorhandene Ressourcen	Ressource	nicht entscheidbar	Belastung	Indikatoren für Belastungen	kompensatorische Hilfen ja	kompensatorische Hilfen nein	Anmerkung z.B. warum nicht
Name des Kindes:	Familiensystembezogene Faktoren	15 Ausbildung/Arbeit/Sozioökonomischer Status	Arbeits- und/oder Lebenssituation innerhalb des eigenen Bildungsniveaus	O	O	O	Arbeitslosigkeit/Sozialhilfe/wechselnde Arbeitsverhältnisse			
		16 psychische Gesundheit der Eltern (KM, KV), Symptome	gute psychische Gesundheit (z. B. minimale Symptome)	O	O	O	Schwerwiegende psychiatrische Symptome oder Ausbleiben von Behandlungserfolgen			
		17 Compliance	gute Compliance und Behandlungserfolge trotz psychischer Erkrankung	O	O	O	fehlende Krankheitseinsicht oder Ausbleiben von Behandlungserfolgen			
		18 Hilfe und Unterstützung für Eltern	Unterstützungssysteme sind vorhanden, bieten Hilfe an bzw. werden in Anspruch genommen Bitte spezifizieren Sie die Art der Hilfe (formal oder informell).	O	O	O	kein Unterstützungssystem verfügbar oder dieses wird nicht genutzt			

Name des Kindes:		Konstrukt	Indikatoren für vorhandene Ressourcen	Ressource	nicht entscheidbar	Belastung	Indikatoren für Belastungen	kompensatorische Hilfen ja	nein	Anmerkung z. B. warum nicht
	Umwelt/sozialraumbezogene Faktoren	19 Sozialkontakte zu nicht auffälligen Peers	Verfügbarkeit von Kontakten zu (gut geeigneten Gleichaltrigen), die Mehrheit der „Freunde“ sind aus dieser Gruppe	O	O	O	keine Kontakte oder die Mehrheit der Kontakte ist mit Gleichaltrigen mit „schwierigem“ Verhalten			
		20 (Schul-) Leistungen	gute schulische/akademische Leistungen oder gute Leistung in anderen Bereichen (z. B. Sport)	O	O	O	Schwierigkeiten im Bereich der akademischen Leistung (z. B. Risiko durchzufallen), keine Interessen			
		21 Verfügbarkeit von Unterstützung und Hilfe für das Kind	Unterstützungssysteme sind vorhanden und bieten Hilfe an Bitte spezifizieren Sie die Art der Hilfe.	O	O	O	kein Unterstützungssystem verfügbar oder dieses wird nicht genutzt			
		22 Interessen, Aktivitäten innerhalb der Community	andere dauerhafte Interessen (Sport, Hobbys) sind vorhanden und werden ausgeübt	O	O	O	keine Interessen beobachtbar oder fehlende Möglichkeiten			
		23 Spiritualität	starke Einbindung des Kindes bzw. der/des Jugendlichen in ein „Glaubenssystem“ (jede Art von Religion oder Ausübung religiöser Rituale)	O	O	O	kein beobachtbares Glaubenssystem oder Einbindung in einen spirituellen Kontext			
		24 Sonstiger zu berücksichtigender Faktor								

Fortsetzung von Tabelle 7

Anmerkungen	
....	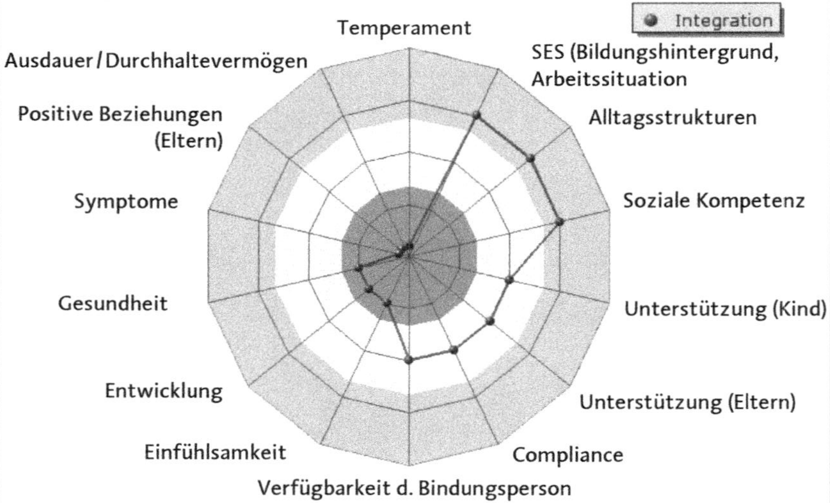

5 Frühe Förderung mit Kleinkindern depressiver Eltern

Die drei weiteren krankheitsspezifischen Kapitel (Depression, Schizophrenie und Persönlichkeitsstörungen) ergänzen die Förderung der Resilienz vor allem um die gemeinsame Arbeit mit den Eltern. Die Kommunikation mit psychisch verletzlichen Eltern in der fachlichen Arbeit steht dabei im Vordergrund. Bei der Auswahl der psychischen Erkrankungen haben wir uns auf solche beschränkt, die in der täglichen Arbeit für Fachkräfte große Herausforderungen darstellen.

5.1 Ressourcen in der Arbeit mit Kindern depressiver Eltern

Eltern, die an Depression erkrankt sind, wissen meist sehr genau, was ihre Kinder an sozialer Aufmerksamkeit, Zuwendung bzw. gemeinsamen Aktivitäten benötigen. Häufig ist auch hohe Motivation von Seiten der Eltern zu beobachten, etwas für die Kinder tun zu wollen oder Hilfe in Anspruch zu nehmen. Dabei stellt freilich die Übernahme von unterstützenden Rollen eine Gratwanderung für die Fachkräfte dar, da die Eltern (meist) sehr genau wissen, dass sie diejenigen sein sollten, die diese Betreuungsleistungen erbringen sollten. Kinder an Depression erkrankter Eltern erscheinen meist sehr hilfsbereit, da sie versuchen, ihre Eltern „aufzuheitern" (Solantaus-Simula 2002).

Auch die Erklärung, was den Eltern „fehlt", ist im Bereich der Depression, im Sinne einer „Schlafkrankheit, Weinkrankheit" für Kinder eher einfacher verständlich, da sie diese Gefühlszustände (z.B. Traurigkeit, Müdigkeit) auch bei sich selbst kennen. An einer Depression zu leiden, erscheint auch in höherem Maße sozial akzeptabel, sodass es leichter für Eltern ist, die Auseinandersetzung mit dieser Diagnose anzunehmen.

5.2 Aus der Sicht des Kindes

5.2.1 Unverständliche Signale

Melanie sieht das *traurige Gesicht* ihrer Mutter. Depression betrifft doppelt so häufig Frauen. Manchmal im Laufe des Tages erlebt sie, dass *die Mutter plötzlich zu weinen beginnt*. Die Betroffenen versuchen, das zu verbergen, und sind sehr oft überzeugt, dass es ihnen auch gelingt.

Obwohl das Verbergen der Symptome mit guter Absicht geschieht, spürt bereits der Säugling die Traurigkeit und leidet mit.

Die *Stimme der Mutter ist leise, Sprache und Bewegungen mit einer gewissen zeitlichen Verzögerung und verlaufen langsamer*. Menschen mit Depressionen bewegen sich wenig, sie sitzen viel oder verlassen kaum das Bett oder die Couch. In Gedanken versunken, hören und erleben sie wenig, was aus der Außenwelt kommt. Die Fragen des Kindes bleiben häufig unbeantwortet, die fehlende Modulation der Stimme lässt Kleinkinder weniger aktiv werden. Für die Betroffenen ist jede Aktivität sehr anstrengend. Dieses fehlende Feedback von der primären Bezugsperson hat fatale Auswirkungen auf Selbstwert- und Selbstwirksamkeit.

Die *Sätze sind unterbrochen oder nicht zu Ende gebracht*. Die Reaktionen auf externe Reize bleiben oft ohne Antwort: Auf diese mangelnden, meist inkonsistenten, teils aufgrund der Überforderung negativen Rückmeldungen versuchen die Kinder anfangs ihrerseits intensivere Impulse zu senden, mit der Erwartung, dass sie dann auch eine Antwort bekommen. Eine Zeit lang bemüht sich der Säugling, die Aufmerksamkeit der Mutter so auf sich zu ziehen, die meisten Babys lernen jedoch „Hilflosigkeit" und „Aufgeben" als Strategie der Frustrationsvermeidung.

Dann hören die Kinder verunsichert auf, ziehen sich zurück, weinen mehr, „verstummen" emotional. Aus der Hospitalisationsforschung ist bekannt, dass Kleinkinder nach drei bis vier Tagen des „Widerstandes" aufgeben. Für den Fall, dass keine ausreichende soziale Unterstützung vorhanden ist, versuchen sie meist, „innerlich" eine Antwort zu finden, wieso es zu dieser Veränderung in der Familie kommt. Größere Kinder suchen den Grund für diese Veränderungen meist bei sich, ohne dies verbalisieren zu können.

In weiterer Folge versuchen die Kinder, den betroffenen Elternteil vor eigenen angenehmen und unangenehmen Erlebnissen zu schützen: Melanie begann ihre Mutter zu vermeiden, um sie – als Hypothese – vor Überforderung zu schützen. Sie ziehen sich verstärkt zurück, bleiben allein.

Alles, was in dieser veränderten Familiendynamik passiert, nehmen die Betroffenen selbst auch wahr. Am Beginn einer Depression investieren Patienten viel Energie in den Versuch, ihr Verhalten „normal" aussehen zu lassen. Sie beobachten die Reaktionen der Umgebung gut, ob sie sich ihrerseits auch richtig verhalten. Sie nehmen die Bedürfnisse ihrer Kinder wahrscheinlich intensiver wahr als der gesunde Elternteil. Sie wissen, wie sie reagieren sollten, die „Lebensenergie" jedoch, die für jede Aktivität notwendig ist, wird immer geringer, sodass die adäquate Reaktion (z. B. in die Arme nehmen, wickeln u.a.) ausbleibt. Im Laufe der Zeit erkennen sie selbst, dass sie immer weniger Kraft für notwendige Reaktionen (sowohl emotional als auch pflegerisch) haben. Schuldgefühle und das Gefühl, dass sie selbst eine Belastung für die Familie werden, nehmen zu.

Ängste, dass z. B. etwas mit dem Kind passieren könnte, wenn es draußen im Garten spielt oder unterwegs ist, sind häufig ein Symptom der Depression. Aus diesem Grund erlauben Betroffene manchmal nicht, dass Kinder allein aus dem Haus (z. B. auf den Spielplatz) gehen, oder sind überfroh, wenn sie wieder „gesund und unverletzt" nach Hause kommen. Diese Reaktion ist für das Kind etwas gänzlich Neues, unverständlich und übertrieben. Wie soll es einerseits das Nichtreagieren der Eltern im Alltag, dann jedoch wieder die Überinvolviertheit in Bezug auf vermeintliche Gefahren interpretieren?

5.2.2 Sorgen und Gedanken, die die Kinder nicht verstehen

Bei schweren Formen einer Depression können Wahnideen vorhanden sein. Wenn die Betroffenen unter dem Einfluss von *Schuldwahn* oder *Versündigungsideen* stehen, schildern sie, dass sie ihr Leiden verdienen, und zwar aufgrund von vielen Fehlern, die sie irgendwann gemacht haben. Das Kind hört von der Mutter: *„Ich bin schuld, das Ganze habe ich verdient."* Den gemachten Fehler erleben die Kinder zwar nicht mit, sie hören meist auch nichts davon vom Erkrankten, sie sehen nur tiefes Leiden.

Im Laufe der Erkrankung, wenn sich die Kräfte zur Realitätskontrolle über diese Sorgen und Ideen erschöpfen, erzählen die Erkrankten über vor vielen Jahren gemachte vermeintlich katastrophale Fehler: Wie sie z. B. während eines Streites schlecht über den Ehemann oder den Freund sprachen, oder „damals" vermehrt Alkohol tranken, an einer falschen Fakultät studierten oder die Geburt unnötig verlängerten. Kleine Kinder können jedoch kognitiv keinen Zusammenhang zur gegenwärtigen Situation herstellen, sie erhalten nur die Botschaft, wie „arm" die Mama ist und dass sie besonders Rücksicht nehmen müssen.

Beim *Verarmungswahn* hören die Kinder, dass die Familie sehr arm ist oder verarmen wird. Die Eltern werden plötzlich sehr sparsam, manchmal vermeiden sie zu essen. Zwischen den realen gut situierten Verhältnissen, die das Kind erlebt (in der Garage steht ein Auto, ein neuer Computer wird gekauft), und den

Äußerungen des betroffenen Elternteiles besteht eine unverständliche Diskrepanz. Kinder reagieren ratlos, verunsichert, hilflos, verzweifelt. Die Wahrnehmung des eigenen Realitätsbildes steht unter einem mehrfachen Fragezeichen.

Beim *hypochondrischen Wahn* äußert der betroffene Elterteil, dass er oder sie an einer unheilbaren Erkrankung leidet oder der Tod bald kommt. Größere Kinder, die die Bedeutung des Wortes „Tod“ oder „Sterben“ verstehen, können in anhaltender Angst vor dem Verlust der Mutter oder des Vaters leben. Wenn Mütter befragt werden, ob sie mit ihrem Kind über ihre depressive Stimmungen gesprochen haben, lautet die Antwort oft „nein“, damit ihre Kinder nichts bemerken. Andererseits bedeutet dieser Wunsch, die Krankheit zu verbergen, auch Hoffnung auf Genesung, selbst wenn häufig die Kraft fehlt, darüber zu sprechen: „Mir tut mein Kind so leid, wenn ich darüber zu sprechen beginne. Ich mag mein Kind nicht verunsichern, wenn ich ihm sage, dass es mir nicht gut geht.“

5.2.3 Alltagsstrukturen, die zusammenbrechen

Eine depressive Episode entwickelt sich üblicherweise allmählich. Die anfangs „normale“ Traurigkeit, die immer eine alltägliche Erklärung hat, verliert ihre „Normalität“. Dies dauert oft lange. Jede mögliche Erklärung (Erkältung, viel zu tun, anstrengende Arbeit usw.) verliert an Glaubwürdigkeit. Diese Normalität geht auf die „Substanz“. Menschen mit einer Depression bringen immer weniger Kraft auf, diese Normalität zu „pflegen“. Kinder bemerken, dass sich die Mutter oder der Vater öfters niederlegt. Kurz nach dem Aufstehen, schon vormittags, gehen sie wieder zu Bett. Eine unerklärliche Müdigkeit ist zu beobachten. Immer mehr Pflichten bleiben unerledigt. Bei traditionellen Rollenverteilungen ist dies früher zu erkennen, dass sich etwas verändert. Der Vater beginnt zu kochen oder zu bügeln, was er früher wahrscheinlich sehr selten oder nie gemacht hat. Dies ist jedoch ganz anders, wenn die Kinder allein mit einer depressiven Mutter oder einem depressiven Vater leben. Dann übernehmen sie selbst meist die existenziell notwendigen Tätigkeiten im Haushalt. In diesem Fall sind es die Kinder selbst, die versuchen, die Alltagsexistenz zu sichern.

Gegenüber der Umgebung pflegen Kinder dann das „heile Bild“ der Familie. Bei vielen, die solche Elternrollen übernehmen oder übernehmen müssen, ist zu beobachten, dass sie sich viel „erwachsener“ als andere Kinder verhalten. Der Preis dafür ist jedoch der Verlust der „Kindlichkeit“ und letztendlich der Kindheit selbst. Im späteren Alter schildern Adoleszente häufig das Gefühl, permanent überfordert oder ausgenutzt worden zu sein. Bisweilen wird versucht, „helfende Berufe“ anzunehmen, da der eigene Selbstwert über das Übernehmen von Verantwortung und Hilfe vermehrt definiert wird.

Bei Kleinkindern, die noch nicht über diese lebenspraktischen Fähigkeiten verfügen, besteht ab diesem Zeitpunkt die akute Gefahr der Vernachlässigung, sodass dringend sozialarbeiterische Unterstützung notwendig wird. Grundvoraussetzung ist jedoch Zivilcourage des sozialen Netzwerkes, die Bedürftigkeit des Kindes und der Familie auch zu erkennen und zu benennen.

5.3 Wie erkenne ich als Helfer eine depressive Erkrankung?

Professionelle Hilfe erfordert:

a das Wissen um Ursachen,
b das Wissen um den Verlauf,
c das Wissen um die Symptome und deren Behandlungsmöglichkeiten,
d die Fähigkeiten der Wahrnehmung der Symptome,
e die Fähigkeit, über dieses Wissen kommunizieren zu können und
f die Fähigkeit zu intervenieren.

5.3.1 Depression als Krankheit: das Wissen um die Ursachen

Die genauen Ursachen der Depression als seelische Erkrankung sind noch weitgehend unbekannt, jedoch auch hier spielt häufig das Zusammenspiel zwischen biologischen, psychologischen und sozialen Faktoren eine Rolle (Kapitel 4). Generell gilt, dass die Depression eine Krankheit wie jede andere ist, d.h., sie benötigt professionelle Behandlung und regelmäßige Kontrollen.

!

Zur Vertiefung: biologische Faktoren

Als Erklärungsmodell der Depression im biologischen Sinne gilt ein *neurobiochemisches* Konzept. Dabei geht man davon aus, dass das Gleichgewicht im Stoffwechsel des Gehirns gestört ist. Bei Depressionen spielen besonders die Botenstoffe Serotonin und Noradrenalin eine wichtige Rolle. Eine andere *biochemische Erklärung der Depression* stellt ein Hormon in den Mittelpunkt. Dieses Hormon,

CRH, reguliert seinerseits die Ausschüttung des Stresshormons Cortisol. Menschen mit Depression befinden sich dadurch in einer Art „Dauerstress", weil CRH und damit Cortisol im Übermaß produziert werden. Genauso wie es biologische Ursachen für Depressionen gibt, gibt es auch biologische Auslöser. Diese können z. B. Veränderungen im Hormonsystem (nach der Geburt, in den Wechseljahren), körperliche Erkrankungen (z. B. an der Schilddrüse) sein oder eine chronische Überbelastung. Depressionen können auch durch körperliche Erkrankungen begründbar sein. Dabei ist jedoch eine genaue Abklärung eventueller Erkrankungen wichtig. Außerdem können viele Medikamente und Drogen Depressionen verursachen, z. B. bestimmte Medikamente gegen Bluthochdruck und Herzrhythmusstörungen, hormonelle Verhütungsmittel, Antibiotika, Mittel gegen grünen Star, Beruhigungsmittel und Alkohol.

5.3.2 Depression als Krankheit: das Wissen um den Verlauf

Depression ist eine lebenslange Erkrankung, die meist phasenweise verläuft. Bei der Hälfte aller an Depression Erkrankten kommt es nach der ersten depressiven Phase zu weiteren. Die Abstände zwischen den einzelnen Phasen können sehr stark variieren (von einigen Monaten bis zu vier oder fünf Jahren). Im Laufe der Erkrankung werden die Abstände meist kürzer. Bei zwei Drittel der Erkrankten heilt die Phase komplett aus (öfter unter medikamentöser Therapie, seltener nur unter Psychotherapieverfahren). Sehr selten können diese Phasen auch ohne therapeutische Maßnahmen abklingen.

Das größte Risiko einer Depression ist der Selbstmord. Die für Depressionen typische Hoffnungslosigkeit mündet – geschätzt – bei jedem zehnten Betroffenen in einem Suizid. Unter allen Krankheiten, die ein suizidales Risiko mit sich bringen, steht die Depression mit Abstand an der Spitze. Aufgrund ihres hohen Leidensdruckes sind die Betroffenen sowohl selbstmordgefährdet als auch fremdgefährdend, z. B. wenn eine Mutter auch ihr Kind oder ihre Kinder in den Selbstmord mitnimmt, weil das Leben unerträglich ist und die Kinder nur von unnötigem Leiden befreit werden sollen. Dies tritt relativ selten auf, wird jedoch in den Medien meist sehr hochgespielt.

5.3.3 Depression als Krankheit: das Wissen um die Symptome

Menschen mit Depression leiden unter anhaltender deutlich gedrückter, pessimistischer Stimmung und / oder verlieren das Interesse für die meisten Tätigkeiten. Depression wird sehr oft auch die „Losigkeits“-Erkrankung genannt, weil Antriebs-, Hoffnungs-, Lust-, Freude-, Appetit-, Interesselosigkeit sehr oft vorhanden sein können.

Zur Vertiefung: Anzeichen einer Depression

Eine Depression wird nach DSM-V als depressive Episode und nach ICD-10 als Major Depression diagnostiziert. Die Symptome, die für eine Diagnose jeweils vorliegen müssen, sind nach DSM-V und ICD-10 relativ übereinstimmend. Damit Fachkräfte die diagnostischen Kriterien besser wahrnehmen können, auch wenn sie nicht in erster Linie im Bereich der Psychiatrie tätig sind, wurden die Symptome didaktisch in vier Kategorien angeordnet (etwas abweichend vom DSM-V), und zwar in den Kategorien Fühlen, Denken, Verhalten und körperliche Reaktionen.

Fühlen

- depressive Stimmung beinahe den gesamten Tag, beinahe jeden Tag, berichtet durch subjektive Angaben (z.B. fühlt sich traurig oder leer) oder von anderen beobachtet (z.B. erscheint weinerlich); kann von Kindern und Jugendlichen auch als gereizte Stimmung charakterisiert werden
- deutlich vermindertes Interesse oder Freude an allen oder fast allen Aktivitäten, die meiste Zeit des Tages, fast jeden Tag

Denken

- wiederkehrende Gedanken an den Tod (nicht nur die Angst vor dem Sterben), wiederkehrende Suizidgedanken ohne spezifischen Plan bzw. ein Suizidversuch oder ein konkreter Plan, Selbstmord zu begehen
- verminderte Fähigkeit zu denken bzw. sich zu konzentrieren oder Entscheidungsunfähigkeit beinahe jeden Tag

Verhalten

- psychomotorische Unruhe (höhere Aktivität) oder Verlangsamung beinahe jeden Tag

- Müdigkeit oder Energieverlust beinahe jeden Tag
- Gefühle der Wertlosigkeit oder übermäßige bzw. unangemessene Schuldgefühle fast jeden Tag

Körperliche Reaktionen
- deutlicher Gewichtsverlust ohne Diät oder Gewichtszunahme (z.B. eine Schwankung von mehr als 5% des Körpergewichts in einem Monat) oder die Ab- bzw. Zunahme des Appetits beinahe jeden Tag
- Schlaflosigkeit oder extreme Schläfrigkeit beinahe täglich

Die Symptome bessern sich durch Trauerarbeit (nach dem Verlust eines geliebten Menschen) nicht.

5.3.4 Behandlung der Depression

Depressionen können *erfolgreich* behandelt werden, sie müssen nicht – wie landläufig gemeint – „ertragen werden“. Die Therapie erfolgt entweder ambulant oder stationär, je nach Schweregrad. Es ist sehr wichtig, zu wissen, dass eine depressive Phase *durch fachliche (ärztliche) Hilfe viel schneller bewältigt werden kann. Deswegen sollte eine solche so früh wie möglich in Anspruch genommen werden.* Für Patienten, aber auch für Angehörige, die Angst vor eigenem Kontrollverlust oder einem möglichen Selbstmord haben, ist die Krankenhausaufnahme eine Entlastung. Für andere kann die Aufnahme eine Belastung darstellen, und zwar als Angst vor Stigmatisierung oder Abwesenheit von zu Hause und der Familie, verbunden mit der Gefahr einer Verschlechterung. Von Anfang jedes therapeutischen Verfahrens an ist es wichtig, dass Familienangehörige mit in die Therapie einbezogen und über das Erscheinungsbild, die guten Behandlungsmöglichkeiten und die Prognose informiert werden

Die Therapieverfahren bei Depressionen

1. **Antidepressiva zur Akutbehandlung und als Schutz vor Rückfällen:** Die medikamentöse Therapie ist die Therapie der ersten Wahl bei der Behandlung von Depressionen. Die Medikamente, die zur Anwendung kommen, – so genannte Antidepressiva – wirken stimmungsaufhellend, antriebssteigernd, beruhigend und angstlösend. Das Risiko von Nebenwirkungen neuester Antidepressiva ist sehr gering. Die Kombination einer medikamentösen Therapie mit begleitender Psychotherapie bringt die besten Ergebnisse.

Nach der ersten depressiven Episode *sollten* Antidepressiva als Schutz vor einem möglichen Rückfall bis *mindestens sechs Monate* nach Abklingen der depressiven Phase eingenommen werden. Bei Wiederholung einer depressiven Episode ist eine lebenslange medikamentöse Therapie, in geringeren Gaben, zu erwarten. Unter Medikamenten werden

- die depressiven Phasen verkürzt und gemildert, sodass:
- eine mögliche notwendige stationäre Behandlung vermieden werden kann.
- Die Dauer der normalen beruflichen und familiären Aktivität wird verlängert.
- Weiterhin ist eine höhere Lebenserwartung zu beobachten.

2 **Psycho- und Soziotherapie:** Mehrere psychotherapeutische Verfahren können bei der Behandlung von Depressionen zum Einsatz kommen, in erster Linie dann, wenn in der Lebensgeschichte der Betroffenen belastende Ereignisse festzustellen sind. Über die spezifische Wirksamkeit gibt es kaum Konsens. Eine positive Wirkung dieser verschiedenen Therapieverfahren ist nachweisbar, jedoch sind die Mechanismen noch nicht völlig klar. Voraussetzung für eine psychotherapeutische Intervention ist, dass der Betroffene insoweit belastbar sein sollte, sich mit massiv emotionalen Lebensereignissen auseinander setzen zu können. Das Risiko: Bei wenig erfahrenen Psychotherapeuten besteht die Möglichkeit einer Verschlechterung des depressiven Zustandes, was die Selbstmordgefährdung des Patienten erhöhen kann.

3 **Lichttherapie:** Es kann eine saisonale Häufung von Depressionen („Winterdepression") beobachtet werden, bei denen Licht eine Besserung erbrachte. Bei der Lichttherapie wird der Patient bis zu zwei Stunden täglich sehr starkem Licht (mindestens 2000 Lux) ausgesetzt, dies entspricht ungefähr dem Licht eines hellen Sommertages (ein durch normale Glühbirnen erhellter Raum reicht nicht). Die Behandlung ist nebenwirkungsfrei und vor allem bei saisonalen Depressionen ein guter Zusatz zur antidepressiven Therapie.

4 **Schlafentzug:** Schlafentzug bedeutet eine durchwachte Nacht. Bei manchen depressiven Patienten kann dies zu einer deutlichen Besserung der depressiven Verstimmung führen. Man unterscheidet:

- *partiellen Schlafentzug:* Der Patient wird um ein oder zwei Uhr morgens geweckt.

- *kompletten Schlafentzug:* Der Erkrankte wird die ganze Nacht wachgehalten.

Die Behandlung kann nach ca. einer Woche wiederholt werden und hat kaum Nebenwirkungen. Schon ein kurzer Schlaf während des Schlafentzugs bzw. am Morgen danach hebt die Wirkung des gesamten Schlafentzugs auf. Die Betroffenen sollten daher tagsüber komplett angezogen bleiben und sich nicht im Schlafzimmer aufhalten. Ruhepausen auf dem Bett sind ebenfalls nicht erlaubt.

Nebenwirkung: Die Schlafentzugstherapie birgt das Risiko schneller Rückfälle.

5 **Elektrokrampftherapie (EKT):** Das Ansehen der Elektrokrampftherapie ist in der Öffentlichkeit sehr schlecht. Deswegen wird sie als Therapieform von vielen Kliniken abgelehnt. Zu Unrecht, da sie auch heute noch als unverzichtbar bei der Behandlung von lebensbedrohlichen schweren therapieresistenten bzw. wahnhaften Depressionen gilt, bei denen keine andere Therapie hilft, Obwohl sehr wirkungsvoll, besitzt die EKT nur eine kurzfristige Wirkdauer, was jedoch ausreicht, um die Betroffenen aus einer schweren Depression heraus zu holen. Ein Einsatz ist laut Stellungnahme des Wissenschaftlichen Beirats der Bundesärztekammer erst nach sorgfältiger Überprüfung mehrerer Kriterien angezeigt. Entscheidend für eine entsprechende Beurteilung sind a) die Diagnose, b) die Schwere der Symptome, c) die Behandlungsvorgeschichte sowie d) die Abwägung zwischen Nutzen und Risiken unter Berücksichtigung anderer Behandlungsoptionen. Nach Feststellung einer Indikation ist auch der Wunsch des Patienten zu berücksichtigen.

5.4 Konkrete Fördermaßnahmen im Lebenskontext einer depressiven Erkrankung

Im Vordergrund der Förderung von Kindern von an Depression erkrankten Eltern steht das Herstellen von Situationen, in denen:

- die Kontaktfähigkeit zum erkrankten Elternteil aufrechterhalten bleibt und
- sich das Kind als Handelnder erlebt.

Wie bereits ausgeführt, liegt ein Hauptrisiko bei Familien mit Depression in der Unvorhersagbarkeit, manchmal auch dem kompletten Fehlen von Reaktionen des erkrankten Elternteiles. Manchmal ist für das Kind die Mutter gut ansprechbar, in Phasen tiefer Krise und Niedergeschlagenheit wird das Kind mit völliger Stille, Unkontrollierbarkeit und Unvorhersehbarkeit der Situation konfrontiert. Es ist vor allem diese Unvorhersehbarkeit, die mit unsicherem Bindungsverhalten, erhöhter Ängstlichkeit, geringer Expressivität auf Sprachebene und aktivem Explorationsverhalten und verringerten Rückmeldungen einhergeht. Interventionen in der Frühförderung sind für gewöhnlich auf drei Ebenen angesiedelt:

- auf der Ebene kindzentrierter Förderung,
- auf der Ebene der gemeinsamen Arbeit mit Eltern- oder dem erweitertem Familiensystem, was z.B. auch die Arbeit mit Geschwisterkindern umfasst und
- auf der Ebene transdisziplinären Austausches.

Die Basis für die Fachkraft stellt das Erkennen von Symptomen und das Kommunizieren darüber dar, deshalb beginnen wir auch mit der Eltern- bzw. Familienarbeit. Ziel dieses Abschnittes ist es, Fachkräften in der Frühförderung für diskrete Zeichen zu sensibilisieren und Kommunikationsstrategien zur Verfügung zu stellen.

5.4.1 Depression oder Traurigkeit: das Wahrnehmen von Symptomen

Jeder Mensch empfindet neben Freude auch Traurigkeit. Stimmungsschwankungen, die in der Umgangssprache ebenfalls als „Depressionen" bezeichnet werden, gehören zum alltäglichen Leben. Nicht jede traurige Stimmung ist eine Depression.

Konfrontiert sein mit einer depressiven Person ist nicht einfach. Die Reaktionen, die beim Helfer entstehen können, sind vielfältig: von Mitleid, weil beinahe jeder von uns ein solches Gefühl einmal in seinem Leben erlebt hat, bis hin zur Hilflosigkeit, da meistens der einzige Ausweg aus einer Depression eine medizinische Hilfe darstellt. Für die nicht medizinischen Fachkräfte stellen sich die nächsten ganz menschlichen Fragen:

- Wie kann ich helfen?
- Kann ich überhaupt helfen?

- Darf ich mich als eine fremde Person in die Traurigkeit des anderen einmischen?
- Darf ich als Helfer in der Familie Fragen stellen?
- Wenn ja, welche und wie?

Tab. 8: Unterschiede zwischen Trauer und Depression

Traurigkeit	Depression
Die Stimmung *ist immer* unmittelbar mit einem wichtigen und für den Betroffenen großen Verlust verbunden.	Die Stimmung *ist nicht immer* unmittelbar mit einem wichtigen und für den Betroffenen großen Verlust verbunden.
Diese Menschen sind von ihrer Trauer *durchaus ablenkbar* (z. B. eine erzählte Anekdote aus dem Leben des Verstorbenen kann sie zum Lächeln oder sogar Lachen bringen).	Menschen mit Depression sind von ihrer Trauer *überhaupt nicht ablenkbar.*
Traurige Menschen *spüren ihre Traurigkeit.*	Menschen mit Depression klagen, dass sie *nicht das Gefühl der Trauer verspüren.*

Jede Information, die das Bild über die Depression klarer macht, ist für den professionellen Helfer auch im Frühbereich sehr wichtig. Abhängig von der Klarheit dieses Bildes können Interventionen besser geplant und ihre Effizienz gesteigert werden, sodass die maximalen Ressourcen des Betroffenen genutzt werden können. Fragen dürfen gestellt werden, jedoch mit viel Respekt, Verständnis und ohne Überheblichkeit.

Nicht zu vergessen ist, dass bei einer Depression Erlebnisse nicht mit rationalen Argumenten korrigierbar sind. Das Argument, das alles „ist ja nicht so schlimm“ oder „man muss sich nur zusammenreißen“, „es wird schon wieder alles gut“, hilft einem Menschen mit Depression nicht, sondern vermittelt noch dazu das Gefühl, dass er nicht verstanden wird.

Die Depression als Zustand depressiver Verstimmung

Diese wird von jedem Betroffenen anders erlebt und beschrieben. Die einen fühlen sich niedergeschlagen, hoffnungslos und verzweifelt, andere betonen, dass sie nicht zu echten Gefühlen wie Freude und Trauer fähig sind (Gefühl der *Gefühllosigkeit*). Sie fühlen sich „leer“ und innerlich „wie ausgebrannt und abgestorben“. Die Betroffenen können sich auch selbst nicht mehr positiv wahrnehmen und fühlen sich wertlos oder als Belastung für den Partner oder die ganze Familie.

Sie grübeln über alle Fehler, die sie im bisherigen Leben gemacht haben. Diese „Fehler", die so alltäglich und normal sind, gewinnen an Schwere. Es gibt keine Hoffnung, dass eine Besserung möglich wäre, auch keine Zukunft. Der eigene Zustand erscheint aussichtslos. Alles wird sehr mühsam. Nach einiger Zeit ist das Weiterleben häufig unerträglich und sinnlos, sodass einige Betroffene *den Selbstmord* als den letzten Ausweg sehen, um sich und die Angehörigen zu „erlösen". *Selbstmordgedanken, Selbstmordvorstellungen*, Selbstverletzungen oder *Selbstmordhandlungen* sind Schritte näher zum Suizid, die durch Selbstmord beendet werden können.

Depression als Zustand mit Tagesschwankungen

Tagesschwankungen treten nicht bei jedem Betroffenen auf. Aber wenn sie präsent sind, dann ist die Stimmung meistens morgens, nach dem Aufwachen, auf dem Tiefpunkt (Morgentief), im Laufe des Tages (gegen Mittag) bessert sich dies, um sich unter Umständen bis zum Abend manchmal weitgehend zu normalisieren. Als Helfer in der Familie ist die Information über die Tagesschwankungen insofern wichtig, als Besuche oder Fördereinheiten darauf abgestimmt werden können und somit die Effizienz der Förderarbeit höher wird.

Fragen Sie einfach den Betroffenen, wann der Antrieb am schlechtesten/am niedrigsten ist. Wenn dies vormittags passiert (Morgentief), sollten Sie Ihre Besuche nachmittags organisieren. Bei niedrigerem Antrieb ist jede Information oder Anforderung Ihrerseits überfordernd.

Depression im Zusammenhang mit körperlichen Beschwerden

Verstopfung, Kopfschmerzen, Muskelkrämpfe, Ohrgeräusche, Übelkeit, Magenbeschwerden, Schwindel, unklare Herz- und Kreislaufstörungen sowie Störungen der Sexualfunktion können auch als Teil der gesamten depressiven Symptomatik vorhanden sein. Diese Beschwerden können eine Depression verdecken (maskieren) und die ärztliche Aufmerksamkeit in Richtung einer körperlichen (somatischen) Erkrankung führen. Wenn aber eine allgemeine ärztliche Untersuchung keine körperliche Ursache für die Beschwerden findet und die Betroffenen trotzdem immer wieder von einem Arzt zum anderen gehen (Doctor-Hopping), dann ist es sehr wahrscheinlich, dass es sich um eine Depression handelt. Weil diese Depressionen hinter den körperlichen Symptomen – wie hinter einer Maske – versteckt sind, nennt man sie „maskierte" oder „larvierte" Depression.

Wenn Sie hören, dass ein Elternteil über verschiedene körperliche Beschwerden klagt, fragen Sie, ob eine ärztliche Untersuchung durchgeführt wurde und dabei etwas herausgefunden wurde. Ihre Pläne und Erwartungen in Bezug auf den gesamten Frühförderprozess sind ganz unterschiedlich, wenn ein erkrankter Elternteil an einer somatischen oder an einer psychischen Erkrankung leidet. *Vorsicht:* Wenn Ihnen klar ist, dass die Mutter oder der Vater eigentlich an einer Depression leidet, sagen Sie nicht offen Ihre Meinung, insbesondere nicht am Anfang der Frühförderung, wenn Sie noch das Vertrauen in der Familie aufbauen. Noch immer gilt die Überzeugung, dass es „normaler" oder „menschlicher" ist, an einer körperlichen als an einer seelischen Erkrankung zu leiden. Als Fachkraft sollten Sie nicht versuchen, die Patienten von der psychischen Ursache der Symptome zu überzeugen, da die Erkrankten häufig rationalen Argumenten nicht zugänglich sind. Es ist meist ein langer individueller Prozess der Ausschlussdiagnose (was es alles somatisch nicht ist), bis Menschen mit einer psychischen Erkrankung akzeptieren können, dass es sich um eine solche handelt.

Unsicherheit und Angst bei Depression

Vermindertes Selbstwertgefühl und Selbstvertrauen treten bei Depressionen sehr oft auf. Bilder depressiver Menschen spiegeln die Mut- und Energielosigkeit häufig wider. Angst und Unsicherheit in Bezug auf die eigenen Fähigkeiten spielen häufig eine Rolle. Aufgrund ihrer Unsicherheit trauen sich diese Menschen immer weniger und weniger. Sie müssen sich zunehmend zusammenreißen, um Tätigkeiten durchzuführen, die ihnen vor der Depression leicht von der Hand gingen. Das Spielen im Hof mit dem Kind wird zur Anstrengung, auch die Gespräche mit Nachbarn. Alltagstätigkeiten und Aktivitäten fallen mehr und mehr aus. Es zeigen sich erste Anzeichen von Vernachlässigung

- die eigene Person oder das Lebensumfeld sowie
- das Kind betreffend (der Säugling ist nicht gewickelt vor der Frühförderung, Wäschestapel häufen sich im Badezimmer usw.).

Energielosigkeit, Ermüdbarkeit und Antriebshemmung

Alles, was früher leicht war, ermüdet den Betroffenen sehr schnell. Energiemangel drückt sich auch in der Mimik aus: Der Gesichtsausdruck ist leidend oder starr, die Sprache leise, verarmt und verzögert. In Extremfällen kommt es zu einem depressiven Stupor. Bei solchen Fällen ist der Erkrankte stumm und wie erstarrt, reagiert kaum mehr auf Aufforderungen, sodass keine verbale Kontaktaufnahme mehr möglich ist.

Soll ich die Eltern in der Fördereinheit motivieren, sich doch zu beteiligen, oder soll ich sie ausruhen lassen? Es ist die eigene Entscheidung des Helfers, ob er den an

Depression leidenden Elternteil in der Fördereinheit motivieren will oder nicht. Mit kleinen Anforderungen oder Teilnahme an einfachen Handlungsbögen (Interaktionsspiele) können Sie die Belastbarkeit der Patienten „checken". Wenn die Teilnahme des erkrankten Elternteiles die Fördereinheit „stört", dann ist es auch für ihn besser, nicht teilzunehmen und sich „auszuruhen". Die eigene geringe Belastbarkeit wird von den Betroffenen meist klar erkannt und soll ernst genommen werden. Wenn Menschen mit Depression während des Frühförderungsprozesses selbst erfahren, dass sie mitmachen dürfen und etwas erfolgreich abschließen können (z.B. ein Spiel), wirkt dies meist selbstwertstärkend. Obwohl solche positiven (euthymen) Erlebnisse nur eine kurzfristige Wirkung haben, ist es wichtig, dieses Gefühl der eigenen Handlungsfähigkeit und Selbstwirksamkeit positiv zu „nähren". Der Weg der Einbindung ist ein sehr langsamer und fordert die Geduld der Fachkräfte heraus, da nur sehr kleine Schritte zu erwarten sind.

Verlust an Interessen

Häufig ist ein Verlust an Interessen zu beobachten. Dinge, die früher Freude bereitet haben, verlieren plötzlich ihren Aufforderungs- und Lustcharakter. Die Beschreibung des Alltags des depressiven Elternteiles während eines angemessenen Zeitraumes (z.B. innerhalb einer Woche) gibt Informationen über die Lebensqualität des Betroffenen. Es ist aber wichtig, dass ein Unterschied zwischen früherer und aktueller Lebensqualität im Sinne eines Rückganges besteht. Die Frühförderung ist weder für die *Freizeitgestaltung noch für die Animation Erkrankter zuständig.*

Aufgrund des Interessenverlustes muss damit gerechnet werden, dass kaum Rückmeldungen oder Mitteilungen über den Förderungsprozess von Seiten des Erkrankten kommen. Dies hat nichts mit der Professionalität der Arbeit zu tun, sondern hängt primär mit der krankheitsbedingten Interesselosigkeit zusammen. Menschen mit Depression interessieren sich oft sehr wenig oder überhaupt nicht mehr, was in der Fördereinheit passiert.

Innere Unruhe

Dies ist ein Aspekt, der Patienten fast immer quält. An häufigsten erleben die Betroffenen die innere Unruhe als Druck, Spannung, Zittern im ganzen Körper, Druck im Brustbereich. Im Extremfall kann sich diese innere Unruhe auch durch eine körperliche (motorische) Unruhe manifestieren, die sich bis zur psychomotorischen Agitiertheit steigern kann. Dann atmen die Betroffenen laut, seufzen, die Hände sind unruhig, sie ringen mit den Händen, während des Besuches bewegen sie sich oft ziellos hin und her oder laufen rastlos auf und ab. Eine geringere Ausprägung dieser Unruhe tritt häufig nur sehr versteckt auf, da sie durch Alltagsaktivitäten und „Geschäftigsein" gut verdeckt werden kann: Die Mutter bleibt nur kurz am Beginn der Fördereinheit sitzen, geht dann in die Küche, beginnt eine Mahlzeit zu kochen, kommt wieder ins Kinderzimmer, fragt spontan, ob das Kind etwas trinken möchte, fängt mit etwas anderem an etc.

Wie wirkt sich diese innere Unruhe in der Förderung eines Kindes aus? Die innere Unruhe kann mit geringerer Stresstoleranz verbunden sein: Bereits geringe Stressfaktoren lösen hohe motorische Reaktionen aus:

Das 2;5-jährige Kleinkind, das seiner Mama zeigen möchte, wie toll es „Unfälle mit Autos spielen kann", wird aus heiterem Himmel beschimpft. Aus Ungeduld wird das 3-jährige Kleinkind noch immer gefüttert, da der erkrankte Elternteil das Tempo des Kindes nicht „aushält". Der Wunsch der Fachkraft, dass die Mutter an einer Fördereinheit teilnehmen sollte, kann die bereits vorhandene Belastung verstärken. Das ist für beide Seiten nicht effektvoll. Agitation kann nicht durch zusätzliches Tun oder Einbindung in die Fördereinheit reduziert werden. In diesem Fall sollte die Fördereinheit außerhalb des Hauses stattfinden.

Depression als Denkhemmung oder Denkverlangsamung

Das *Denken* ist erschwert und verlangsamt. Inhaltlich dominiert das *Grübeln* (die Gedanken kreisen oft nur um gleiche Themen). *Wichtig:* Wahnideen sind nicht durch rationale Fakten korrigierbar, d.h., es soll nicht versucht werden, diese Ideen mit Argumenten zu korrigieren. Im Gegenteil, die mit der Förderung des Kindes betraute Fachkraft läuft Gefahr, das Vertrauen in der Familie zu verlieren. Für Helfer ist es wichtig, zu wissen, dass Wahnideen ein Zeichen dafür sind, dass der betroffene Elternteil an einer schweren Depression (oder anderen Psychose) leidet.

Verminderte Konzentration, Aufmerksamkeit und Gedächtnis

Vergesslichkeit und Konzentrationsstörungen sind häufige Begleiterscheinungen. Die Umwelt reagiert meist mit Unverständnis und bisweilen mit Aggression, wenn einfache Aufträge nicht ausgeführt werden: „Warum haben Sie nicht beim Arbeitsamt angerufen, das Kindergeld noch nicht beantragt usw." Einfache Aufträge oder Pläne werden nicht oder nur teilweise durchgeführt. Im Zusammenhang mit Energielosigkeit kann dies freilich so weit führen, dass der betroffene Elternteil auch „vergisst", das Baby zu füttern oder zu wickeln. Bei ungefähr einem Viertel schwerer Wochenbettdepression – ohne Vorhandensein stabiler sozialer Netzwerke (Partner, Großeltern, andere Verwandte) – müssen Kinder, wenn auch nur temporär, fremduntergebracht werden. Diese Information ist für Helfer wichtig, weil sich darin das geringe Leistungsniveau der Erkrankten widerspiegelt. Erwartungen an die Zusammenarbeit, eine effektive Teilnahme oder kleine Arbeitsaufträge an den erkrankten Elternteil im Frühförderprozess sollten diesem Niveau angemessen sein.

5.4.2 Depression macht Helfer hilflos? Die Fähigkeit, über dieses Wissen mit dem Betroffenen kommunizieren zu können

Wenn bemerkt wird, dass in der Familie ein Elternteil psychische Probleme hat, ist es zunächst wichtig, *Hilfe für die erkrankte Mutter oder den erkrankten Vater zu organisieren.* Dies bedeutet vor allem, offen, aber vorsichtig den Betroffenen in Bezug auf seine Traurigkeit anzusprechen, ohne dabei ihn/sie „zu verletzen". Offen zu reden über die Traurigkeit des anderen ist für beide Seiten nicht einfach. Sehr oft wird befürchtet, dass der andere dadurch noch mehr verletzt werden könnte. Erfahrungen zeigen, dass im Normalfall ein Gespräch mit Liebe, Respekt und Mitgefühl für den Zustand des Betroffenen die „Tür" zur Depression eröffnet, was eigentlich das Ziel sein sollte. Phänomene der Einigung sind nicht zu vergessen.

Vermitteln Sie dem Betroffenen, dass Sie seine Traurigkeit sehen oder spüren, dass Gesicht, Stimme oder Bewegungen dies deutlich ausdrücken. Wenn wir eine Botschaft von uns an den depressiven Menschen auf der Gefühlsebene senden, dann können sich diese uns auch mitteilen und öffnen. Diese „Öffnung" geschieht meistens durch Weinen, oder die Betroffenen beginnen darüber zu reden, was sie erleben. Seien Sie verständnisvoll für das Leiden dieser Menschen. Traurig zu sein ist menschlich. Vermitteln Sie diese Botschaft.

Sehr oft haben depressive Menschen das Gefühl, dass das, was sie erleben, einzigartig auf dieser Welt ist und sie die Einzigen (in ihrer depressiven Welt) sind. Zu vermitteln, dass Depression eine menschliche Daseinsmöglichkeit ist, die viele betrifft, gibt ihnen wieder das Gefühl, ein Teil dieser Welt zu sein.

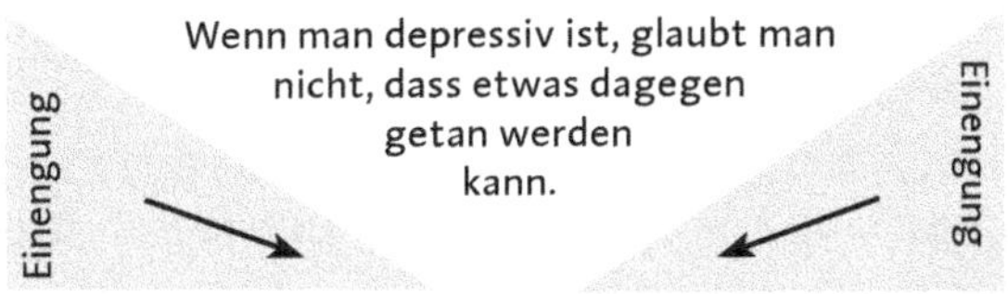

Abb. 13: Die Einengung des Denkens

Menschen mit Depression versuchen ihre eigene Familie vor der Traurigkeit zu schützen. Das bedeutet auch, mit allen Mitteln gegen diese Traurigkeit zu kämpfen. Vielleicht sind Sie als Fachkraft die erste Person, mit der die Mutter offen reden kann. Das kann eine wichtige Unterstützung sein.

Beurteilen Sie nicht, wie z. B. der Haushalt aussieht. Das wissen die Betroffenen selbst. Wenn Sie spüren, dass der betroffene Elternteil von einem Hausbesuch zum anderen tiefer in die Depression sinkt, *fragen Sie, ob schon eine professionelle, d.h. ärztliche Hilfe in Anspruch genommen wird.*

Wenn eine Depression länger dauert und sich immer mehr verschlechtert, erhöht sich die Wahrscheinlichkeit, dass auch *Selbstmordgedanken* auftreten. Die Verantwortung, jemanden auf Selbstmordgedanken anzusprechen, ist groß. Haben Sie jedoch keine Angst. Stellen Sie wieder mit Verständnis und Respekt ganz einfach die Frage: „Haben Sie Selbstmordgedanken?“ Wenn die Betroffenen spüren, dass Sie echtes Verständnis für ihr Leiden haben, dann werden sie oft eine ehrliche Antwort bekommen.

Als nächster Schritt ist es wichtig, sich klar zu machen, aus welchem Grund die Betroffenen diesen Schritt (d.h. den aktiven Suizidversuch) noch nicht realisiert haben. Die Sorge um das Kind, das ohne Mutter oder Vater aufwachsen muss, stellt dabei häufig einen stark motivierenden und kraftspendenden Faktor dar, weiter mit der Depression zu kämpfen. Geben Sie Unterstützung darin, dass dies die richtige Entscheidung ist. Fragen Sie, ob der betroffene Elternteil schon *Selbstmordvorstellungen* hat, d.h. wie der Selbstmord durchgeführt werden könnte, mit welchen Mitteln. Konkrete *Selbstmordvorstellungen* verweisen auf ein höheres Selbstmordrisiko im Vergleich zu bloßen Selbstmordgedanken.

Unterschätzen Sie nicht die Sorgen des Erkrankten (z. B. um die eigene Gesundheit oder die Gesundheit des Kindes usw.), obwohl diese für Sie übertrieben klingen können. Die Realität der an Depression erkrankten Menschen ist nicht mit vernünftigen Argumenten korrigierbar. Damit können Sie nur das Vertrauen der Betroffenen verlieren. Hören Sie verständnisvoll zu.

Schlagen Sie nie vor, dass sich die Betroffenen zusammenreißen sollten. Das wissen sie selbst und versuchen es ja die ganze Zeit. Häufig ist dieser Versuch jedoch allein und ohne ärztliche Hilfe nicht erfolgreich. Die Botschaft, sich zusammenzureißen, dass alles nur Einbildung sei, hören Menschen mit Depression häufig genug.

Checken Sie die Bereitschaft, sich behandeln zu lassen. Schlagen Sie eine Kontrolle beim Hausarzt vor. Checken Sie die Bereitschaft des Betroffenen, sich einer ärztlichen Behandlung zu unterziehen, und die Möglichkeit, dass Sie ihn als Fachkraft dabei begleiten. Vor allem in der Frühförderung erscheint es wichtig, als Fachkraft mögliche Helfernetze persönlich zu kennen. Die Inanspruchnahme fachlicher Hilfe (Fachärzte, Psychotherapeuten, Psychologen) hängt in hohem Maß davon ab, inwiefern der Patient von der fachlichen und menschlichen

Kompetenz des Helfers überzeugt ist. Deshalb ist es sinnvoll, dass die Fachkraft selbst sich ein „Bild" des Helfernetzes (fallunabhängig) macht.

Geben Sie im Fall einer Selbst- oder Fremdgefährdung Informationen an den Hausarzt weiter, unabhängig von der Bereitschaft des Betroffenen oder der Familie, sich einer ärztlichen Behandlung zu unterziehen. Bei einer potenziellen Selbstgefährdung ist jede Fachkraft von der Schweigepflicht entbunden.

Seien Sie offen zu anderen wichtigen Familienmitgliedern (Partner, Eltern). Teilen Sie diese wichtigen (teils lebenswichtigen) Informationen dem wichtigsten Familienmitglied (Partner/Partnerin) mit.

Mit allen diesen Schritten ist Ihre menschliche und moralische Verantwortung ausgeschöpft. Es ist nie möglich, mit hundertprozentiger Sicherheit einen Selbstmord zu verhindern, auch nicht im Rahmen einer stationären Behandlung. Aus langjähriger Erfahrung im Bereich der Frühförderung (konkrete Zahlen liegen dazu leider nicht vor) erscheint jedoch der „Worst Case" im Sinne des Helfers – d.h. der Suizid eines Elternteiles während der Frühförderung – äußerst unwahrscheinlich. Im Rahmen der 10-jährigen Berufstätigkeit in einem österreichischen Bezirk/Kreis mit 50.000 Einwohnern und ungefähr 40 betreuten Kindern pro Jahr trat – trotz stationärer medikamentöser Behandlung – nur ein Suizid bei einer an Depression erkrankten Mutter eines behinderten Kindes auf.

5.4.3 Kindzentrierte Interventionen

Der gesunde Elternteil soll so gut und oft wie möglich in die Förderarbeit eingebunden werden. Die Aktivierung von an Depression Erkrankten hängt – wie oben erwähnt – vom Schweregrad ab. So zeigt z.B. das gemeinsame Durchführen von Babymassagen gute Erfolge in Bezug auf die Festigung der Mutter-Kind-Beziehung. Methodisch kann z.B. die Fachkraft ein Füßchen des Babys massieren und die Mutter das andere. Grundsätzlich sind alle Aktivitätsschritte beim Betroffenen zu verstärken. Nicht Schocktherapien wirken beim depressiven Patienten, sondern die sukzessive Verstärkung all jener Aktivitäten, die potentiell Freude bereiten. Viele konkrete Förderschritte wurden bereits in Kapitel 4 über Resilienz beschrieben und in Tabellenform aufgelistet, einige werden exemplarisch vertieft.

Zur Interaktionsförderung zählt auch die Sensibilisierung des Betroffenen für positive Rückmeldungen. Diese Sensibilisierungsprogramme können auch in den Alltag eingebaut werden. Ziel ist es, dass der Betroffene Botschaften des Kindes wahrnimmt und „kontingent" (d.h. in zeitlich engem Kontakt) darauf reagiert: „Schauen Sie, jetzt zeigt Ihnen Paula den Kuchen, den sie gerade aus Sand gebacken hat."

Tab. 9: Resilienzfördernde Prozesse bei Kleinkindern von an Depression erkrankten Eltern

Schutzfaktoren	Einfluss auf die frühe Förderung
a) Kindbezogene Faktoren	
2) Entwicklungsförderung	– vor allem Sprachanbahnung, Modulation der Stimme, lustvolles Lautieren – Experimentieren dürfen und direktes Feedback darüber erhalten – Leistungen verstärken, mit Zustimmung die inkonsistente Reaktion der Erkrankten erklären
3) Selbstwert	Was kann ich gut, worauf bin ich stolz?
5) Selbsthilfe	– Was kann ich selbst tun, um bei meiner eigenen „Energietankstelle" wieder Energie zu tanken? – An wen kann ich mich wenden, wenn ich mir Sorgen mache?
6) Selbstwirksamkeitsförderung	– Situationen schaffen, in denen das Kind sich als Handelnder erlebt. Die Gestalt von „Handlungs- und Interaktionsbögen" berücksichtigen. Das Kind wählen lassen und durchführen lassen; Planbarkeit herstellen – möglicherweise den Besuch im Krankenhaus planen, Bilderbücher zum Thema „Kranksein" ansehen
7) Optimismus und positive „Events"	– frühe Fördermaßnahmen sollen und dürfen Spaß machen, wobei zu berücksichtigen ist, nicht mit Überaktivität erkrankte Eltern zu überfordern
8) Soziale Kompetenz	– Bedürfnisse und Gefühle ausdrücken (Trauer, Wut, Freude) – einander helfen und unterstützen in der Frühförderung (Kooperationsspiele)
9) Durchhaltevermögen	– Umfeld so gestalten, dass Kinder Erfolg haben – Wettspiele durchführen
10) Information und Verständnis für die Erkrankung schaffen	– Möglichkeiten schaffen, dass das Kind unterscheiden kann zwischen symptomatischem Verhalten (als Ausdruck z. B. der „Weinkrankheit") und typisch-variablen Elternverhalten – Ermöglichen externer Zuschreibungen in Bezug auf Schuld und Verantwortung gegenüber Symptomen
b) Familiensystembezogene Faktoren	
11) Gesunde erwachsene Bezugsperson	– den gesunden Elternteil ins Spiel bringen, den erkrankten in der gemeinsamen Interaktion aktivieren – positives Videofeedback über das Wahrnehmen und Eingehen auf die Bedürfnisse von Säuglingen

Schutzfaktoren	Einfluss auf die frühe Förderung
13) Alltagsstrukturen	– Visualisieren der Struktur bzw. der Frühförderstruktur für das Kleinkind – andere Unterstützungsmöglichkeiten erwägen, z. B. FamilienhelferInnen
14) Psychische Gesundheit des Betroffenen	– Abklären der Symptomatik bzw. vorhandener Ressourcen – Abschätzung möglicher Suizidalität – Einleiten notwendiger Behandlungsmaßnahmen (begleitende Medikation, Psychotherapie etc.) – Psychoedukation des gesunden Elternteils – falls sich innerhalb von 6 Monaten keine substantielle Veränderung der Symptomatik ergeben sollte, sollte die Behandlungsstrategie überdacht werden oder eine zweite fachliche Meinung eingeholt werden
15) Compliance	– Gerade am Beginn einer ärztlichen Behandlung erscheint eine vertrauensvoll engmaschige Betreuung notwendig, da die Abbruchrate der Behandlung erhöht ist, sobald es den Betroffenen besser geht.
16) Unterstützung der Eltern	– möglicherweise Inanspruchnahme von Familienhilfe zur kurzfristigen Entlastung mit gleichzeitigem Fokus auf vorhandenes Veränderungspotential – Vernetzung mit sozialpsychiatrischen Diensten
c) Umwelt- bzw. sozialraumbezogene Faktoren	
19) Sozialkontakte zu nicht auffälligen Peers	– Tagesmutter, Kindergruppen, KITA, Spielgruppen in sozialpsychiatrischen Tagesstätten
21) Verfügbarkeit von Unterstützung und Hilfe für das Kind	– Einsatz von Frühförderung zur Entwicklungsförderung mit Hauptschwerpunkt sprachliches Verhalten, Bindung und Verständnis für die Familiensituation – mögliche Einleitung von Psychotherapie bei massiver Parentifizierung bzw. internalisierter Schuldzuschreibungen – Einsatz erlebnispädagogischer Hilfeleistungen zur Ermöglichung kindzentrierter Freiräume
22) Interessen und Aktivitäten innerhalb der Community	– Jegliche außerhäusliche Aktivität erscheint in diesem Zusammenhang gesundheitsförderlich.

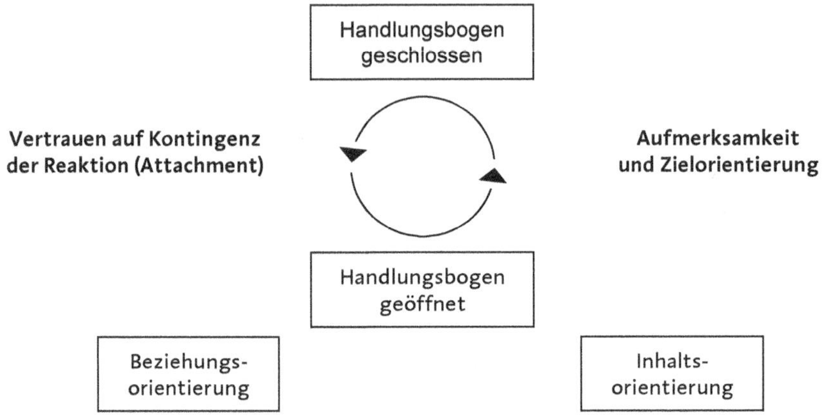

Abb. 14: Geschlossene Gestalten im Kontext von Bindung und zielorientiertem Tun

Das Kind eröffnet dadurch einen Interaktionsbogen (Gestalt), von dem es erwartet, dass er von der Mutter geschlossen wird. Somit erlebt sich das Kind in seiner Kommunikation als erfolgreich. Der Förderprozess der Fachkraft besteht darin, das Öffnen und Schließen dieser Handlungsbögen verbal zu begleiten.

BEISPIEL

1. Felizitas (1;5) reicht der Frühförderin die Puppe. (Interaktionsbogen geöffnet)
2. „Du möchtest, dass ich deine Puppe halte?" (Verbalisierung des Interaktionsbogens)
3. Die Frühförderin nimmt die Puppe und hält sie. (Interaktionsbogen geschlossen)

Das „Losigkeits-Syndrom" bedingt bei depressiven Menschen auch eine gewisse „Ideenlosigkeit", was sie denn mit ihren Kleinkindern anfangen sollten. Gerade im Bereich der Entwicklungsförderung werden manche Eltern klare Anweisungen benötigen, welche Spiele für ihre Sprösslinge passend sind.

Auf der Ebene der Erziehungsberatung werden vor allem als herausfordernd interpretierte Verhaltensweisen (das Kind wird als ungezogen, laut usw. erlebt) Anlass zu Unterstützung geben: Neben „Freiräumen" des Austobens und „Wildseins" wird es bei sehr belasteten Familien notwendig sein, als „negativ" erlebte Verhaltensweisen zu „reframen", d.h. in einen neuen Bezugsrahmen zu stellen:

„Franz ist nicht laut, er freut sich nur."
„Paul ist nicht anstrengend, er wünscht sich gemeinsames Spielen usw."

In Systemen sich auflösender Strukturen stellen die Kontinuität der Betreuung, das strikte Einhalten von Ritualen und Strukturmustern während der Einheit externe Sicherheitssignale für das Kind dar. Unterstützt werden kann dies z. B. durch visuelle Hilfen, in dem man graphische Symbole für folgende Förderteile wählt:

BEISPIEL

- Begrüßungsspiel mit Paula, der Puppe (Ritual)
- Planungsarbeit: Was machen wir heute? (Planbarkeit, Selbstwirksamkeit)
- Such dir einen Gegenstand aus meiner Zaubertasche. (Selbstbestimmtheit)
- Wir spielen dein Spiel zu Ende, du sagst, wann du fertig bist. (Hardiness, Abschließen, Durchhalten)
- Ich darf mir als Fachkraft ein Fördermaterial aussuchen. (Lernen von vorhersehbaren sozialen Regeln)
- Wir spielen mein Spiel zu Ende, ich sage, wann ich fertig bin. (Hardiness, Abschließen, Durchhalten)
- Wir basteln etwas füreinander. (Soziales Lernen, sich gegenseitig unterstützen)
- Verabschiedungsritual
- Frühförderzeit mit der Mama

Bei der Frühförderung von Kleinkindern depressiver Eltern stehen vor allem Feinfühligkeit, emotionale Verfügbarkeit und Kontingenz der Rückmeldungen im Mittelpunkt. Aber auch das gemeinsame Singen soll nicht zu kurz kommen. Chang und Mazerick (2007) beschreiben – wenigstens für Ratten – wie wichtig die stimulusabhängige Vorbereitung des Hörens bei Säuglingen ist: Eine nicht adäquate akustische Stimulation führt nicht zur nötigen Differenzierung von Hörzellen. „So lasst uns singen in der Frühförderung, und gerade dort, wo mit hoher Wahrscheinlichkeit den Menschen nicht zum Singen zumute ist!"

5.4.4 Transdisziplinäre Arbeit

Das Vorhandensein eines (gesunden) Helfersystems sowohl zur Therapie und Stützung des Betroffenen als auch zur zeitweiligen Betreuung des Kindes in einem gesunden Kontext stellt einen wichtigen Resilienzfaktor dar. Dies umfasst:

a Informationen über regionale psychosoziale Unterstützungsstrukturen (wo gibt es fachliche Hilfe, eine Selbsthilfegruppe, einen Facharzt für Psychiatrie, Tagesmütter, familienentlastende Dienste u.a.?)
b konkrete persönliche Kontakte zu diesen Einrichtungen, um Betroffene auf der Basis eigener Erfahrung vermitteln zu können
c Krisenpläne in den Frühförderstellen, wie z.B. im Falle einer Suizidäußerung oder -handlung vorzugehen ist: „Wen kann ich anrufen, wie ist z.B. bei vermuteter Selbst- oder Fremdgefährdung umzugehen?“

Die Frühförderung in Familien mit Depression läuft bisweilen selbst Gefahr, an Erreichtem oder Effekten zu zweifeln. Mindestens einmal im halben Jahr sollte eine Reflexionseinheit gemeinsam mit dem Frühförderteam, wenn möglich auch mit begleitenden psychiatrischen Betreuungssystemen, durchgeführt werden. Der Fokus sollte vor allem darauf liegen, welche Ziele erreicht wurden und was in der Förderung erfolgreich läuft (Pretis 2005).

Der zuständige Sozialarbeiter von Heidi macht sich schon längere Zeit Sorgen um die Entwicklung des Mädchens. Heidi wurde als sehr kommunikationsfreudig beschrieben, besuchte den Kindergarten und trat mit erwachsenen Personen nach kurzer Zeit intensivst in Kontakt. Dabei entwickelte Heidi sowohl körperlich als auch verbal mit ihr meist fremden Menschen nach kurzer Zeit eine Beziehung. Bei Heidis Mutter vermutete der Sozialarbeiter eine schwere Depression, in Kombination mit Anorexie. Der Vater wurde als bemüht beschrieben, wenn auch aufgrund seiner Berufstätigkeit als Computertechniker wenig für die Familie verfügbar. Da Alltagsstrukturen (das Waschen der Wäsche, Ordnung, Abräumen des Geschirrs, pünktliches Bringen in die Kita) immer wieder ein Thema waren, wurde von Seiten des Jugendamtes 20 Stunden/Woche Familienhilfe eingesetzt. Dabei zweifelte das Jugendamt jedoch, ob dies die richtige Intervention sei, da die Familienhelferin schilderte, dass die Mutter notwendige Aufgaben zwar wahrnahm, jedoch nur durch aktives Einfordern und gemeinsam mit der Familienhelferin umsetzen konnte.

Als Ressourcen in der Familie erwiesen sich:

1 der regelmäßige Besuch der Kita durch Heidi,
2 mit Ausnahme der Feinmotorik und des Bindungsverhaltens die alterstypische Entwicklung des Mädchens,
3 gute soziale Kompetenzen im Umgang mit Gleichaltrigen,
4 die psychiatrische Behandlung der Mutter in Bezug auf ihre Depression und Anorexie,
5 die Inanspruchnahme von Familienhilfe zur Beibehaltung minimaler Strukturen,
6 ein grundsätzliches Interesse des Vaters an einer Zusammenarbeit,
7 eine gute finanzielle Situation (aufgrund vornehmlicher Außendiensttätigkeit des Vaters) und
8 ein liebevoller Umgang der beiden Elternteile miteinander.

Neben den zu beobachtenden Ressourcen zeigten sich jedoch auch deutliche Belastungen:

1 Die Verfügbarkeit einer stabilen Bindungsperson schien im Zusammenhang mit dem Bindungsverhalten von Heidi fraglich.
2 Bei Heidi war mit hoher Wahrscheinlichkeit eine Bindungsstörung zu beobachten (mit Enthemmung).
3 Das Jugendamt zweifelte an der Effizienz der eingesetzten Maßnahmen, da die Mutter kaum etwas aus der Familienhilfe selbständig umsetzen konnte. Teilweise traten auch Probleme in der Pflege von Heidi auf.
4 Der Vater neigte – trotz seines Interesses an der Verbesserung der Situation – in hohem Maße zu Zynismus und verbrachte auch neben seiner Arbeit sehr viel Zeit mit anderen Aktivitäten, von denen die Familie ausgeschlossen war, wie z.B. Sport.

In den einzelnen Untersuchungseinheiten zeigte sich – neben Anzeichen einer Bindungsstörung bei Heidi, die mit hoher Wahrscheinlichkeit im Rahmen der depressiven Erkrankung der Mutter zu sehen war –, dass die Mutter zwar kognitiv wusste, was sie im Haushalt tun sollte, dies jedoch aufgrund ihrer Energielosigkeit (in Kombination mit Schwächeanfällen aufgrund der Anorexie) nicht umsetzen konnte.

In Bezug auf die zu beobachtende Bindungsstörung wurde die Einleitung von Psychotherapie für Heidi empfohlen, mit Fokus Kontaktaufnahme, Grenzen und Bindungswünsche. Es war zu interpretieren, dass das enthemmte Bindungsverhalten auf einer massiven Vernachlässigung der Bindungswünsche Heidis gegen-

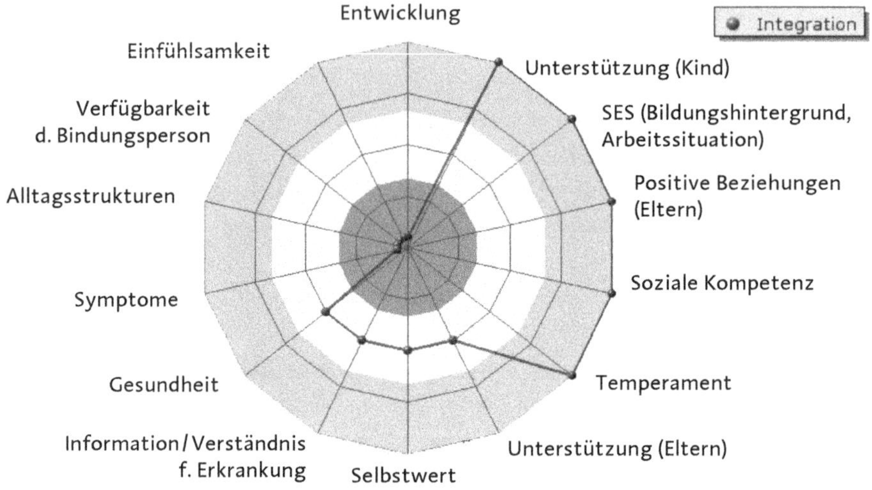

Abb. 15: Einschätzung von Resilienzfaktoren

über ihrer Mutter beruhte, sodass im therapeutischen Prozess dies thematisiert werden sollte. Da im Zusammenhang mit der Energielosigkeit und Erschöpfung der Mutter keine Veränderung bezüglich der Haushaltsorganisationsstrukturen zu erwarten war, wurde empfohlen, anstatt der Familienhilfe eine mobile sozialpsychiatrische Betreuung für die Mutter einzuleiten. Da die ökonomische Situation der Familie dies erlaubte, wurde weiter empfohlen, eine Putzfrau zu engagieren. Die „maßgeschneiderte" Abstimmung von Hilfen mit den Familien (Guralnick 1997) kann im Einzelfall auch bedeuten, dass Jugendämter sich zurücknehmen und die Ressourcen der Familie selbst stärker zum Tragen kommen. Bisweilen kann ein Weniger an Betreuung auch ein Mehr an Selbstbefähigung bedeuten. Die vom Jugendamt befürchtete Eskalation der Situation (da die hochfrequente Familienhilfe „abgezogen" wurde), trat nicht ein. Es war eher das Gegenteil zu beobachten, da sich aufgrund des Kostenfaktors Putzfrau auch der Vater verstärkt im Haushalt einbrachte und somit im Familiensystem präsenter war. Heidi erhielt psychotherapeutische Begleitung, in der es vor allem um das Lernen von „Stopp-Signalen" im Kontakt mit anderen Menschen ging. Nach Rückmeldung vom zuständigen Sozialarbeiter zeigte dies erste Erfolge.

Die Zielperspektive der Familienhilfe, die Mutter anzuleiten, Aktivitäten im Haushalt selbst durchzuführen, war letztendlich unrealistisch, da die Symptomatik der Depression dies verhinderte. D.h., auch hier galt, vorerst die depressive Symptomatik medikamentös gut einzustellen, um in einem weiteren Schritt den Aktivitätsrahmen auszuweiten.

Fragen zur Selbstevaluation der Fachkräfte

- Welche Handlungsimpulse löst die Diagnose „Depression" bei mir aus?
- Welche Prozesse erlebe ich selbst als unterstützend bei Niedergeschlagenheit, Lustlosigkeit oder Energiemangel?
- Welche Kompetenzen benötige ich weiterhin, um mit Menschen mit Depression zu arbeiten?
- Wie gehe ich mit Hilflosigkeit in meinem Beruf um?

6 Frühe Fördermaßnahmen für Kinder mit an Schizophrenie erkrankten Eltern

6.1 Ressourcen für Kinder

Auch wenn die Diagnose Schizophrenie für viele Menschen in hohem Maß eine Belastung darstellt, sind in unserer Arbeit auch in diesen Familien Ressourcen zu beobachten. Einer Mutter gelang es trotz massiver Symptome von Verfolgungswahn in einzelnen Spielsituationen mit ihrer Tochter sehr kreative Bastelarbeiten durchzuführen. In einer anderen Familie, in der der Vater an massiv paranoiden Vorstellungen litt, gelang es ihm, im Akkordeonspiel mit seiner Tochter eine Insel gemeinsamer Aktivitäten zu schaffen. In einer dritten Familie unterstützte die Großmutter mütterlicherseits ihr Enkelkind im Sinne einer stabilen Bindungsperson, sobald sich die psychische Situation ihrer eigenen Tochter zu verschlechtern drohte.

Die Auffälligkeit der Symptomatik bzw. immer wieder notwendige stationäre Behandlungen führen in den meisten Familien recht früh zur Einleitung von Hilfemaßnahmen. Die drei geschilderten Szenarien dürfen jedoch nicht darüber hinwegtäuschen, dass meist nur durch die engen sozialen familiären Netzwerke (Involvierung der gesunden Familienmitglieder bzw. des erweiterten sozialen Netzwerkes der Großeltern) ein Verbleib der Kinder in den Familien möglich ist. Bei vorhandenen Beziehungen zum familiären Netzwerk stellt dies einen Schutzfaktor dar, auch wenn in Phasen florider Psychosen krisenbedingte Fremdpflege möglich sein kann.

Beeck (2011) entwickelte in diesem Zusammenhang das Konzept der „Notfallbriefe“, mithilfe derer Eltern während stabiler Phasen Mitteilungen oder Videos für kleinere Kinder verfassen, in denen sie ihren Kinder ein Verständnismodell für die psychotische Situation geben. Dies umfasst sowohl das Bedauern, dass es wieder zu einer psychotischen Episode gekommen ist, dass die Kinder nicht dafür verantwortlich sind, dass sie die aktive Erlaubnis erhalten, über ihre Situation zu sprechen und all das zu tun, was ihnen Freude bereitet. Weiter beinhalten diese Briefe sowohl Rückblicke auf „gute Zeiten“ als auch die Perspektive der Besserung (mittels Behandlung). Diese „Briefe“ sollen den Kindern in schwierigen Zeiten ein Verständnismodell vermitteln, wenn die betroffenen Eltern z. B. aufgrund ihrer Symptome nur eingeschränkt dazu in der Lage sind.

6.2 Aus der Sicht des Kindes

Die Erscheinungsbilder der Schizophrenie sind vielfältig. Weil die Symptome so abweichend und im Widerspruch zu kulturell-akzeptierten Annahmen über unsere Realität zu sein scheinen, sind sie umso schwerer verständlich und nachvollziehbar. Schizophrenie ist eine Krankheit, die mit Realitätsverlust, Trugwahrnehmungen, Wahnvorstellungen, Störungen des Denkens und der Gefühlswelt verbunden sind. Sie hat wenig mit dem landläufigen Bild einer „gespaltenen Persönlichkeit" zu tun. Ein Elternteil, der an Schizophrenie erkrankt ist, mag sich für einen Außenstehenden (sein Kind) scheinbar unsinnig verhalten. Die schwer verstehbaren Handlungen sind das Produkt von Fehlwahrnehmungen und Fehlinterpretationen der Umwelt. Ohne dies zu erkennen, versuchen die gesunden Familienmitglieder oder auch das Kind anfangs, das Verhalten oder die Äußerungen des Erkrankten durch realitätsbezogene Argumente zu korrigieren. Leider bleiben diese Bemühungen ohne Erfolg. Hilflosigkeit, Verzweiflung, Wut und Aggressionen sind die Gefühle, die von Seiten der Umwelt als „normale Reaktion" zu erwarten sind.

6.2.1 Unverständliche Signale für das Kind

Äußerungen, die die Kinder nicht verstehen

Wenn Kinder etwas größer sind, werden sie fähig sein, die ungewöhnlichen Äußerungen ihrer Eltern teilweise an der Realität zu prüfen, weil einige von ihnen sehr bizarr klingen: Häufig und anfangs noch leicht nachvollziehbar sind Äußerungen, dass z. B. die Kollegen falsche Gerüchte verbreiten oder Schaden zufügen wollen oder die Polizei nachspioniert (Verfolgungswahn).

Weil manche dieser Äußerungen prinzipiell möglich, wenn auch relativ unwahrscheinlich sind, können sie für Kinder dennoch sehr glaubwürdig klingen. Die Aussagen werden jedoch verunsichern und Angst verursachen, weil sie immer negative Auswirkungen zu haben scheinen. Ähnliches passiert auch, wenn Betroffene schildern, dass Menschen hinter ihrem Rücken lachen oder über sie sprechen – oder dass im Radio oder Fernseher über sie gesprochen wird (Beziehungswahn). Eine massive Bedrohung des Sicherheitsgefühls, Angst, Unruhe, Überforderung, das Gehörte in die eigene kindliche Vorstellungswelt zu integrieren, können die Folge sein. Die Überzeugung, dass sich Gedanken nach außen ausbreiten (Gedankenausbreitung) oder entzogen werden (Gedankenentzug), dass man von anderen kontrolliert wird (Kontrollwahn), sind so fremd, dass es kaum vorstellbar ist, dass Kinder nicht davon in Mitleidenschaft gezogen werden. Unter dem starken Einfluss von verschiedenen Wahrnehmungsstörungen, insbesondere optischen Halluzinationen oder Wahnvorstellungen, kann das Kind hören, dass Schlangen, Ratten oder Spinnen in jeder Ecke der Wohnung sind, dass es Personen gibt, die das Kind nicht sehen kann, dass die Sonne mit den Betroffenen spricht oder dass jemand das Kind selbst, die Mama oder den Papa verfolgt. Bei fehlender Behandlung sind dies massiv bedrohliche Ereignisse für die psychische Stabilität und das Wohlbefinden des Kindes sogar mit der Möglichkeit der Entwicklung einer „induzierten“ Psychose beim Kind: Das Kind glaubt, verfolgt zu werden, Menschen im Keller zu hören. Es reicht eine Trennung vom erkrankten Elternteil, um diese Inhalte verschwinden zu lassen.

Frau A., Migrantin aus Albanien, wurde seit Jahren psychiatrisch betreut und lebte mit ihren drei Kindern in einer Asylantenwohnung. Ihr Mann war in die Heimat zurückgekehrt, Informationen darüber lagen jedoch nicht vor. Frau A. war überzeugt, dass ihr jüngstes Kind Ali (2;5 Jahre) von einem Pfleger eines Krankenhauses stammte, in dem sie stationär behandelt worden war. Nachforschungen ergaben, dass dies nicht der Realität entsprach. Im Zuge einer Krisenintervention mit stationärer Aufnahme wurde von Seiten des Jugendamtes eine Gefährdung des Kindeswohles überprüft. Frau A. schilderte immer wieder, dass sie jetzt zum Vater ihres Kindes (dem Krankenpfleger) gehen werde und dass dann alles gut werde. Auch Ali – mit deutlicher Sprachentwicklungsverzögerung – wiederholte in der Begutachtung immer wieder: „Papa gehen ...“ Alle drei Kinder wurden vorübergehend auf Krisenpflegeplätzen untergebracht.

Verhaltensweisen, die die Kinder nicht verstehen

Unter dem Einfluss von sehr intensiven Erlebnissen verändert sich auch das Verhalten des Betroffenen. Am auffälligsten für die Umgebung sind akustische Halluzinationen. Kinder sehen und hören, wie die Mutter oder der Vater allein mit sich selbst redet oder sich unpassend zur realen Situation verhält. Manchmal kann der betroffene Elternteil für das Kind scheinbar sinnlose und stereotype motorische Bewegungen ausführen, wie z. B. plötzliches Schreien, Springen, Hochheben des Beines. ausführen. Ein erkrankter Vater hatte mir sehr überzeugend berichtet, schon mehrere Monate mit Gott zu kommunizieren. Er müsse jederzeit bereit sein, seine Befehle entgegenzunehmen und zu befolgen. Diese Aufgabe habe für ihn höchste Priorität, nichts anderes sei wichtiger. Die Bedürfnisse seines Sohnes hatten vollkommen an Bedeutung verloren. Wie kann ein Kind verstehen, warum sein Papa nicht mehr auf ihn achtet, ihn auf die Seite stößt? Das Verhalten seines Vaters stellte eine zusätzliche Quelle für Verunsicherung, Beängstigung, Ratlosigkeit und Verzweiflung dar.

6.2.2 Alltagsstrukturen, die zusammenbrechen

Wie bei vielen psychiatrischen Erkrankungen „tritt“ auch die Schizophrenie allmählich in den Alltag „ein“. Auf Rückfragen geben vor allem die Angehörigen an, dass die ersten Änderungen diskret auftraten. Es dauerte Monate, bis sich die Psychopathologie in ganzem Ausmaß ausdrückte. Die oben genannten Symptome erleben die Betroffenen sehr massiv, d.h. sie werden dadurch intensiv beschäftigt. Der größte Teil der Aufmerksamkeit der betroffenen Mütter oder Väter wird durch diese Erlebnisse in Anspruch genommen. Sie beeinflussen Denkmuster und Verhalten. Alltag, Kindererziehung oder Pflege rutschen auf der Prioritätenliste des erkrankten Elternteiles nach unten. Wenn – wie bei Ali, wobei Migration selbst ein Risikofaktor ist – Kinder mit dem betroffenen Elternteil alleine leben, bleiben sehr oft existenzielle Bedürfnisse unbefriedigt. Ali erlebte, wie seine Mutter ununterbrochen im Dorf unterwegs war, in der Wohnung mit sich selbst sprach, durch das Fenster auf die Straße schaute oder den Fernseher anstarrte. Die kindlichen Versuche, Aufmerksamkeit auf sich zu ziehen, werden „auf später“ verschoben oder überhaupt nicht beantwortet. Ali erlebte, dass er nur temporär für seine Mutter existierte. Seine Mahlzeiten bekam er vom 12-jährigen Bruder, wenn überhaupt. Die Wohnung machte einen chaotischen Eindruck: teilweise nicht beheizt, die Kleider ungebügelt oder ungewaschen. Auffällig werden Kinder dann meist im Kindergarten oder in der Schule. Kleinkinder, in ihrer stärkeren Abhängigkeitsposition gegenüber dem erkrankten Elternteil, können jahrelang leiden, bis jemand aus der Umgebung dieses stille Leiden wahrnimmt und im Sinne der Zivilcourage auch Unterstützung organisiert.

6.3 Wie erkenne ich als Helfer eine Schizophrenie?

Die „Exklusivität“ und „das Fremde“ der Erscheinungsbilder der Schizophrenie führen dazu, dass diese Krankheit sehr intensive Gefühle bei der Umwelt hervorruft, meist Angst, Verunsicherung und Ratlosigkeit.

6.3.1 Das Wissen um Ursachen und Verlauf

Schizophrenie ist eine *lebenslange* voranschreitende (progrediente) Erkrankung. Der natürliche Verlauf umfasst eine a) prämorbide Phase, b) eine prodromale Phase, c) eine Phase der Progression und d) der Chronifizierung der Symptome.

- Die *prämorbide* Phase umfasst den Zeitraum bis zum Beginn der ersten uncharakteristischen Zeichen der Psychose. Sowohl biologische als auch psychosoziale Einflüsse und Bedingungen führen dazu, dass der Betroffene eine besondere Verletzlichkeit für eine Schizophrenie entwickelt. Das Ausmaß dieser Verletzlichkeit ist jedoch unterschiedlich stark ausgeprägt, ebenso die jeweilige Gewichtung biologischer und sozialer Faktoren. Die prämorbide Persönlichkeit wird als misstrauisch, introvertiert, zurückhaltend, aber auch als impulsiv und exzentrisch beschrieben.
- Die *prodromale* Phase wird von Familienangehörigen als jener Zeitraum beschrieben, in dem sich die Persönlichkeit des Betroffenen zu verändern beginnt. Diese Phase kann mehrere Jahre andauern. Zu beobachten ist hier ein deutliches Absinken der Leistungsfähigkeit, sozialer Rückzug, sonderbares Verhalten, Vernachlässigung der Körperhygiene sowie ungewöhnliche Wahrnehmungserlebnisse.
- In der Phase der *Progression* schreitet die Krankheit deutlich voran und wird offensichtlich: Intensität und der Schweregrad der Symptome werden stärker, der Alltag wird massiv beeinträchtigt. Deutliche Symptome der Schizophrenie (Halluzinationen oder Wahnideen) manifestieren sich. Die wahnbezogenen Äußerungen treten zutage: Überall sind Mikrophone, die den Betroffenen abhören u.a. Patienten verlieren die Kontrolle über ihre Symptome. Als „florid“ wird das Krankheitsbild dann bezeichnet, wenn beinahe alle Symptome vorhanden sind und kaum mehr eine Verschlechterung möglich ist. Behandlung oder auch stationäre Aufnahme ist meist dringend notwendig.

Aggressive Übergriffe können Teil der Symptomatik sein, insbesondere wenn die Umgebung fordernd ist und die Betroffenen sich nicht in Ruhe gelassen fühlen. Fremdaggression ist kein spezifisches Symptom der Schizophrenie, sie kann auch bei der Manie, Sucht oder Persönlichkeitsstörungen auftreten (Ebert/Loew 1995). Risikofaktoren für mögliche aggressive Übergriffe sind

a frühere bekannte fremdaggressive Handlungen,
b Ankündigungen oder Androhungen von Gewaltakten: „Die werden das schon sehen. Die müssen jetzt den Preis für meine Schmerzen zahlen!“ und
c Vorbereitungshandlungen.

Weitere Risikofaktoren sind auffällige Psychopathologie: manifeste Erregungszustände, Unruhe, Beeinflussungserlebnisse, Beziehungswahn oder Verfolgungswahn. Es wird angenommen, dass die Prävalenz aggressiven Verhaltens bei psychisch Kranken gegenüber der Normalbevölkerung (2 %) um den Faktor

5 erhöht ist (10%). Bei Substanzmissbrauch steigt dieser Wert auf 30% (Vortrag von Windhager in Wien, 28.11.2003).

Eine medikamentöse Behandlung *muss in dieser Phase so früh wie möglich begonnen werden* (Dimova 1998). Mittels medikamentöser Unterstützung können Patienten innerhalb von 10 bis 15 Minuten beruhigt werden.

- Nach Abklingen der floriden Phase (= Remissionsphase) bleibt eine erhöhte Vulnerabilität: Der Patient ist empfindlich gegenüber äußeren Einflüssen, z.B. Medikamentenveränderungen. Die Gefahr eines erneuten Krankheitseinbruches ist gegeben. In dieser Phase ist eine weitere Einnahme von Neuroleptika erforderlich. Primäres Ziel ist es, das Risiko einer neuerlichen Verschlechterung (Rückfall) zu verhindern oder zu minimieren. Es zeigt sich, dass im ersten Jahr bis zu zwei Drittel der Patienten ohne medikamentöse Unterstützung einen Rückfall erleben, im Vergleich zu nur 8% bei Medikamenteneinnahme. In der Remission können psychosoziale Maßnahmen intensiviert werden (Dimova 1998).

Der Beginn der Erkrankung liegt gewöhnlich in der Adoleszenz oder im frühen Erwachsenenalter, bei Männern früher als bei Frauen. Sie tritt bei beiden Geschlechtern gleich häufig auf. Meist verläuft die Schizophrenie in Schüben, die das gesamte Funktionsniveau des Betroffenen immer mehr verringern, z.B. seine Leistungsfähigkeit bei der Arbeit, soziale Beziehungen und Selbständigkeit.

Deutliche Hinweise auf genetische Grundlagen zeigen sich bei Familien-, Zwillings- und Adoptivstudien. Diese Ergebnisse verweisen auf eine gute wissenschaftliche Absicherung einer genetischen Disposition. Diese interpretiert man als polygene Erbanlage, d.h. es wird *nicht angenommen*, dass ein einzelnes Gen für Schizophrenie verantwortlich ist. Der enge zeitliche Zusammenhang zwischen Konflikten oder situativen Belastungen und dem Ausbruch einer schizophrenen Erkrankung spricht für die ursächliche Mitwirkung psychosozialer Faktoren. Aus biochemischer Sicht, was durch die positive Wirkung von Neuroleptika bestätigt wird, ist eine Überaktivität von bestimmten Botenstoffen im Zentralnervensystem (Dopamin) nachweisbar.

!

Zur Vertiefung: neuroanatomische Zusammenhänge

Bei neuroanatomischen Untersuchungen (Computertomographie, kurz: CT, Nuklearmagnetresonanz, kurz: NMR) finden sich bei zumindest einem Teil der Patienten, und bei denen vor allem mit chronischer Schizophrenie, strukturelle Abnormalitäten des Gehirnes, am häufigsten eine Erweiterung des dritten Ventrikels, aber auch Veränderungen in anderen Regionen (Hippocampus und andere Regionen des limbischen Systems). PET-Studien zeigen eine Hypoaktivität der Frontalregion des Gehirnes. Diese Veränderung findet man auch bei anderen psychiatrischen Erkrankungen.

6.3.2 Schizophrenie: das Wissen um die Symptome

!

Zur Vertiefung: Anzeichen einer Schizophrenie

Relevante Kriterien für eine Schizophrenie (zwei oder mehrere) müssen jeweils für sich über einen Zeitraum von einem Monat vorhanden sein. Meist dauern kontinuierliche Anzeichen mindestens sechs Monate an. Während der meisten Zeit seit Störungsbeginn müssen ein oder mehrere wichtige Funktionsbereiche wie Arbeit, zwischenmenschliche Beziehungen oder Selbsterhaltung deutlich unter dem vor dem Einsetzen der Krankheit erreichten Niveau liegen. Eine Schizophrenie kann nicht diagnostiziert werden, wenn Symptome einer affektiven Störung (z.B. einer Depression oder einer bipolaren Störung) bzw. einer tiefergreifenden Entwicklungsstörung vorhanden sind, oder die Symptome die direkte Folge einer allgemeinen medizinischen Behandlung oder einer Substanz (z.B. Missbrauch von Drogen oder Medikamenten) sind.

Fühlen

- negative Symptome: abgestumpfter Affekt (Fehlen oder Rückgang der emotionalen Reaktionen), Sprachverarmung (Fehlen oder Rückgang der Sprache), Fehlen oder Rückgang der Motivation

Denken

- desorganisiertes Reden, das Ausdruck einer formalen Denkstörung ist: Kriterium der Sprachstörung ist nur dann erfüllt, wenn diese stark genug ist, um die Kommunikation wesentlich zu beeinträchtigen
- Wahnvorstellungen, z.B. Verfolgungsideen oder die Überzeugung, jemand spräche zu einem

Verhalten
- stark desorganisiertes Verhalten (z.B. unangemessene Kleidung, Selbstgespräche), sehr selten ein katatonisches Verhalten (Spannung von Kopf bis Fuß)

Wahrnehmung
- Halluzinationen

Wenn Wahnideen bizarre Vorstellungen annehmen oder Halluzinationen aus einer Stimme im Kopf bestehen, die die Handlungen des Patienten kommentiert oder zwei oder mehr Stimmen im Gespräch miteinander stehen, ist allein schon dieses Symptom relevant.

6.3.3 Schizophrenie: das Wissen um die Behandlung

Orientiert an der multifaktoriellen Ätiopathogenese wird eine Schizophrenie mit einem multidimensionalen Therapieansatz behandelt. Basierend auf dem in Kapitel 3 beschriebenen Stress-Vulnerabilitäts-Modell hilft eine Intervention mit biologischen Mitteln (Medikamenten) kombiniert mit psychischer Unterstützung (Psychotherapie, Psychoedukation) und umweltbezogenen Interventionen (Soziotherapie, Angehörigenarbeit) dem Erkranken am besten.

Medikamentöse Behandlung

Die Polarisierung „medikamentöse Behandlung: ja oder nein" richtet in der Psychiatrie noch immer viel Unheil an (Dimova 1998). Auch in der transdisziplinären Arbeit wird diese Diskussion mit hoher Wahrscheinlichkeit auftauchen, da von Seiten der Psychologie und Heilpädagogik eine gewisse „vorsichtig-skeptische" Haltung gegenüber der Psychopharmakologie zu beobachten ist. Anfangs haben Patienten den Eindruck, sie bemühen sich nicht genug, reißen sich nicht genug zusammen oder sind Versager, wenn sie Medikamente brauchen.

Jahrzehntelange Erfahrungen belegen, dass Neuroleptika bei der Behandlung die erste Wahl sind. Dass Neuroleptika *heilen*, sollte man nicht behaupten. Diese Medikamente wirken tatsächlich „antipsychotisch", d.h. sie wirken gegen psychotische Symptome wie Wahn, Halluzinationen und andere Denkstörungen. Es ist wichtig, zu wissen, dass ihre Wirkung dämpfend auf die Symptome ist, nicht jedoch heilend, d.h. nach dem Absetzen der Medikamente treten mit höherem Ri-

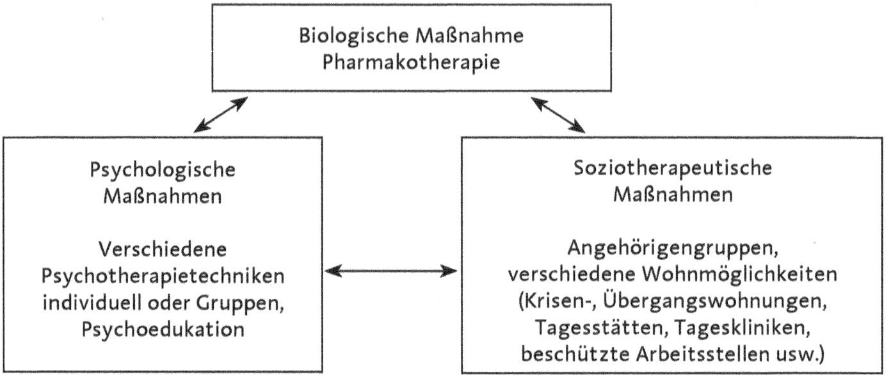

Abb. 16: Biopsychosoziale Behandlung bei Menschen mit Schizophrenie

siko die Symptome wieder auf, meist mit einer Verzögerung (Flitterwocheneffekt) (Dimova 1998): Begleitet von einer nur scheinbaren Besserung tritt der Rückfall aber doch schleichend nach einigen Wochen oder Monaten auf (Relaps). Wenn Neuroleptika schon beim ersten Auftreten der Symptome genommen werden,

- tritt die therapeutische Wirkung bei niedrigeren Dosen ein
- ist der Therapieerfolg besser
- ist die Prognose besser

Die Nebenwirkungen sind deutlich unterschiedlich und manche Patienten erleben sie als sehr unangenehm (siehe 8.5). Dies trägt in hohem Maße zum Widerstand der Patienten bei, diese Medikamente regelmäßig einzunehmen. Eine gute Dosierung minimiert Nebenwirkungen, vor allem „atypische oder neue Neuroleptika" zeigen ein geringeres Nebenwirkungsprofil. Die gute Dosierung ersetzt nicht die tragfähige therapeutische Beziehung und hohe Transparenz und Selbstverantwortung der Patienten (Psychoedukation).

Ähnlich wie bei Antidepressiva wirken auch Neuroleptika auf spezielle Neurotransmitter ein, vorwiegend, jedoch nicht ausschließlich auf die dopaminergen Bahnen im Gehirn.

Psychologische Maßnahmen

Diese sind wie sozial orientierte Maßnahmen eine Ergänzung zur medikamentösen Behandlung. Das Ziel ist es, durch Kommunikation (Psychotherapie) Verhaltensstörungen oder Leidenszustände zu beeinflussen. Neben dem Aufbau einer tragfähigen therapeutischen Beziehung soll vor allem durch ausreichende und verständliche Information die Selbstverantwortung der Patienten gestärkt werden (Psychoedukation).

Sozial orientierte Maßnahmen

Diese schließen Interventionen im Umfeld des Erkrankten (Angehörige, Geschwister) ein:

- die Fähigkeiten zu Kontakten mit dem sozialen Umfeld zu fördern,
- die Integration des Patienten nach (stationärer) Behandlung im gewohnten sozialen Umfeld zu ermöglichen,
- eine alternative Lösung für ein neues, für den Betroffenen besser passendes, weniger herausforderndes soziales Umfeld zu finden und
- Angehörigenarbeit (Psychoedukation).

6.3.4 Die Fähigkeit der Wahrnehmung von Symptomen einer Schizophrenie

Wahn

Dass eine Person an einer Schizophrenie leidet, ist leicht zu erkennen, wenn sich die Symptome klar manifestieren. Inhaltlich können nahezu alle Lebensumstände des Menschen Gegenstand eines Wahns werden. Das Vorhandensein kann sich durch ungewöhnliche Äußerungen oder Verhaltensweisen ausdrücken. Im Rahmen eines Hausbesuches wirkte eine Mutter sehr ängstlich, unruhig, ihr Blick wanderte umher, als ob sie etwas an den Wänden oder in den Ecken des Zimmers suchte. Sie erklärte, dass die Mafia sie verfolge. Sie zog die Vorhänge zu, weil die „Mächtigen“ sie und ihre Familie von überall beobachten würden. Mikrofone und Kameras waren überall, auch an den Bäumen. Die Wahrnehmungen wiesen deutlich auf einen Verfolgungswahn als Symptom hin.

Ein Vater eines 4-jährigen Buben, bei dem nach einem eigenmächtigen Absetzen von Medikamenten ein Rückfall zu erwarten war, stand trotz Regen und Kälte stundenlang vor der Tür: Er glaubte – nach Angaben seiner Frau –, dass er von Außerirdischen durch Stromleitungen in der Wohnung bestrahlt würde (Beeinflussungswahn).

Ein anderer – sehr angespannter – Vater antwortete auf meine Frage, *wie es ihm ginge*, zornig: „Warum fragen Sie, Sie wissen es sowieso!“ Eine junge Mutter vermied während eines Gespräches mit mir den Blickkontakt. Der Hintergrund für beide Verhaltensweisen war der Gleiche. Beide Betroffenen erlebten, dass ich ihre Gedanken *lesen und beeinflussen* konnte. Solche Wahnideen sind die auffälligsten Symptome, die zur sicheren Diagnose einer Schizophrenie führen. Sie sind am häufigsten zu beobachten, vor allem, wenn die Krankheit sehr ausgeprägt, hochwahrscheinlich nicht behandelt und schon einige Zeit vorhanden ist. Wenn Krankheitseinsicht und Realitätsbezug gewissermaßen noch vorhanden sind, versuchen Erkrankte, ihre Symptome zu verstecken. Meist spüren Sie als Fachkraft ihre Angst oder ihren Zorn, ihr Misstrauen, ihre Aggression und Reizbarkeit.

In der Kommunikation mit Erkrankten sollten wahnhafte Äußerungen als selbstverständlich angenommen werden. Weder eine Konfrontation mit der Realität noch rationale Argumente können in einer floriden Phase Wahnerlebnisse beeinflussen. Wenn Sie als Fachkraft in ein Wahnsystem im Sinne von Andeutungen hineingezogen werden („Sie wissen das ja genau!"), ist Ihre weitere Anwesenheit gemeinsam mit dem Erkrankten nicht empfehlenswert. Da „seine Feinde in seinem Haus sind", stellt dies eine hohe Bedrohung für den Patienten und in weiterer Folge auch für Sie selbst dar. Die Frühförderung sollte, wenigstens während dieser floriden Phase, mit einem gesunden Elternteil z. B. in der Frühförderstelle erfolgen.

Halluzinationen

Halluzinatorische Erlebnisse sind eng mit Wahn verbunden. Bei keiner anderen psychischen Störung sind Halluzinationen so bedeutsam wie bei der Schizophrenie. Am häufigsten sind akustische Halluzinationen, die in Form von Stimmenhören (die Stimme Gottes oder anderer Menschen) auftreten. Wenn diese Stimmen Befehle erteilen, spricht man von „imperativen Stimmen". Das Vorhandensein von Halluzinationen kann sich folgend äußern: Die Betroffenen sprechen leise, aber auch laut mit sich selbst, lächeln, machen plötzliche Bewegungen, die in keinem Zusammenhang mit der aktuellen Situation stehen.

Sinnestäuschungen im Bereich anderer Sinnesorgane, z. B. optische, Geschmacks-, oder Geruchshalluzinationen, sind seltener und können durch gezielte Befragung („Sehen Sie etwas, was Sie vor kurzem noch nicht gesehen haben?") erfasst werden. Das gehört zu einem fachärztlichen Gespräch.

Katatonie

Damit wird eine psychomotorische Störung bezeichnet. Beim seltenen *katatonen Stupor* (Bewegungslosigkeit bei voll erhaltenem Bewusstsein) kann der Betroffene stundenlang seine Körperhaltung beibehalten. Eine *katatone Erregung* manifestiert sich in wiederholten Bewegungsabläufen, Schreien oder Grimassieren.

Katatonie ist ein sehr sicheres, wenn auch seltenes Symptom, dass es sich um eine Schizophrenie handelt. Die Bedrohlichkeit – vor allem für Kleinkinder, wenn sich die Mama stundenlang nicht bewegt –, die Angst, dass sie möglicherweise gestorben sein könnte u.Ä., liegt auf der Hand. Beim Vorliegen katatoner Verhaltensweisen sollte umgehend der Hausarzt verständigt werden.

Inadäquater Affekt und affektive Verflachung

Beides sind Symptome eines chronischen Verlaufes. In der Kommunikation erlebt man, dass die Betroffenen eine Situation emotional nicht adäquat verfolgen: Die Mimik des Erkrankten erscheint ausdruckslos, Lustiges oder Trauriges wird mit gleichem Gesichtsausdruck geschildert. Die Betroffenen wirken gleichgültig. Kleinkinder können dadurch in ihrer Lernfähigkeit emotionaler Codierung und Decodierung massiv eingeschränkt sein.

Wenn Sie die Hypothese haben, dass die Mutter oder der Vater an einer Schizophrenie leiden könnte, sollte für Sie klar sein, dass Ihre Erwartungen in Bezug auf Partnerschaftlichkeit und Kooperation in der Frühförderung dem Schweregrad des Krankheitsbildes entsprechend sollten.

6.4 Konkrete Fördermaßnahmen für Kleinkinder in Lebenszusammenhängen einer Schizophrenie

6.4.1 Gemeinsame Arbeit mit den Eltern

Die Kommunikation mit einer Person, die an Schizophrenie leidet, ist erschwert: Dazu trägt die beeinträchtigte Kommunikationsfähigkeit zusammen mit fehlender Motivation und eingeschränkter emotionaler Kompetenz bei. Die kognitiven Fähigkeiten erscheinen manchmal beeinträchtigter als bei Patienten mit Alzheimer. Sowohl Gedächtnis als auch Aufmerksamkeit sind durch die Erkrankung deutlich reduziert. Deswegen erscheinen Gespräche mit Betroffenen über ihre Wahrnehmungen, ihr Verhalten oder die Glaubwürdigkeit der Äußerungen wenig erfolgversprechend. Dazu kommt, dass bei voll entwickelten Symptomen eingeschränkter Realitätsbezug besteht, d.h. die Symptome kreieren eine eigene Realität des Betroffenen: Gedanken werden entzogen oder ausgebreitet, sie glauben, wirklich mit Gott oder Geistern zu kommunizieren. Sie mit der Ungewöhnlichkeit ihrer Äußerungen zu konfrontieren, deutet auf Misstrauen hin oder ist schlichtweg eine „Beleidigung“ für den Patienten: Sie werden für „verrückt“ gehalten. Dies stellt kaum eine Basis für eine Zusammenarbeit dar.

Meist haben die betroffenen Elternteile eingeschränkte Krankheitseinsicht, d.h. sie glauben, dass ihre Erlebnisse nicht krankheitsbedingt sind. Sie sind schlichtweg ihre Realität. Manche Patienten haben jedoch auch gelernt, mit dem Terminus der Krankheitseinsicht umzugehen, vor allem vor Gerichtskommissionen: „Ich habe Krankheitseinsicht, aber ich bin nicht krank!“

Was können Sie machen? Wenn die Krankheit noch nicht als solche von der Umgebung wahrgenommen oder interpretiert wurde, kann es sehr hilfreich sein, Kenntnisse über gute Behandlungsmöglichkeiten oder Beratungsangebote an vertraute Personen des Betroffenen weiterzugeben. Eine aktive, kreative Zusammenarbeit mit dem Betroffenen ist meist nicht zu erwarten. Die Aktivierung eigener Ressourcen als Fachkraft im Team („Wer hat bereits Erfahrungen mit ähnlichen Familien, was hat sich als erfolgversprechend erwiesen?“) bietet generell Schutz vor „bösen“ Überraschungen.

Frühförderung, wie viele andere pädagogisch-soziale Interventionen, baut auf kooperativen Modellen auf. Nur auf einer solchen Basis ist ein respektvolles, konstruktives Miteinander möglich. Es kann in der Frühförderung bei Menschen mit Schizophrenie aufgrund ihrer Symptomatik zu Situationen kommen, in denen sie nicht mit Ihnen kooperativ kommunizieren können oder auch wollen. In solchen Fällen können sich Fachkräfte nur kommunikativ *schützen*:

- *indem die Situation verlassen wird* (eine Frühförderin fühlte sich durch einen als gewalttätig bekannten Mann bedroht und verlegte die Fördereinheiten nur auf solche Zeiten, in denen andere Personen anwesend waren).
- indem Vorkehrungen zum *Schutz getroffen werden* (indem z.B. eine Praktikantin als zweite Person mitgenommen wird) oder prinzipiell ein Pfefferspray zur Hand ist.
- *indem Aufträge abgeklärt werden*: Es kann sich als hilfreich erweisen, dass in Absprache mit dem Team oder dem Jugendamt Frühfördereinheiten ohne die Betroffenen geplant werden.
- indem *Notfallpläne* vorhanden sind (wer ist zu informieren, wo können Kinder notfalls untergebracht werden?).

Die Grenzen des Helfens sind gerade bei hochbelasteten Familien kritisch zu hinterfragen:

1 Frühförderung kann nicht das ausführende Organ von Jugendämtern sein und die Frage des Kindeswohles oder der Erziehungsfähigkeit der Eltern klären.

2 Frühförderung kann auch keine psychotherapeutische oder sozialpsychiatrische Begleitung der Eltern sein.
3 Frühförderung kann auch keine primäre Kontroll- oder Entscheidungsinstanz bei möglichen Fremdunterbringungen sein.

Bindungen des Kindes an die Eltern, der Kindeswille, Fördermöglichkeiten seitens der Eltern und Kontinuität und Stabilität der Beziehungen sind juristische Kriterien bei der Beurteilung des Kindeswohles (Frank 2001). Gerade bei akuten psychiatrischen Fragen sind Entscheidungen „über eine Herausnahme eines Kindes aus einer Familie meist Eilentscheidungen (...), die für die Einholung eines Gutachtens keine Zeit übrig lassen." (Lempp 2001). Die zeitweise Trennung von ihren Familien ist für Kinder psychisch kranker Eltern *ein Teil ihrer Lebensrealität*, sei es aufgrund häufiger stationärer Aufenthalte oder kurzfristiger Fremdunterbringungen. Wo die Grenzen des Helfens erreicht werden, wenn eigene oder fremdmotivierte Aufträge mit hoher Wahrscheinlichkeit aufgrund der Psychopathologie nicht erreicht werden können, muss auch eine Fremdunterbringung in Erwägung gezogen werden. Für die Kinder weniger traumatisierend wäre es jedoch, wenn *frühzeitig und mit Unterstützung* ein solches temporäres Getrenntsein vorbereitet und begleitet sein könnte.

6.4.2 Kindzentrierte Interventionen

Das Ziel der Arbeit mit dem Kind in der Frühförderung ist die Unterstützung einer angemessenen emotionalen und kognitiven Entwicklung. Wie in Kapitel 4 beschrieben, sind vor allem Kleinkinder von an Schizophrenie erkrankten Eltern in sehr hohem Maß unterschiedlichsten Entwicklungsrisiken ausgesetzt. Die Präsenz „guter" oder „genügender" Elterlichkeit und guter kognitiver Fähigkeiten werden als basale Schutzfaktoren eines Kindes, auch wenn es mit schwereren Stressfaktoren leben muss, angesehen (Masten 1994, Masten et al. 1990). Neben den Einschränkungen im Attachment und der fehlenden emotionalen Verfügbarkeit stellen die schwer beeinträchtigten kognitiven Fähigkeiten, die Teil des Krankheitsbildes sind, eine zusätzliche „Drohung" für die kognitive Entwicklung dieses Kindes dar.

Auf der praxisbezogenen Ebene bezieht jedes Kind Kräfte für eine gute Entwicklung aus drei Quellen (Grotberg 1995):

1. Ein Kind verfügt über externe Unterstützungen und Ressourcen, wenn es z. B. sagen kann:

- **Ich habe** Personen, die mir glauben und die mich lieben, wie ich bin.
- **Ich habe** Personen, die mir die klare Grenze zeigen. Ich weiß dann, wann ich stoppen soll, wenn es für mich gefährlich werden könnte.
- **Ich habe** Personen, die mir zeigen, wie ich die Sachen richtig machen kann.
- **Ich habe** Personen, die mir helfen, wenn ich krank oder in Gefahr bin.

Ich-habe-Resilienzfaktoren sind die ersten, die sich bei einem Kind entwickeln. Bevor ihm klar wird, wer es ist (*Ich-bin-Resilienzfaktor*) oder was es tun kann (*Ich kann-Resilienzfaktor*), benötigt das Kind externe Unterstützungen und Ressourcen, um ein Gefühl der Sicherheit zu entwickeln. Aus der oben beschriebenen Lebenssituation von Sara sehen wir, dass der „Aufbau" von *Ich habe*-Unterstützungsfaktoren bedroht ist, da die dazu notwendigen stabilen Bezugspersonen nicht immer verfügbar sind.

2. Wenn ein Kind in seinem Alltag sagen kann:

- **Ich bin** ein beliebtes Kind.
- **Ich bin** in der Lage, schöne Dinge für andere zu tun.
- **Ich bin** respektiert von anderen und ich respektiere mich.
- **Ich bin** verantwortlich für das, was ich mache.
- **Ich bin** überzeugt, dass alles gut wird.

Diese Sätze verdeutlichen gute interne, persönliche Kräfte eines Kindes in Bezug auf sein Selbstbild und seine Gefühle. Beim Kind eines an Schizophrenie Erkrankten ist auch der *Ich bin-Faktor* in hohem Maße gefährdet, da die Verworrenheit der schizophrenen Welt kaum zeitlich stabile und konsistente „Ich bin"-Botschaften gewährleistet.

3. Ein Kind verfügt über gute soziale und zwischenmenschliche Ressourcen, wenn es sagen kann:

- **Ich kann** mit anderen über Sachen sprechen, vor denen ich mich fürchte.
- **Ich kann** Lösungen für Probleme finden.
- **Ich kann** mich kontrollieren, wenn ich sehe, dass mir etwas nicht gut tut oder eine Gefahr für mich ist.
- **Ich kann** unterscheiden, wenn es gut ist, zu sprechen oder aktiv zu sein.
- **Ich kann** Hilfe finden, wenn ich sie brauche.

Bei Sara sind auch viele dieser Aspekte bedroht. Die Entwicklung einer eigenen sicheren Bindung und eines ausreichenden Selbstvertrauens ist gefährdet. Aus diesem Grund macht es Sinn, Sara so früh wie möglich Unterstützung zukommen zu lassen, auch wenn sie noch keine Symptome zeigt.

Ein resilientes Kind benötigt nicht alle diese Faktoren im gleichen Ausmaß, doch einer allein ist mit Sicherheit nicht ausreichend: Ein Kind kann zwar beliebt sein (*Ich habe*), aber wenn es nicht über ausreichende innere Ressourcen (*Ich bin*) oder soziale Ressourcen (*Ich kann*) verfügt, läuft es Gefahr, ein Klassenkasperl zu werden. Ein Kind kann gutes Selbstvertrauen haben (*Ich kann*), aber wenn es keine Empathie (*Ich bin*) erfährt oder nicht von anderen lernt (*Ich habe*), ist die Gefahr der Selbstüberschätzung sehr groß.

Frühförderung bei Kindern von an Schizophrenie erkrankten Eltern muss beinahe auf allen Ebenen ansetzen, bei:

- Stabilität in der Beziehung zur Fachkraft,
- Entwicklungsförderung in Bezug auf Kommunikation und Problemlösen,
- Einbeziehung möglicher Geschwisterkinder,
- Sensibilisierung des gesunden Elternteiles für die Bedürfnisse des Kindes und
- primärer Entlastung von Familiensystemen (Vorwürfe helfen nicht).

6.4.3 Transdisziplinäre Arbeit

Bei Menschen mit Schizophrenie ist die Verzahnung verschiedenster biopsychosozialer Faktoren meist stärker als bei anderen psychischen Erkrankungen. Dies ergibt sich aus der Chronizität der Erkrankung, der Fremdheit der Symptome für die Umwelt und den meist schwerwiegenden sozialen Auswirkungen. Transdisziplinäre Arbeit bedeutet vor allem, koordiniert vorzugehen und Informationen auszutauschen. Gerade bei floriden Wahnsymptomen ist jedoch zu beachten, einen möglichen Verfolgungswahn durch transdisziplinären Austausch nicht zu verstärken.

Welche Stellung hat Frühförderung in diesem fachlichen Beziehungsgeflecht zwischen Psychiatrie, Sozialarbeit und Psychologie? Die frühe Hilfe kann in einem Helfernetz klare Zuständigkeit (im Sinne einer Schlüsselperson) *für das Kleinkind* übernehmen und sollte sich vermehrt auf seine Entlastung konzentrieren. Dies betrifft auch mögliche vorübergehende Fremdunterbringungen, während der die Fachkraft ihre Beziehungs- und Förderarbeit fortsetzen sollte, um eine gewisse Kontinuität zu gewährleisten.

Susanne wurde über Betreiben des Jugendamtes bei uns vorstellig, da sie im Zuge der letzten stationären Aufnahme ihrer Mutter an massiven Verlustängs-

Tab. 10: Förderung von Resilienzprozessen bei Kleinkindern im Lebenszusammenhang einer schizophrenen Erkrankung

Schutzfaktoren	Einfluss auf die frühe Förderung
a) Kindbezogen	
2) Entwicklungsförderung	– Das Interaktions- und Sozialverhalten erscheint gefährdet: Entwicklungsförderung basiert vor allem auf der Sensibilisierung für sozial-emotionale Signale: Wann ist jemand „wütend?“, „Wie kann ich sehen, wahrnehmen, dass es mir gut geht?“, „Was kann ich machen, damit es mir gut geht?“ – Gerade im Bereich der Schizophrenie ist die kognitive Förderung wichtig, da in dieser Entwicklungsdomäne die größten Beeinträchtigungen bei Kindern zu beobachten sind.
3) Selbstwert	Wirklichkeiten im Kontext der Schizophrenie (vor allem „wahnhafter Symptome“ erscheinen verzerrt („alle Nachbarn / Behörden etc. sind gegen mich“; „jemand versteckt Kameras in unserer Wohnung“), sodass es für das Kind wichtig ist, zwischen der (symptomatischen) Wirklichkeit seiner Eltern und „sozial akzeptierten“ Wirklichkeitskonstruktionen unterscheiden zu lernen. Kinder müssen sich sicher sein dürfen, dass sie ihren Wahrnehmungen trauen dürfen und nicht nur jenen ihrer Eltern zu folgen brauchen.
5) Selbsthilfe	Kinder im Kontext von Eltern mit Schizophrenie sind häufig mit stationären Aufenthalten ihrer erkrankten Eltern(-teile) konfrontiert. Es ist somit wichtig, dass sie über gute Notfallpläne verfügen bzw. möglicherweise bereits einen „Notfallkoffer“ vorbereitet haben.
6) Selbstwirksamkeit	Aufgrund der Symptomatik (Wahn, imperative Stimmen) müssen alle Planungsaktivitäten transparent sein, da ansonsten die Gefahr droht, dass die Fachkraft selbst Teil des Wahnsystems wird.
7) Optimismus und positive „Events“	Frühförderung hat auch bei Familien mit einem an Schizophrenie erkrankten Elternteil einen gewissen „Spaßfaktor“, als Dinge gemacht werden dürfen, die ansonsten nicht möglich sind: ein genussvolles „Bällchenbad“, das Ausleben von Emotionen bei der Verwendung von Körperfarben etc.
8) Soziale Kompetenz	Die Förderung der sozialen Kompetenz steht im Zentrum bei dieser Zielgruppe: Emotionen erkennen und benennen, in Kontakt treten mit anderen, Konflikte konstruktiv lösen. Diese Fähigkeiten sind in Familien mit einem schizophrenen Elternteil gefährdet.
9) Durchhaltevermögen	Wie bei allen psychiatrischen Erkrankungen erhöht die eigene Frustratrationstoleranz des Kindes die Überzeugung, dass Situationen auch kontrollierbar und vorübergehend sind.

Schutzfaktoren	Einfluss auf die frühe Förderung
10) Information und Verständnis für die Erkrankung	Auch wenn die Symptome im Rahmen der Schizophrenie (vor allem für die Umwelt) sehr auffällig sind, erscheint es jedoch – z. B. im Vergleich zur Depression herausfordernder, Kindern dieses Krankheitsbild verständlich zu machen. Schizophrenie kann Kleinkindern als „Krankheit der hüpfenden Gedanken“ erklärt werden.
b) **Familien-sytembezogene Faktoren**	
12) Vorhandensein einer stabilen Bindungsperson	Kontakt zum gesunden Elternteil, zu anderen relevanten Hilfspersonen (Großeltern, Tanten, Onkel etc.).
13) Klare Strukturen und Rollen	Visualisieren von Struktur auch als Realitätskontrolle für das Kind, wenn z. B. Wahnsymptome auftreten. Ein Kleinkind kann z. B. durch Markierung der Uhr lernen, wann der gesunde Elternteil nachhause kommt.
18) Hilfe und Unterstützung für die Eltern	– Vor allem Information und Psychoedukation für den nicht-erkrankten Elternteil erscheinen wichtig, da auch innerhalb von Familien erstaunlich wenig Information über Symptomatik, Behandlung oder Prognose vorhanden zu sein scheint. – Erstellen einer „Betreuungslandkarte“ mit klarer Kompetenzanalyse. Persönlicher Kontakt zu anderen Strukturen für psychische Gesundheit: Sozialpsychiatrisches Zentrum, Sozialarbeiterin, Fachärztin, Psychotherapeutin
c) **Sozialraum-bezogene Faktoren**	Frühförderung in Anwesenheit des gesunden Elternteils
19) Kontaktmöglichkeit zu nicht auffälligen Peers	Tagesbetreuung bei Tagesmüttern, in Krippen bzw. in der KITA erscheinen im Kontext der Schizophrenie dringend notwendig.
21) Verfügbarkeit von Unterstützung für das Kind	Frühförderung bisweilen (krisenbedingte) Fremdpflege in floriden Phasen der Psychose
22) Interessen und Aktivitäten innerhalb der Community	Jeglicher Außenkontakt ist in diesem Zusammenhang entwicklungsförderlich. Je mehr unterschiedliche Kontakte ein Kleinkind hat, desto höher entwickelt sich die Fähigkeit, sich differenziert sozial zu verhalten.

ten litt. Wenn die Mutter im Krankenhaus stationär aufgrund schizophrener Symptome behandelt wurde (die sich vor allem in imperativen Stimmen manifestierten), betreute üblicherweise die Großmutter mütterlicherseits das Mädchen. Aufgrund von Auseinandersetzungen zwischen der Mutter und Susannes Großmutter erschien dies nicht möglich, sodass das Jugendamt alternative Lösungen suchen musste.

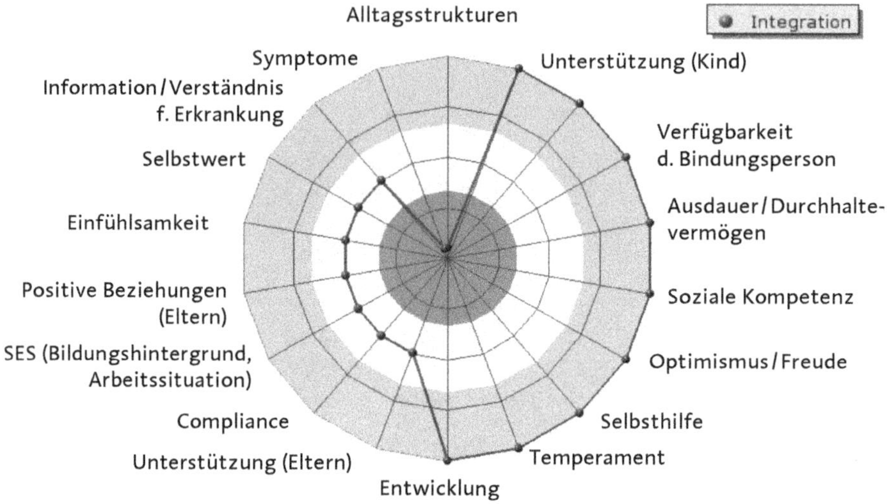

Abb. 17: Resilienzlandkarte von Susanne (fünf Jahre), bei deren Mutter im Zuge von Cannabismissbrauch schizophrene Symptome auftraten

Die Ressourcen Susannes bestanden in

1 einer ganztägigen Betreuung, vormittags in der Kita, nachmittags bei einer Tagesmutter,
2 guten sozialen Kompetenzen im Umgang mit Gleichaltrigen,
3 einem einfachen (anpassungsfähigen) Temperament,
4 der Verfügbarkeit von stabilen Bindungspersonen (z.B. die Tagesmutter),
5 einer generell optimistischen Grundstimmung und
6 hoher Selbsthilfekompetenz (Susanne wusste, wohin sie sich wenden konnte, wenn es ihrer Mutter nicht gut ging).

Demgegenüber erlebte Susanne auch Belastungen, insofern

1 als dass sie nicht wusste, was mit ihrer Mutter los war. Sie erlebte die Spitalsaufenthalte als traumatische persönliche Kränkung und weigerte sich z.B. ihre Mutter im Krankenhaus zu besuchen;
2 die Beziehung zwischen der Mutter und ihrer Großmutter sich als sehr schwankend erwies, geprägt durch gegenseitige Vorhaltungen;
3 die Mutter immer wieder an produktiven Symptomen litt (z.B. Stimmen hören) und medikamentöse Therapien immer wieder abbrach;
4 zum Vater kein Kontakt bestand;

5 die Mutter sich in Invaliditätspension befand und
6 Susanne häufig im Unklaren ließ, wie es ihr psychisch ging.

Die gemeinsamen Untersuchungseinheiten fokussierten auf gemeinsames Verständnis für die Krankheit, wobei einerseits gemeinsam mit der Mutter versucht wurde, Susanne Informationen zu geben, wie ihre Mutter die Welt erlebte. Andererseits wurde auch die Mutter sensibilisiert, ihrer Tochter klare Signale zu geben (wie es ihr psychisch ging), damit stationäre Aufenthalte nicht völlig unvorhersehbar über Susanne hereinbrachen. Das Verhältnis zur Großmutter verbesserte sich, sodass diese als Notfallplan eingesetzt werden konnte. Neben der Kita und der Tagesmutter erschienen keine darüberhinausgehenden Interventionen notwendig.

6.5 Psychopharmaka als Unterstützung

In der Auseinandersetzung mit psychiatrischen Krankheiten kommen wir häufig auch mit psychopharmakologischen Präparaten in Berührung. Dies kann sich in der transdisziplinären Fallbesprechung ergeben, wenn über die Medikation von Patienten diskutiert wird. Aber auch die Betroffenen selbst berichten den Fachkräften häufig, welche Medikamente sie verschrieben bekommen oder was sie einnehmen. Es können sich Fragen anschließen, was wir über dieses oder jenes Medikament denken u.a., ob eine weitere Medikation notwendig ist usw. Wahrscheinlich werden Sie auch ab und zu in den Wohnungen der Betroffenen Medikamentenschachteln „sehen".

Psychiatrische Krankheitsbilder sind untrennbar mit psychopharmakologischer Behandlung verbunden, sodass es wichtig ist, in Grundzügen über Wirkmechanismen medikamentöser Behandlung Bescheid zu wissen. Wir gehen auch davon aus, dass sich die Diskussion über psychopharmakologische Unterstützungsmaßnahmen stärker durch Mythen („böse" Medikamente, die mich verändern können, da ich nicht mehr der/die bin, der/die ich war, versus „gute" Psycho- oder Soziotherapie) als durch konkrete Informationen auszeichnet. Wie jede zusätzliche transdisziplinäre Information spielt auch jene über Medikamente und deren Wirkung eine Rolle im Förderprozess:

- Welche Medikamente nehmen die Betroffenen ein?
- Welche Wirkungen sind zu erwarten und was bedeuten sie für das Kind bzw. den Förderprozess?
- Welche Nebenwirkungen können auftreten?

Bei jeder beschriebenen psychischen Erkrankung rückten wir vor allem die Kommunikation mit den Erkrankten oder den Angehörigen in den Mittelpunkt unserer Darstellung. Medikamentengruppen wurden dabei immer wieder erwähnt: Antidepressiva, Neuroleptika, Phasenprophylaktika u.a. Um die „Gestalt" des Wissens über psychiatrische Krankheiten und deren Zusammenhänge mit der kindlichen Entwicklung abzuschließen und zu „festigen", werden in diesem Abschnitt „telegrafisch" einige Fakten zur medikamentösen Behandlung dargestellt.

Dank moderner Psychopharmaka ist es mittlerweile möglich, dass Betroffene, die an einer psychiatrischen Krankheit leiden,

a oft ambulant anstatt stationär eine Verschlechterung überwinden können,
b den Verlauf der psychischen Erkrankung, der meistens chronisch ist, zu verlangsamen,
c eine bessere Lebensqualität erreichen, d.h. länger ein gesundes Leben führen können (Dimova/Pretis 1998),
d länger berufliche und familiäre Aktivitäten zufriedenstellend ausüben können.

Eine medikamentöse Therapie mit Psychopharmaka ist unverzichtbar und meist die Therapie der ersten Wahl bei der Behandlung von Depressionen, bipolaren Störungen sowie Schizophrenie. Auch die „leichteren" psychischen Erkrankungen wie z. B. Angststörungen profitieren von einer medikamentösen Behandlung. Eine solche Therapie ermöglicht

- Besserung und
- Rückfallverhütung.

Wichtig ist zu erwähnen, dass neben der Einnahme eines Medikamentes auch die Dosis eine Rolle spielt. Wenn beim Betroffenen trotz der Einnahme eines Medikaments die Symptome noch vorhanden sind, muss dies nicht immer an der falschen Auswahl des Mittels liegen. Immer wieder zeigt die Erfahrung in der Praxis, dass auch die Dosis des Medikamentes zu niedrig ist, was der Grund sein kann, dass das eingenommene Medikament unwirksam erscheint.

Die Einteilung der Psychopharmaka erfolgt üblicherweise aufgrund ihrer Hauptwirkung in folgende Gruppen:

1 Anxiolytika
2 Hypnotika
3 Antidepressiva
4 Neuroleptika/Antipsychotika
5 Stimmungsstabilisierer oder Phasenprophylaktika

1 + 2: Anxiolytika und Hypnotika (Synonyme: Tranquilizer, Sedativa)

Wirkung: *beruhigend (sedierend), angstlösend, emotional entspannend, muskelentspannend. Hypnotika gehören der Gruppe der Benzodiazepine an, die aufgrund ihrer schlafanstoßenden Wirkung zur Behandlung der Schafstörungen zum Einsatz kommen.* Zu dieser Gruppe gehören so genannte

a *Benzodiazepine*, z.B. Lorazepam, Diazepam, Alprazolam und Oxazepam;
b manche *Antidepressiva*, z.B. Sertralin, Trazodon, Mirtazapin, Amitriptylin oder
c manche *Neuroleptika*, z.B. Quetiapin, Levomepromazin, Chlorprothixen (niedrig dosiert) können sedierende Wirkungen haben.
d Daneben zeigen auch *pflanzliche Präparate*, z.B. Baldrian, Passedan, oder Johanniskraut beruhigende Effekte.
e Daneben finden auch sogenannte *Nicht-Benzodiazepinhypnotika*, z.B. Zolpidem, Verwendung.

Einsatzgebiet:
- Angstzustände und Spannungszustände, die ein Teil des Krankheitsbildes bei unterschiedlichen psychiatrischen Störungen sind: z.B. bei posttraumatischen Störungen, Schlafstörungen, depressiven Episoden, Angststörungen, bei der Schizophrenie usw.
- Schlafstörungen, bei jeder psychiatrischen Krankheit, die einer medikamentösen Behandlung bedarf
- Behandlung eines Alkoholentzugs

Neurobiochemische Wirkmechanismen: Die meisten Anxiolytika und Hypnotika wirken auf das GABA-Botenstoffsystem (Gamma-Amino-Buttersäure als hemmender Neurotransmitter), andere aber auch in das Serotonin- und Noradrenalinsystem.

Nebenwirkungen (in Auswahl): Es gilt generell, dass fast bei allen Psychopharmaka Nebenwirkungen eintreten können. Viele Betroffene haben Angst vor Nebenwirkungen. Die Einnahme wird von den Patienten meist aufgrund von Informationen über eine Reihe von möglichen Nebenwirkungen immer wieder infrage gestellt. Häufig führt dies bereits bei einem leichten Eintreten zum eigenwilligen Absetzen. Deswegen ist wichtig zu betonen, dass die Nebenwirkungen dosisabhängig sind. Dies bedeutet, dass die Wahrscheinlichkeit ihres Eintretens mit der Steigerung der Dosis zunimmt, gleichzeitig sinkt diese bei der Reduktion der Dosis wiederum oder klingt in den meisten Fällen ab. Ein abklärendes Gespräch von Seiten des Arztes bezüglich der möglichen Nebenwirkungen sollte schon beim Erstverordnen eines Psychopharmakons stattfinden, sodass ein mögliches vorzeitiges Absetzen verhindert werden kann.

Die häufigsten Nebenwirkungen von Benzodiazepinen sind: Müdigkeit und Tagesschläfrigkeit, eingeschränkte Aufmerksamkeit sowie Konzentrationsschwäche. Bei höheren Gaben kann es zu Beeinträchtigungen des zentralen Nervensystems (Bewegungsstörungen) bis hin zur Atemdepression kommen.

Gewöhnungseffekte: Wenn wir über Nebenwirkungen der Anxiolytika und Hypnotika reden (aus der Gruppe der Benzodiazepine), muss in erster Linie deren Abhängigkeitspotenzial erwähnt werden. Wenn am Beginn einer Behandlung eine Verordnung von Benzodiazepinen erforderlich ist, sollte eine solche innerhalb von circa drei Monaten schleichend abgesetzt werden.

Verkehrshinweis für Fahrtauglichkeit und Benzodiazepine: Aufgrund der sedierenden Wirkung von Benzodiazepinen während deren Einnahme ist die Fahrtauglichkeit immer herabgesetzt.

3. Antidepressiva

Wirkung: *stimmungsaufhellend, antriebssteigernd, aktivierend, beruhigend, dämpfend*. Zu dieser Gruppe gehören z. B. Sertralin, Escitalopram, Venlafaxin, Mirtazapin, Citalopram, Duloxetin, Paroxetin, Bupropion.

Einsatzgebiet: Depressive Zustände innerhalb verschiedener psychischer Zustandsbilder, z. B. depressive Reaktionen, posttraumatische Störungen, bipolare Störungen, Depression, Zwangsstörungen, schizoaffektive Psychosen, Schizophrenie.

Neurobiochemische Wirkmechanismen: Antidepressiva wirken hauptsächlich auf das noradrenerge und serotonerge System, es wird aber auch das dopaminerge System beeinflusst. Die Regel, dass eine antidepressive Wirkung nach drei bis vier Wochen eintritt, wie dies bei „alten“ Antidepressiva galt, darf als veraltet angesehen werden. Neuere Antidepressiva zeigen ihre Wirkung bereits nach einer bis zwei Wochen.

Nebenwirkungen (in Auswahl): Hier werden generell die häufigsten Nebenwirkungen aufgelistet, obwohl jedes einzelne Antidepressivum ein eigenes Nebenwirkungsprofil zeigt. Es gilt, und Erfahrungen aus der psychiatrischen Praxis zeigen dies, dass Antidepressiva aus der Gruppe der SSRI (selektive Serotonin Wiederaufnahmehemmer) das günstigste Nebenwirkungsprofil haben, d.h. dass es seltener zu Nebenwirkungen kommt: Müdigkeit, Magen-Darmstörungen, Mundtrockenheit, Schlafstörungen, Kopfschmerzen, Blutdruckabfall, Sehstörungen, Herzstörungen, Kreislaufveränderungen, selten Hautprobleme, Zittern, Unruhe, Aktivierung suizidaler Impulse.

Die Nebenwirkungen können sehr ähnlich den Symptomen einer Depression sein.

4. Neuroleptika (Synonyme: Antipsychotika, Antischizophrenika)

Wirkung: *dämpfende Wirkung auf psychotische Symptome* (Dimova 2003).
Dazu gehören:

- atypische Neuroleptika wie Risperidon, Olanzapin, Quetiapin, Amisulprid, Ziprasidon usw. Bezüglich der Unterschiede zu typischen Neuroleptika siehe unten.
- typische Neuroleptika werden allmählich aus dem Handel genommen: z.B. Haloperidol, Zuclopenthixol, Fluphenazin.

Einsatzgebiet: Manie, Wahnstörung, Schizophrenie, Erregungszustände, organische Psychosyndrome, therapieresistente Depressionen. Verhaltensstörungen bei Kindern (z.B. bei massiven Erregungszuständen mit eingeschränkter Problemeinsicht) – wobei sie vereinzelt, dies betrifft z.B. Risperidon, auch für Kinder (ab fünf Jahren in Deutschland und Österreich) zugelassen sind. Auch Haloperidol ist für Kinder ab zwei Jahren in Deutschland zugelassen, und zwar in Bezug auf psychomotorische Unruhe und Tic-Störungen.

Neurobiochemische Wirkmechanismen: Hauptwirkungsort aller Neuroleptika ist das dopaminerge System. Neuere atypische Neuroleptika üben ihre Wirkung gleichzeitig auf dopaminerge sowie serotonerge System aus.

Nebenwirkungen: Extrapyramidale Symptome wie unwillkürliche Bewegungen mit dem Körper, dem Kopf, den Augen, der Zunge oder Einschränkungen der normalen Bewegungen. Diese lassen sich mit Antiparkinsonmitteln (Biperiden) bzw. einer Reduktion der Dosis beherrschen. Müdigkeit, Kopfschmerzen, Depressionen, selten Magen-Darm-Probleme, Reizleitungsstörungen, epileptische Anfälle, Hautreaktionen. Die beschriebenen Nebenwirkungen sind bei atypischen Neuroleptika in einem sehr geringen Ausmaß vorhanden. Gewichtszunahme, EKG-Veränderungen, Diabetes mellitus sind jedoch Warnsymptome gegen eine weitere Verwendung.

5. Stimmungsstabilisierer oder Phasenprophylaktika

Wirkung: *Sie verhindern das Wiederauftreten von depressiven oder manischen Phasen oder reduzieren die Intensität neuerlich aufgetretener Symptome. Die Einnahme von Phasenprophylaktika ist eine Dauertherapie und unabhängig vom Auftreten von Symptomen.* Zu dieser Gruppe gehören:

- Lithiumsalze
- Antiepileptika: Valproinsäure, Lamotrigin, Carbamazepin
- Atypische Neuroleptika: Quetiapin

Einsatzgebiet: Manie, bipolare Störungen, schizoaffektive Psychosen.

Neurobiochemische Wirkmechanismen: Stimmungsstabilisierer oder Phasenprophylaktika wirken auf

- die Aktivität der Gehirnzellen (intrazelluläre Calciumkonzentration bei Lithium, was eine Verminderung der Zellaktivität nach sich zieht) oder
- das GABA-System, aber auch auf das Glutamat-, Serotonin- oder Dopaminsystem.

Nebenwirkungen: Magen-Darm-Probleme, Auswirkungen auf das Zentralnervensystem (vereinzelt Koma), Knochenmark, Haarausfall, Leberschäden. Übelkeit, Zittern, Durst, Gewichtszunahme, Erbrechen.

Fragen zur Selbstevaluation für Fachkräfte

- Welche primären Handlungsimpulse löst für mich das Etikett Schizophrenie aus?
- Wie veränderte sich für mich als Fachkraft das Bild der Schizophrenie?
- In welchen Bereichen des Umganges mit Menschen mit Schizophrenie fühle ich mich sicherer?

7 Ausblick

7.1 Der Lebenszusammenhang „Eltern mit Persönlichkeitsstörungen"

Die menschliche Psyche, „das ist ein zu weites Land" (Theodor Fontane in „Effi Briest"), um in einem einzigen Buch dargestellt werden zu können, noch dazu in einem transdisziplinären Werk über Psychiatrie, Psychologie und Heilpädagogik. Einige Diagnosegruppen, die im Text en passant erscheinen, z.B. schizoaffektive Psychosen, fanden keine eingehende Darstellung, da sie trotz eigener diagnostischer Einheit (Wittchen et al. 1989) und unterschiedlicher Manifestationsebene eine Kombination von Symptomen darstellen, die bei der Schizophrenie sowie Depression schon beschrieben wurden. Auch wenn sich in Fortbildungsseminaren häufig das Erscheinungsbild von Borderlinestörungen als besonders interessant für die Teilnehmer erweist, haben wir in diesem Buch auf eine Darstellung verzichtet. Einerseits, da Borderline zu den Persönlichkeitsstörungen gerechnet wird und diese eine eigene vertiefte Darstellung erfordern, die über den Rahmen dieses Buches hinausgeht. Andererseits gehen wir aufgrund langjähriger Erfahrung davon aus, dass Borderlinestörungen bei sorgfältiger Diagnostik selten zu beobachten sind. Weiterhin wurde der Themenbereich Suchterkrankungen ausgespart, auch wenn er für die Frühförderung in Zukunft wahrscheinlich in viel stärkerem Ausmaß relevant sein wird.

Trotzdem erscheint das Thema Persönlichkeitsstörungen in dieser 5. Auflage sehr viel präsenter, wie sich dies auch in den unterschiedlichen Darstellungen unserer Arbeit mit der Resilienzlandkarte indirekt zeigte. Dabei ist vorauszuschicken, dass es sich bei Persönlichkeitsstörungen keineswegs um eine homogene ätiologische oder diagnostische Gruppe handelt, sondern dass unter diesem Etikett eine Reihe unterschiedlicher krankheitswertiger psychischer Phänomene vereint werden, die eines gemeinsam haben, und zwar übersteigerte Ausprägungen bestimmter, im Prinzip durchaus natürlicher menschlicher Charakterzüge.

Das Ausmaß dieser Eigenschaften ist bei Persönlichkeitsstörungen jedoch dermaßen verstärkt, dass damit (krankheitswertige) soziale Beeinträchtigungen einhergehen.

Diese (stabilen) Merkmale erscheinen dabei derart unflexibel und so fest in der Persönlichkeit verankert bzw. so wenig angepasst, dass eine willentliche Beeinflussung nur eingeschränkt möglich ist. Häufig treten diese starren Reaktionsmuster in konflikthaft empfundenen Situationen auf.

Persönlichkeitsstörungen manifestieren sich in wesentlichen Beeinträchtigungen in der sozialen Anpassung, der beruflichen Leistungsfähigkeit bzw. aufgrund des Leidensdrucks (für andere) oder eigener subjektiver Beschwerden. Die Übergänge zwischen Persönlichkeit und Persönlichkeitsstörung sind (auf einem Kontinuum) äußerst fließend und kontextabhängig, wie die folgenden Beispiele verdeutlichen.

Beispiel 1 „Gesunde Vorsicht“:
„Gehe mit keinem Fremden mit!“
„Schließe in der Nacht die Eingangstür!“
„Im Internet sollte man / frau schon in Bezug auf persönliche Daten aufpassen!“
„Prüfe deine Kreditkartenabrechnungen!“

Beispiel 2 „Misstrauische Persönlichkeit“:
„Rechnungen im Supermarkt sollte man / frau schon immer checken.“
„Generell gibt es zu viele Überwachungskameras in der Öffentlichkeit.“
„Die Menschen versuchen immer, ihren eigenen Vorteil auf Kosten anderer zu erreichen.“
„Wenn du jemanden kennenlernst, sei vorsichtig.“

Dieses (interpretierte) durchgängige Muster stellt (noch) keine Störung dar, repräsentiert jedoch eine meist durchgehende misstrauische Grundpersönlichkeitsstruktur, wie man / frau die Welt erlebt und darauf reagieren kann.

Beispiel 3 „Paranoide Persönlichkeit“:
„Alle sind gegen mich oder haben sich gegen mich verschworen“ (vor allem das Jugendamt) mit den damit assoziierten negativen Emotionen gegenüber der Umwelt.
„Ich muss mich und meine Familie davor schützen“ (mit damit assoziierten Verhaltensweisen).
„Ich kann niemandem trauen und bin das Opfer der anderen“ (mit damit assoziierten Verhaltensweisen).

Letztere Aussagen – im Regelfall als durchgehendes Muster psychischer Verletzlichkeit – verweisen auf eine mögliche Persönlichkeitsstörung, da damit krankheitswertige Verhaltensweisen verbunden sein können: soziale Isolation der Familie (meist etikettiert als „schwierige Familie“), Nachbarschaftsstreit, anhängige Gerichtsverfahren, Jobwechsel aufgrund Mobbing-Erlebens, Ortswechsel, um „feindlich gesonnenen“ Jugendämtern zu entkommen, aggressives Verhalten.

Die Entwicklung von Persönlichkeitsstörungen lässt sich post hoc (wenn auch mit unterschiedlichen Ausprägungsformen) meist bis in die frühe Kindheit zurückverfolgen,

Häufig sind dabei Verwechslungen von Seiten der Fachkräfte zu beobachten: Ein Mensch mit paranoider Persönlichkeit leidet im Regelfall nicht an einer paranoiden Schizophrenie. Im Regelfall ist Letzteres medizinisch auch leichter zu behandeln als eine Persönlichkeitsstörung. Die Diagnose Persönlichkeitsstörung geht dabei häufig mit anderen Störungen im Sinne von Komorbidität (z. B. depressive Symptomatik, Sucht) einher. Häufig wird dann diese sekundäre Symptomatik vornehmlich behandelt (=symptomatische Behandlung).

Wie bereits zuvor beschrieben sind im Erwachsenenalter diagnostizierte Persönlichkeitsstörungen meist schon in der Kindheit oder der Adoleszenz (im Sinne von psychischer Verletzlichkeit/Auffälligkeit) erkennbar und bleiben charakteristisch für den größten Teil des Erwachsenenlebens.

Das DSM-V unterscheidet dabei drei unterschiedliche Cluster von Diagnosen:

- **Cluster A** (mit verschroben-eigentümlichem Verhalten) beinhaltet die sonderbaren bzw. exzentrischen Persönlichkeiten: Die schizotypische Störung im Sinne ausgeprägten Einzelgängertums gilt als Prototyp dieses Clusters. Weitere betreffen die paranoide Persönlichkeitsstörung und schizoide Persönlichkeitsstörung. Dies bedeutet jedoch nicht, dass diese Menschen an einer Schizophrenie leiden!
- **Cluster B** beinhaltet die dramatischeren, emotional betonten und mit launischem Verhalten einhergehenden Störungen: Die Borderline-Störung gilt als Prototyp des Clusters. Weiter werden zu dieser Kategorie gezählt: die histrionische Persönlichkeitsstörung, narzisstische Persönlichkeitsstörung sowie die antisoziale Persönlichkeitsstörung.
- **Cluster C** beinhaltet ängstlich-vermeidendes Verhalten. Die selbstunsichere Persönlichkeit gilt als Prototyp dieses Clusters. Weiter werden darunter subsummiert: die abhängige Persönlichkeitsstörung, zwanghafte Persönlichkeitsstörung, passiv-aggressive Persönlichkeitsstörung

Neben allen Herausforderungen, die sich in der gemeinsamen Arbeit mit Eltern mit Persönlichkeitsstörungen (vor allem aus dem Cluster B) für die Fachkräfte ergeben (Vorrang eigener Bedürfnisbefriedigung, Tendenz zur Manipulation,

Fehlen realistischer Ziele, kaum Krankheitseinsicht) dürfen auch die Ressourcen dieser Familien nicht außer Acht gelassen werden:

- Sie erscheinen kreativ und schnell im Umgang mit Belastungen.
- Sie verfügen häufig über die Fähigkeit, sich Verbündete zu organisieren.
- Sie agieren im Regelfall intellektuell und sprachlich sehr differenziert.
- Sie erscheinen begeisterungsfähig u.a.

Die Situation von Kindern im Lebenszusammenhang von Eltern mit Persönlichkeitsstörungen entspricht (als Metapher) meist dem Leben auf einem kaum berechenbaren Vulkan (abhängig je nach Diagnose). Häufig sind die Kinder (z. B. im Bereich Borderline) Beziehungsabbrüchen, Ortswechseln, stark schwankenden emotionalen Reaktionen der Eltern ausgesetzt oder feindseliger Interpretation der Welt (z. B. bei der paranoiden Persönlichkeitsstörung).

Menschen mit Persönlichkeitsstörungen benötigen langfristige psychotherapeutische Begleitung, teilweise werden in Deutschland auch spezifische stationäre „Reparenting Psychotherapien" im Sinne komplementärer Beziehungsgestaltung (z. B. im Bereich Borderline) angeboten. Am Beginn steht meist die symptomatische (medikamentöse) Behandlung auftretender Komorbiditäten (z. B. Depression, Sucht). Da die Symptomatik jedoch einen Teil der eigenen Persönlichkeit, somit der eigenen Sozialisationsgeschichte und Identität darstellt, erscheint die Veränderung sehr schwierig und langfristig. Stellen Sie sich vor, Sie würden aufgefordert, Ihre eigene Persönlichkeit zu ändern!

Sofern stabile verfügbare Bindungspersonen für die Kinder vorhanden sind, erscheint die Hauptstrategie der Resilienzförderung im Kontext von Eltern mit Persönlichkeitsstörungen die Zur-Verfügung-Stellung unbelasteter Umwelten: Der Einsatz von stabilen Familienmitgliedern, Tagesmüttern, Kinderkrippen, Frühförderung, Kita, Schulen mit Ganztagesbetreuung ist somit meist der Königsweg der präventiven Betreuung der Kinder. Wenn es den Fachkräften gelingt, eine kontinuierliche Betreuung durch diese Systeme zu gewährleisten, darf dies schon als großer Schritt in Richtung Prävention gesehen werden.

Bei betroffenen Eltern ist der Wunsch nach Therapie meist nicht immer mit dem Wunsch nach einer Veränderung identisch. Deutlich muss hervorgehoben werden, dass Frühe Hilfen oder Frühförderung im Bereich Persönlichkeitsstörungen nicht als Therapeutikum für die Eltern dienen sollten, da damit für die Fachkräfte meist eine massive Überforderung bzw. eine Wiederholung der Beziehungsdynamik verbunden ist. Generell muss leider auch auf eine relativ schlechte Compliance und Prognose von Menschen mit Persönlichkeitsstörungen hingewiesen werden: ca. 50 % nehmen ihre Medikamente nicht wie dies vorgeschrieben ist (Waldinger / Frank 1989). Die Abbruchquote bei psychotherapeutischen Behandungen kann auch kaum unter 30 % gesenkt werden (Dammann/Jannsen 2001). Dazu kommt, dass entsprechende (langfristige) Psychotherapieplätze rar sind.

In vielen Supervisionen wird die Frage nach der Effizienz von frühen Fördermaßnahmen im Bereich von Eltern mit Persönlichkeitsstörungen gestellt: Wenn es – wie zuvor erwähnt – Fachkräften gelingt, als längerfristige stabile Bezugsperson für das Kind zu fungieren, ohne dass es zu überraschenden Beziehungsabbrüchen etc. kommt, ist ein Gutteil von Prävention für die Kinder bereits erreicht. Strukturell benötigt es dazu jedoch Angebote, die diese längerfristige zeitliche Perspektive (mindestens über ein Jahr) ermöglichen. Sozialpolitische Initiativen, Hilfe situationsspezifisch fokaler (und meist ist damit gemeint „kürzer") zu gestalten, gehen hier an den Bedürfnissen der Kinder vorbei.

7.2 Evaluation früher präventiver Maßnahmen

Es ging uns um die Perspektivenentwicklung einer neuartigen Zusammenarbeit verschiedener Disziplinen: Psychiatrie, Psychologie und Heilpädagogik. Vor allem stand die Sensibilisierung im Vordergrund, wie es Kleinkindern in Familien geht, in denen mindestens ein Elternteil an einer diagnostizierten oder vermuteten psychischen Erkrankung leidet. Handlungsmöglichkeiten für frühe Förderung, die aus unserer Sicht für diese Gruppe von Kindern noch keineswegs in befriedigendem Ausmaß vorhanden sind, wurden vor allem durch die Förderung von Resilienzprozessen aufgezeigt.

„Besser früher fördern als später behandeln" steht im Mittelpunkt unseres Ansatzes, wobei deutlich darauf hingewiesen werden soll, dass Frühförderung *eine* Interventionsform darstellt, die differenzierten Einsatz erfordert: Ausgangspunkt ist die Abschätzung der *Balance* zwischen *Risiko* und Resilienz. Nicht jedes Kind psychisch erkrankter Eltern benötigt frühe pädagogisch-psychologische Unterstützung, wohl aber jene, bei denen vor allem auf der kindzentrierten Ebene Resilienzprozesse in geringem Maß ausgeprägt sind oder hohe Risiken vorliegen.

Frühförderung im Sinne der Second Generation Research (Guralnick 1997, Pretis 2002) ist vor allem bei Kleinkindern mit psychisch kranken Eltern ein zu differenzierendes Angebot. Frühförderung ist dann effektiv und effizient, wenn das Programmangebot den Bedürfnissen des Kindes und der Familie entspricht. Im Bereich der Förderung von Kleinkindern psychisch kranker Eltern werden vorerst auch Organisationsstrukturen anzupassen sein, und zwar in Richtung

- Niederschwelligkeit,
- leichter Zugänglichkeit mit primärer Entlastungsfunktion,

- individueller Passung und Förderdiagnostik auf der Basis der Balance zwischen Resilienz und Risiko und
- verstärkter Zusammenarbeit zwischen psychiatrischen und pädagogisch-psychologischen Unterstützungssystemen.

Der (ausgewählte) Blick in die Zukunft *rentiert* sich auch volkswirtschaftlich, auch wenn bislang eher wenig Angebote im Kleinkindbereich bestehen und methodisch saubere Effizienzstudien in diesem Bereich rar sind. Roehrle (2013) beschreibt, dass sich die Betreuungssituation von Kindern psychisch verletzlicher Eltern zwar deutlich gebessert hat. Im Internet lassen sich für Deutschland mehr als 300 Projekte finden. Eine Mischung aus mobilen Maßnahmen (im häuslichen Kontext) und ambulanten Hilfen (z. B. im Frühförderzentrum) wirkt dabei möglicherweise nachhaltiger (Gomby 2005). Generell werden Effektgrößen als eher niedrig eingeschätzt, was jedoch methodisch auch mit dem komplexen (kaum empirisch kontrollierbaren) Zusammenspiel zwischen kindlichen Charakteristika, Familiendynamik und psychischer Verfassung der Eltern zusammenhängt. Auch die empirische Datenlage habe sich nach Roehrle deutlich gebessert.

Nicolson et al. (2001) fassen die Grundkomponenten, die die Wirksamkeit früher Präventionsprogramme für Kinder psychisch verletzlicher Eltern wie folgt zusammen: Programme sind dann effizient, wenn sie

- umfassend im Sinne der Veränderungsmöglichkeit breiter gefasster Resilienzfaktoren (nicht nur z. B. einen Faktor betreffend) sind,
- familienzentriert sind,
- in ausreichender „Dosierung", d.h. Frequenz, (z. B. einmal pro Woche) durchgeführt werden,
- langfristig angelegt sind,
- passgenau auf z. B. die Bedürfnisse der Eltern, kulturelle Traditionen zugeschnitten,
- auf die Schutzfaktoren und Entwicklungsbelastungen fokussieren,
- im Stande sind, Interaktionsprozesse in der Familie zu verändern,
- logistische Aspekte (z. B. Transport, Mahlzeiten, Kinderbetreuung) gewährleistet sind,
- videounterstützt eingesetzt werden und
- Fachkräfte wirksam und reflektiert arbeiten bzw. spezifisch ausgebildet sind (Ammerman et al. 2005).

Bei Hochrisikofamilien mag der Beginn eines Präventionsprogrammes bereits vor der Geburt erwogen werden.

Kindbezogene Interventionen: Streng evidenzbasierte Studien z. B. im Rahmen ihrer CHIMPS-Programme (Children of Mentally Ill Parents) sind in den Forschungsarbeiten von Wiegand-Grefe in Hamburg in Arbeit und weisen den Weg in Richtung evidenzbasierter Effekte. Dabei wird versucht, mittels fokaler manualisierter Programme das Verständnis für psychische Verletzlichkeit in Familien zu erhöhen und für Kinder Entlastung zu schaffen. Die meisten Programme und größten Veränderungen zeigen sich im Kontext der Depression, und zwar in Richtung positiver Veränderung elterlicher Sensitivität und Verständnis für die Situation (Pretis 2014).

Bei kleinen Kindern wird vor allem die Verfügbarkeit qualitätvoller Betreuung / Pflege / Bindung (Love et al. 2005, Hungerford / Cox 2006, Temple / Reynolds 2007) beschrieben. Gerade bei „Hochrisikomüttern" erscheint die aufsuchende Arbeit dabei sehr wichtig (Barnet et al. 2004):

- Früh geförderte Kinder psychisch kranker Familien zeigen z. B. als Jugendliche weniger Symptome als eine nicht geförderte Kontrollgruppe (Aronen / Arajarvi 2000). Somit sind indirekt auch geringere Behandlungskosten zu erwarten.
- Frühförderung erwies sich als der einzige hochsignifikante Prognosefaktor bei beeinträchtigten Kindern im Erwachsenenalter (mit psychiatrischen Diagnosen) (O'Brien 2001). Das erhöhte soziale „Funktionsniveau" der Erwachsenen erspart rehabilitative Kosten z. B. durch Hospitalisierung u.a.
- Ein Frühförderprogramm mit 24 Müttern und deren Säuglingen (null bis sechs Monate) bewirkte, dass das Verhalten der Kinder für die Mütter vorhersehbarer wurde, dass verbales und Ausdrucksverhalten häufiger imitiert wurde und die Kleinkinder mehr Vokalisationen produzierten (Moreau et al. 1998).
- Regelmäßige Babymassage verbessert die Mutter-Kind-Interaktion bei Neugeborenen von Müttern mit Wochenbettdepressionen (Onozawa et al. 2001, Field et al. 2000).
- Die Frühzeitigkeit des Beginns präventiver Interventionen stand im Zusammenhang mit einer geringeren Wahrscheinlichkeit einer Fremdpflege (Pretis / Dimova 2011).

Was wünschen sich Kinder zwischen sechs und sechzehn Jahren von Förderprogrammen (Maybery et al 2005b)? Kinder wünschen sich

1. mehr Information,
2. Hilfe bei praktischen Fragen,
3. jemanden zum Reden und
4. Kontakt mit Fachkräften, die die Eltern behandeln (Aldrige 2006).

Familienbezogene Interventionen: Generell wird die Effizienz üblicher Elterntrainingsprogramme im Bereich psychisch verletzlicher Eltern als gering erachtet, da traditionelle Programme die spezifische psychische Verletzlichkeit im Zusammenhang mit Erziehungsfragen) nicht thematisieren (Ackerson, 2003). Auch im Bereich von Metaanalysen zeigen sich zwar positive Effekte, die wissenschaftliche Stringenz wird jedoch noch als fraglich angesehen (Hoagwood 2005).

Spezifische Elterntrainingsprogramme, die auf die psychische Situation der Erziehenden eingehen, zeigen hier bessere Effekte (Huntsman 2008).

- Mutter-Kind-Psychotherapie bei 20 Monate alten Kleinkindern verbesserte sowohl sprachliche als auch kognitive Entwicklungsparameter der Kleinkinder (Cicchetti et al. 1998, Cicchetti et al. 2000).
- Depressive Mütter, die Psychotherapie in Anspruch nahmen, waren besser in der Lage, die emotionalen Reaktionen ihrer Kinder zu interpretieren (Free et al. 1996).

Inwiefern das Risiko einer Kindesmisshandlung vermindert werden kann, bleibt widersprüchlich: Ramey/Landesman-Ramey (1998) konnten dies bei bei Hochrisikoschwangerschaften erheben. In Metaanalysen fanden Sweet/Appelbaum (2004) zwar statistische Zusammenhänge zwischen verminderter Bereitschaft zu Kindesmisshandlung und Homevisiting (d.h. mobiler Frühförderung), nicht aber zwischen aktueller Misshandlung und Programmen.

Beardslee et al. (2003) konnten ihrem Präventionsprogramm für Kinder (ab sechs Jahren) und Eltern eine Reduktion von Risikofaktoren und eine Zunahme von Schutzprozessen beschreiben.

Newman/Stevenson 2005 erhoben Verbesserungen bei desorganisierten Bindungen von Kindern im Kontext von Borderlinestörungen durch das Mutter-Kind-Psychotherapieprogramm Watch – Wait – Wonder (auch Bakermans-Kranenburg et al. 2005).

Obwohl die Interventionsforschung durchaus positive Zusammenhänge zwischen mütterlicher Psychotherapie und Auswirkungen auf die Kinder beschreiben, warnen Austin/Priest (2005), dass es nicht ausreicht, nur die psychische Verletzlichkeit der Mutter zu behandeln. Ein spezifischer Fokus muss auch auf die Entwicklungsbedürfnisse der Kinder gelegt werden.

Das Forschungsfeld der frühen präventiven Förderung von Kindern psychisch verletzlicher Eltern ist noch sehr jung. In den letzten Jahren ist jedoch in Deutschland ein massives Ansteigen am Interesse dem Thema gegenüber und ein Anstieg evidenzorientierter Ansätze zu beobachten (z.B. Wiegand-Grefe 2011). Methodisch saubere Forschung wird hier den praktischen Ansätzen und

Angeboten noch verstärkt folgen müssen. Forschung sollte sich dabei verstärkt jenen verletzlichen Gruppen zuwenden, die in der Praxis die größte Herausforderung für die Fachkräfte darstellen, und zwar Eltern im Kontext von Persönlichkeitsstörungen und Suchterkrankungen. Die Wahrnehmung der Bedürfnisse von Klein- und Vorschulkindern psychisch verletzlicher Eltern hat sich seit 2005 grundlegend geändert: Kleinkinder – ehemals als „Fußnote" medizinisch-psychiatrischer Behandlung der Erwachsenen – kommen mehr und mehr ins Bewusstsein als „Angehörige", die neben der psychischen Verletzlichkeit ihrer Eltern eigene Bedürfnisse und auch ein Anrecht auf eigene Unterstützung haben. Denn es ist besser präventiv zu fördern als später zu behandeln.

Literatur

Ackerson, B. J. (2003): Parents with Serious and Persistent Mental Illness: Issues in Assessment and Services. Social Work, 48, 187–194

Ahmann, E., Bond, N. J. (1992): Promoting Normal Development in School Age Children and Adolescents Who Are Technology Dependent: A Family Centered Model. Paediatric Nursing, 18, 399–405

Ainsworth, M., Blehar, M. C., Walters, E., Wall, S. (1978): Patterns of Attachment: A Psychological Study of the Strange Situation. Erlbaum, Hillsdale

Aldridge, J. (2006): The Experiences of Children Living with and Caring for Parents with Mental Illness. Child Abuse Review, 15, 79–88

American Psychiatric Association (2015): Diagnostisches und Statistisches Manual psychischer Störungen DSM-5. Deutsche Ausgabe, herausgegeben von Peter Falkai und Hans-Ulrich Wittchen. Göttingen, Hogrefe

Ammerman, R. T., Putnam, F. W., Stevens, J., Holleb, L. J., Novak, A. L. & Van Ginkel, J. B. (2005): In-Home Cognitive-behavior Therapy for Depression: an Adapted Treatment for First-time Mothers in Home Visitation. Best Practices in Mental Health, 1, 1–14

Antonovsky, A. (1987): Unravelling the Mystery of Health: How People Manage Stress and Stay Well. Jossey-Bass, San Francisco

Arias, D., Saxena, S., Verguet, S. (2022): Quantifying the Global Burden of Mental Disorders and Their Economic Value. eclinicalMedicine 54, 1–10. In: www.thelancet.com/action/showPdf?pii=S2589-5370%2822%2900405-9, 15.11.2024

Aronen, E. T., Arajarvi, T. (2000): Effects of Early Intervention on Psychiatric Symptoms of Young Adults in Low-risk and High-risk Families. American Journal of Orthopsychiatry, 70, 223–32

Austin, M-P., Priest, S. R. (2005): Clinical Issues in Perinatal Mental Health: New Developments in the Detection and Treatment of Perinatal Mood and Anxiety Disorders. Acta Psychiatrica Scandanavica, 112, 97–104

Bakermans-Kranenburg, M. J., Van Ijzendoorn, M. H., Juffer, F. (2005): Disorganised Infant Attachment and Preventive Interventions: A Review and Meta-analysis. Infant Mental Health Journal, 26, 191–216

Barnet, B., Duggan, A. K., Devoe, M., Burrell, L. (2004): The Effect of Volunteer Home Visitation for Adolescent Mothers on Parenting and Mental Health Outcomes: A Randomised Trial. Archives of Pediatric Adolescent Medicine, 156, 1216–22

Bauer, M. et al. (1998): Psychotische Frauen und ihre Kinder. Psychiatrische Praxis, 25, 191–195

Beardslee, W. R., Gladstone, T. R. G., Wright, E. J., Cooper, A. B. (2003): A Family-based Approach to the Prevention of Depressive Symptoms in Children at Risk: Evidence of Parental and Child Change. Pediatrics, 112, 119–131

Beardslee, M. D., Podorefsky, M. A. (1988): Resilient Adolescents whose Parents Have Serious Affective and Other Psychiatric Disorders: Importance of Self-understanding and Relationships. American Journal of Psychiatry, 145, 63–69

Beeck, K. (2011): Support for Children of Mentally Ill Parents. Presentation within the Final Conference of KIDS STRENGTHS Project, Bratislava 1.9.2011

Beeck, K. (2005): Ohne Netz und ohne Boden – Lebenssituationen von Kindern psychisch kranker Eltern: Reflexion und Perspektiven aus fachlicher Sicht und persönlichen Erfahrungen 13 In: Verein für Kommunalwissenschaften (Hrsg.), Die Verantwortung der Jugendhilfe für Kinder von Eltern mit chronischen Belastungen, 13–32. Berlin

Boggarts, B., Lußcz, H. (1999): Hirnbiologische Grundlagen psychiatrischer Erkrankungen – Was ist therapeutisch machbar? Psychiatrische Praxis 26, 7–11

Brandau, H., Pretis, M. (2004): Early Identification and Systemic Educational Intervention for Young Children with Attention-Deficit/Hyperactivity Disorder (AD/HD). European Journal of Special Needs Education, in press

Brandau, H., Pretis, M., Kaschnitz, W. (2023): ADHS bei Klein- und Vorschulkindern. 5., aktual. Auflage. Ernst Reinhardt, München

Brennan, P. A., Hammen, C., Anderesen, M. J., Bor, W., Najman, J. M., Williams, G. M. (2000): Chronicity, Servity, and Timing of Maternal Depressive Symptoms: Relationship With Child Outcome at Age 5. Developmental Psychology, 36, 756–766

Brisch, K. H. (2009): Bindungsstörungen. Von der Bindungstheorie zur Therapie. 9. Aufl. Stuttgart: Klett-Cotta

Bronfenbrenner, U. (1981): Die Ökologie der menschlichen Entwicklung. Natürliche und geplante Experimente. Klett-Cotta, Stuttgart

Brunwasser, S. M., Gilham, J. E., Kim, W. S. (2009): A Meta-Analytic Review of the Penn Resiliency Program´s Effect on Depressive Symptoms. Journal of Consulting and Clinical Psychology, 77.6, 1042–1054

Bundesverband der Betriebskrankenkassen (BKK), Bundesverband der Angehörigen psychisch Kranker e.V. (BApK) (2010): Kinder psychisch kranker Eltern – (auch) ein Thema für die Politik! In: www.psychiatrie.de/familienselbsthilfe/article/KIPSY_PM_100309.html, 14.05.2010

Bürgin, D., Steck, B. (2008): Resilienz im Kindes und Jugendalter. Schweizer Archiv für Neurologie und Psychiatrie, 159, 480–489

Carbonell, D. M., Reinherz, H. Z., Giaconia, R. M., Stashwick, C. K., Paradis, A. D., Beardslee, W. R. (2002): Adolescent Protective Factors Promoting Resilience in Young Adults at Risk for Depression. Child and Adolescent Social Work Journal, 19.5, 393–412

Carro, M. G., Grant, K. E., Gotlib, I. H., Compas, B. E. (1993): Postpartum Depression and Child Development. An Investigation of Mothers and Fathers as Sources of Risk and Resilience. Development and Psychopathology, 5, 567–579

Chang, J. J., Halpern, C. T., Kaufman, J. S. (2007): Maternal Depressive Symptoms, Father's Involvement, and the Trajectories of Child Problem Behaviors in a US National Sample. Arch Pediatr Adolesc, 161.7, 697–703.

Cicchetti, S. L., Rogosch, F. A., Toth, D. (1998): Maternal Depressive Disorder and Contextual Risk: Contributions to the Development of Attachment Insecurity and Behavior Problems in Toddlerhood. Developmental Psychopathology, 10, 283–300

Cicchetti, D., Rogosch, F. A., Toth, S. L. (2000): The Efficacy of Toddler-parent Psychotherapy for Fostering Cognitive Development in Offspring of Depressed Mothers. Journal of Abnormal Child Psychology, 28, 135–148

Damm, A. (2010): Frag mich! 10. Aufl. Moritz, Frankfurt/Main

Dammann, L., Janssen, G. (Hrsg.) (2001): Psychotherapie der Borderline-Störungen: Krankheitsmodelle und Therapiepraxis – störungsspezifisch und schulenübergreifend. Thieme, Stuttgart

Danzinger, R. (1996): Psychiatrische Versorgungsplanung. In: Danzinger, R., Zapotoczky, H. G. (Hrsg.): Irren auf Steierisch. Psychiatrische Patienten und psychiatrische Versorgung in der Steiermark. Pro Mente, Linz, 9–23

Deneke, C. (1995): Psychosoziale Probleme von Kindern psychisch kranker Eltern. Pro familia magazin, 1, 4–7

Deneke, C., Lüders, B. (2003): Besonderheiten der Interaktion zwischen psychisch kranken Eltern und ihren kleinen Kindern. Praxis der Kinderpsychologie und Kinderpsychiatrie, 52, 172–182

Destatis (2018): Alleinerziehende in Deutschland 2017. In: www.destatis.de/DE/Presse/Pressekonferenzen/2018/Alleinerziehende/pressebroschuere-alleinerziehende.pdf?__blob=publicationFile&v=3, 10.04.2019

Deutsche Gesellschaft für Psychiatrie und Psychotherapie, Psychosomatik und Nervenheilkunde e.V. (DGPPN) (2024): Basisdaten Psychische Erkrankungen. Stand April 2024. In: www.dgppn.de/schwerpunkte/zahlenundfakten.html, 06.09.2024

Dimova, A. (2003): The range of Therapeutic Efficacy of Atypical Antipsychotics: a Critical Evaluation. Medical Hypothesis 61, 259–264

Dimova, A. (1998): Schizophrenie. Tabernakul, Skopje

Dimova, A. (1993): HLA – Markers of Biological Subtypes of Manic Depressive Disorders. Annual of Medical Faculty of Medicine, University Kiril I Metodij 39, 24–28

Dimova, A. (1990): HLA – Confirmation about Biological Distinction between Unipolar and Bipolar Depression. Annual of Medical Faculty of Medicine, University Kiril I Metodij 36, 47–51

Dimova, A., Pretis, M. (2008): Kinder psychisch kranker Eltern. Päd – Praktische Pädiatrie, 3, 209–215.

Dimova, A., Pretis, M. (2003): „Forgotten Children". Early Intervention in Children of Parents with Mental Health Problems. Paper presented at the 1st International Society on Early Intervention. 17.–20.9.2003, Rome

Dimova, A., Pretis, M. (2001/2002): Frühförderung bei Kindern psychisch kranker Eltern. Fortbildungsveranstaltung für Fachkräfte der Frühhilfe in Österreich. www.sinn-evaluation.at, 31.12.2003

Dimova, A., Pretis, M. (1998): Quality of Life and Progressive Reduction of Conventional Maintenance Dosage of Neuroleptics in Chronic Schizophrenic Patients. Paper presented at the workshop on „Novel strategies in the schizophrenic spectrum and bipolar disorders", Venice, 13.–14.3.1998

Doris, A., Ebmeier, K., Shajahan, P. (1999): Depressive Illness. Lancet, 354, 1369–1375

Dörner, K., Plog, U. (1990): Irren ist menschlich. Lehrbuch der Psychiatrie/Psychotherapie. 6. Aufl. Psychiatrie-Verlag, Bonn

Dörner, K., Egetmeyer, A., Koenning K. (Hrsg.) (1997): Freispruch der Familie. Psychiatrie-Verlag, Bonn

Dunn, B. (o. J.): Growing up with a Psychotic Mother: a Retrospective Study. Woodburn Center for Community Mental Health

Dunst, C. (2012): Persönliche Mitteilung im Rahmen der Udemko Conference, 2.–4.2.2012, Antalya

Dunst, C. J., Snyder, S. W., Mankinen, M. (1989): Efficacy of Early Intervention. In: Wang, M. C., Reynolds, M. C., Walberg (Hrsg.): Handbook of Special Education. Vol. 3, Pergamon, Oxford, 259–294

Ebert, D., Loew, T. (1995): Psychiatrie systematisch. UNI-MED-Verlag, Lorch

Egeland, B. Carlson, L., Stroufe, L. A. (1993): Resilience as a Process. Special Issue: Milestones in the Development of Resilience. Development and Psychopathology, 5, 517–528

Egger, J. (1993): Gibt es „psychosomatische" Krankheiten? In Egger, J. (Hrsg.): Psychologie in der Medizin. Medizinische Psychologie, Psychosomatik und Psychotherapie. WUV, Wien, 106–123

Eikelmann, B. (1998): Sozialpsychiatrisches Basiswissen: Grundlagen und Praxis. Enke, Stuttgart

Eley, T., Sugden, K., Corsico, A., Gregory, A., Sham, P., McGuffin, P. et al. (2004): Gene-environment Interaction Analysis of Serotonin System Markers with Adolescent Depression. Molecular Psychiatry, 9, 908–915

Erickson, M. F., Egeland, B. (2009): Die Stärkung der Eltern-Kind-Bindung. Frühe Hilfen für die Arbeit mit Eltern von der Schwangerschaft bis zum zweiten Lebensjahr des Kindes durch

das STEEP Programm. Hrsg. der deutschen Ausgabe: Gerhard J. Suess. Klett-Cotta, Stuttgart
Essex E., M. J., Klein, M. H., Miech, R., Smider, N. A. (2001): Timing of Initial Exposure to Maternal Major Depression and Children`s Mental Health Symptoms in Kindergarten. British Journal of Psychiatry, 197, 151–156
Failla, G., Caminiti, M., Chen-Xu, J., Lo Moro, G., Berselli, N., Cabral Ferreira, M., Malcata, F., Peyre-Costa, D., Croci, R., Soldà, G., Capodici, A., Morcavallo, C., Traglia, F., Cedrone, F., Storti, I., Alonso Jaquete, A., Antinozzi, M., Vasiliu, A. (2023): Impact of the COVID Pandemic on Mental Health and Training Opportunities of Public Health Residents from 4 European Countries. A Cross-Sectional Study. Frontiers in Public Health, 11, 1–11
Field, T., Estroff, D. B., Yando, R., del Valle, C., Malphurs, J., Hart, S. (1996): „Depressed" Mothers' Perception of Infant Vulnerability Are Related to Later Development. Development and Psychopathology, 4, 49–66
Field, T., Pickens, J., Prodromidis, M. Malphurs, J., Fox, N., Bendell, D., Yando, R., Schanberg, S., Kuhn, C. (2000): Targeting Adolescent Mothers with Depressive Symptoms for Early Intervention. Adolescence, 35, 381–414
Fingerle, M. (2011): Die Verwundbarkeit des Resilienzkonzpts – und sein Nutzen. Sonderpädagogische Förderung heute. Thema Resilienz zwischen Mythos und Realität, 2, 122–136
Frank, Ch. (2001): Am Kindeswohl orientierte Begutachtung im Familienrecht. Der österreichische Amtsvormund, 33, 136–142
Free, K., Alechina, I., Zahn-Waxler, C. (1996): Affective Language between Depressed Mothers and Their Children: the Potential Impact of Psychotherapy. Journal of American Academy of Child and Adolescent Psychiatry, 35, 783–790
Freidl, W., Raml, R., Pretis, M., Feistritzer, G. (2005): Gesundheitliche Ressourcen von am Arbeitsmarkt extrem benachteiligten Personen. Psychologische Medizin, 16,2; 13–22
Friedli, L. (2009): Mental Health, Resilience and Inequalities. National Institute for Mental Health in England. Copenhagen: WHO-Europe
Gochman, E. R. (1985): Bi-polar Mothering: Case Description, Mother-infant-interaction, and Theoretical Implications. Child Psychiatry and Human Development, 16, 120–125
Goldberg, D., Huxley, H. (1980): Mental Illness in the Community. The Pathway to Psychiatric Care. Tavistock, London
Goleman, D. (2001): Emotionale Intelligenz. 21. Aufl. Dtv, München
Gomby, D. S. (2005): Home Visitation in 2005: Outcomes for Children and Parents, Committee for Economic Development, Invest in Kids Working Group Working Paper no. 7
Goodman, S. H., Gotlib, I. H. (1999): Risk for Psychopathology in the Children of Depressed Mothers: a Development Model for Understanding Mechanism of Transmission. Psychological Review, 106, 458–490
Goodyear, M., Cuff, R., Maybery, D., Reupert, R. (2009): CHAMPS: A Peer Support Program for Children of Parents with a Mental Illness. Advances in Mental Health, 8.3, 296–304
Göppel, R. (2008): Bildung als Chance. In: Opp, G., Fingerle, M. (Hrsg.), 170–190
Gosciniak, H. Th., Osterheider, M., Volk, S. (1998): Angst, Zwang, Depression. Thieme, Stuttgart
Graaf, R. de, Have, M. ten, Gool, C. van, Dorsselaer, S. van (2012): Prevalence of Mental Disorders and Trends from 1996 to 2009. Results from the Netherlands Mental Health Survey and Incidence Study-2. In: Social Psychiatry and Psychiatric Epidemiology, 47.2, 203–213
Grotberg, E. H. (1995): A Guide to Promoting Resilience in Children. Strengthening the Human Spirit. The International Resilience Project from the Early Childhood Development: Practice and Reflections series. Bernard Van Leer Foundation
Gundelfinger, R. (2002): Und wie geht es eigentlich den Kindern? Vortrag präsentiert im Rahmen der Tagung „Kindheit im Schatten", LSF Graz, 19.4.2002
Guralnick, M. (2003): Enhancing the Peer Related Social Competence of Mildly Delayed Children: a Randomized Clinical Trial. Paper presented at the 1st ISEI-Conference, 17–20.9,

2003, Rome
Guralnick, M. (Hrsg.) (1997): The Effectivness of Early Intervention. Brokes, Baltimore
Guralnick, M. (1997): Second Generation Research in the Field of Early Intervention. In: M. Guralnick (Hrsg.): The Effectivness of Early Intervention. Brokes, Baltimore, 3–22
Gustavson, K., Knudsen, A. K., Nesvåg, R., Knudsen, G. P., Vollset, S. E., Reichborn-Kjennerud, T. (2018): Prevalence and Stability of Mental Disorders among Young Adults: Findings From a Longitudinal Study. In: BMC Psychiatry, 18, 65
Heitkamp, U. (1989): Wahnsinn. Meine Reise durch die Psychiatrie der Republik. Luchterhand, Frankfurt/Main
Hipwell, A. E., Kumar, R. (1996): Maternal Psychopathology and Prediction of Outcome Based Mother-infant Interaction Ratings (BMIS). British Journal of Psychiatry, 169, 655–661
Hirsch, R. (1996): Versorgungsplanung in der Psychiatrie und sozialpsychiatrische Forschung. In: Danzinger, Zapotoczky, H. G. (Hrsg.): Irren auf Steierisch. Psychiatrische Patienten und psychiatrische Versorgung in der Steiermark. Pro Mente, Linz, 24–37
Hoagwood, K. E. (2005): Family-based Services in Children's Mental Health: a Research Review and Synthesis. Journal of Child Psychology and Psychiatry, 46, 690–713
Holmes, T. H., Rahe, R. H. (1967): The Social Readjustment Rating Scale. Journal of Psychosomatic Research 11, 213–218
Homeier, S. (2006): Sonnige Traurigtage. Ein Kinderfachbuch für Kinder psychisch kranker Eltern. Mabuse (Thematik Depression), Frankfurt/Main
Homeier, S. Schrappe, A. (2009): Flaschenpost nach irgendwo. Ein Kinderfachbuch für Kinder suchtkranker Eltern. Mabuse, Frankfurt/Main
Hosman, C. M. H., van Doesum, K. T. M., van Santvoort, F. (2009): Prevention of Emotional Problems and Psychiatric Risks in Children of Parents with a Mental Illness in the Netherlands: I. The Scientific Basis to a Comprehensive Approach. AeJAMH (Australian e-Journal for the Advancement of Mental Health) 8 (3), 250–263
Hungerford, A., Cox, M. J. (2006): Family Factors in Child Care Research. Evaluation Review, 30, 5
Huntsman, L. (2008): Parents with Mental Health Issues: Consequences for Children and Effectiveness of Interventions Designed to Assist Children and Their Families. Ashfield: Centre for Parenting & Research
Ihle, W., Esser, G. (2002): Epidemiologie psychischer Störungen im Kindes- und Jugendalter. Prävalenz, Verlauf, Komorbidität und Geschlechtsunterschiede. Psychologische Rundschau, 53, 159–169
Jacob, T., Johnson, S. L. (2001): Sequential Interactions in the Parent-child Communications of Depressed Fathers and Depressed Mothers. Journal of Family Psychology, 15, 38–52
Jacobi, F., Höfler, M., Strehle, J., Mack, S. , Gerschler, A., Scholl, L. , Busch, M.A., Maske, U., Hapke, U., Gaebel, W., Maier, W., Wagner, M., Zielasek, J., Wittchen, H.U. (2014): Psychische Störungen in der Allgemeinbevölkerung. Studie zur Gesundheit Erwachsener in Deutschland und ihr Zusatzmodul Psychische Gesundheit (DEGS1-MH). In: Nervenarzt, 85, 77–87
Jacobi, F., Klose, M., Wittchen, H. U. (2004a): Psychische Störungen in der deutschen Allgemeinbevölkerung: Inanspruchnahme von Gesundheitsleistungen und Ausfalltage. Bundesgesundheitsblatt – Gesundheitsforschung – Gesundheitsschutz, 47, 736–744
Jacobi, U., Wittchen, U., Holting, M., Hofler, H., Pfister, N., Muller, R., Lieb (2004b): Prevalence, Co-morbidity and Correlates of Mental Disorders in the General Population: Results from the German Health Interview and Examination Survey (GHS). Psychological Medicine, 34, 1–15
Jamner, L. D., Schwartz, G. E., Leigh, H. (1988): The Relationship between Defensive Coping Styles and Monocyte, Eosinophile, and Serum Glucose Levels: Support for the Opioid Peptide Hypotesis of Repression. Psychosomatic Medicine, 50, 567–575

Kaplan, P. S., Bachorowski, J., Zarlengo-Strouse, P. (1999): Child Directed Speech Produced by Mothers with Symptoms of Depression Fails to Promote Associative Learning with 4-months Old Infants. Child development, 70, 560–70

Karoly, L. A., Greenwood, P. W., Everingham, S. S. et al. (1998): Investing in Our Children. Rand Santa Monica

Karoly, L. A., Kilburn, M. R.,,Cannon, J. S. (2010): Early Childhood Interventions Proven Results, Future Promise. Rand: Santa Monica

Kessler, R., C., McGonagle, K. A., Zhao, S., Nelson, C. B., Hughes, M., Eshleman, S., Wittchen, H. U., Kendler, K. S. (1994): Lifetime and 12-month Prevalence of DSM-III-R Psychiatric Disorders in the United States. Archives of General Psychiatry, 51, 8–19

Klein, M., Moesgen, D., Bröning, S., Thomasius, R. (2013): Kinder aus Suchtfamilien stärken. Das „Trampolin"-Programm. Hogrefe, Göttingen

Knuf, A. (2000): „Mit meiner Mutter stimmt was nicht". Die vergessenen Kinder seelisch kranker Eltern. Psychologie Heute, 6, o. S.

Kolitzus, H. (1997): Die Liebe und der Suff ... Schicksalsgemeinschaft Suchtfamilie. Kösel, München

Kreuzer, M. (2012): Teilhabe in der Kindertageseinrichtung. Förderung der Peer-Kultur in heterogenen Gruppen. Internationale Perspektiven. Vortrag im des 12. Münchner Symposions Frühförderung. 9.–10.3.2012

Küchenhoff, B. (2001): Kinder psychisch kranker Eltern. Psychiatrie, 2, 1–4

Kühl, J. (Hrsg.) (2005): Autonomie und Dialog. Kleine Kinder in der Frühförderung. 2. Aufl. Ernst Reinhardt, München

Kühl, J. (2003): Kann das Konzept der „Resilienz" die Handlungsperspektiven in der Frühförderung erweitern? Frühförderung Interdisziplinär, 2, 51–60

Ladinser, E. (2009): "Superkids" – verletzlich und stark. Kontakt, 2, 2–3.

Laging, M. (2010): Familiäre Einflüsse als prägender Faktor: Herausforderung für die Suchtprävention. Baden-Württemberg Stiftung, Stuttgart

Laucht, M. (2009): Was wir von Mannheimer Risikokindern lernen können. Präsentation im Rahmen des 16. Kölner Kinderpsychotherapiekolleg „Multimediale Diagnostik und Therapie psychischer Störungen bei Kindern und Jugendlichen. Köln, 16.–17.5.2009

Laucht, M., Esser, G., Schmidt, M. H. (2008): Was wird aus Risikokindern? In: Opp, G., Fingerle, M. (Hrsg.), 71–93

Laucht, M., Esser, G., Schmidt, M. H. (2000): Risiko- und Schutzfaktoren in der Entwicklung von Kindern und Jugendlichen. In: Frühförderung interdisziplinär 3, 97–108

Lazarus, R. S., Folkman, S. (1984): Stress, Apraisal and Coping. Springer, New York

Lee, L., Halpern, C. T., Hertz-Picciotto, I., Martin, S. L., Suchindran, C. M. (2006): Child Care and Social Support Modify the Association between Maternal Depressive Symptoms and Early Childhood Behaviour Problems: a US National Study. Journal of Epidemiology and Community Health, 60, 305–310

Lemaitre-Sillere, V. (1998): The Infant with a Depressed Mother: Destruction and Creation. Pediatrics, 102, 1298–1304

Lempp, R. (2001): Probleme im Beziehungsdreieck zwischen Eltern, Pflegeeltern und Kind. Der österreichische Amtsvormund, 33, 131–136

Lenz, A., Wiegand-Grefe, S. (2017): Kinder psychisch kranker Eltern. Hogrefe, Göttingen

Liberman, P. (2008): Recovery from Disability: Manual of Psychiatric Rehabilitation. American Psychiatric Publishing, Washington

Lindenmeyer, J. (2005): Lieber schlau als blau. Entstehung und Behandlung von Alkohol- und Medikamentenabhängigkeit. Psychologie Verlags Union, Weinheim

Lösel, F., Bender, D. (2008): Von generellen Schutzfaktoren zu differenziellen protektiven Prozessen: Ergebnisse und Probleme der Resilienzforschung. In: Opp, G., Fingerle, M. (Hrsg.), 57–78

Love, J. M., Kisker, E. E., Ross, C., Constantine, J., Boller, K., Chazan-Cohen, R., Brady-Smith, C., Sidle-Fuligni, A., Raikes, H., Brooks-Gunn, J., Tarullo, L. B., Schochet, P. Z., Paulsell, D., Vogel, C. (2005): The Effectiveness of Early Head Start for 3-year-old Children and Their Parents: Lessons for Policy and Programs. Developmental Psychology, 41, 885–901.

Lovejoy, M. C. (1991): Maternal Depression: Effects on Social Cognition and Behavior in Parent-child Interaction. in Kopie

Luijk, M. P., Saridjan, N., Tharner, A, van Ijzendoorn, M. H., Bakermans-Kranenburg, M. J., Jaddoe, V. W., Hofman, A., Verhulst, F. C, Tiemeier, H. (2010): Attachment, Depression, and Cortisol: Deviant Patterns in Insecure-resistant and Disorganized Infants. Developmental Psychobiology, 52.5, 401

Lundy, B., Jones, N. A., Field, T., Nearing, G., Davalos, M., Pietro, P. A., Schanberg, S. (1999): Prenatal Depression: Effects on Neonates. Infant Behavior and Development, 22.1, 119-I 29

Mahoney, G., MacDonald, J. (2007): Autism and Developmental Delays in Young Children: The Responsive Teaching Curriculum for Parents and Professionals. Austin, TX: PRO-ED

Maier, W., Hawellek, B (2011): Genetik. In: B. Duiz, S. Herpertz, O. Kernberg, U. Sachsse: Handbuch der Borderline-Störungen. 2. Aufl., 69–74, Schattauer, Stuttgart

Marsh, D. T., Dickens, R. M. (1997): Troubled Journey. Putnam Pinguin, o. O.

Masten, A. S. (2004): Regulatory processes, Risk and Resilience in Adolescent Development. Annual New York Academy of Science, 1021, 310–319

Masten, A. S. (1994): Resilience in Individual Development: Successful Adaptation despite Risk and Adversity. In: Wang, M., Gordon, E. (Hrsg.): Risk and Resilience in Inner City America: Challenges and Prospects. Erlbaum, Hillsdale, 3–25

Masten, A. S., Best, K. M., Garmezy, N. (1990): Resilience and Development: Contributions from the Study of Children who Overcome Adversity. Development and Psychopathology, 2, 425–444

Masten, A. S., Coatsworth, J. F. (1998): The Development of Competence Infavorable and Unfavorable Environments. American Psychologist, 53, 205–220

Mattejat, F., Lisofsky, B. (2001): Nicht von schlechten Eltern. Kinder psychisch Kranker. 3. Aufl. Psychiatrie-Verlag, Bonn

Mattejat, F., Lisofsky, B. (Hrsg.) (1998): Kinder psychisch kranker Eltern. Was wir wissen, und was zu tun ist. In: Mattejat/Lisofsky (Hrsg.), 66–78

Mattejat, F., Remschmidt, H. (2008b): Kinder psychisch kranker Eltern. Deutsches Ärzteblatt 23, 413–418

Mattejat, F., Remschmidt, H. (2008a): Kinder psychisch kranker Eltern. Deutsches Ärzteblatt, 7, 312–317

Maybery, D., Reupert, A., Patrick, K., Goodyear, M., Crase, L. (2005a): VicHealth. Research Report on Children at Risk in Families Affected by Parental Mental Illness. In: www.vichealth.vic.gov.au, 15.05.2010

Maybery, D., Ling, I., Szakacs, E., Reupert, A. (2005b): Children of Parents with a Mental Illness: Perspectives on Need. Australian e-Journal for the Advancement of Mental Health, 4, 1–11

Maybery, D., Reupert, A., Goodyear, M., Ritchie, R., Brann, P. (2009): Investigating the Strengths and Difficulties of Children from Families with a Parental Mental Illness. Advances in Mental Health, 8.2, 165–174

Meyer, C., Mattejat, F., König, U., Wehmeier, P. M., Remschmidt, H. (2001): Psychische Erkrankung unter mehrgenerationaler Perspektive: Ergebnisse aus einer Längsschnittstudie mit Kindern und Enkeln von stationär behandelten depressiven Patienten. Praxis der Kinderpsychologie und Kinderpsychiatrie, 50, 526–536

Milgrom, J., Westley, D. T., McCloud, P. I. (1996): Do Infants of Depressed Mothers Cry More Than Other Infants? Journal of Paediatrics and Child Health, 31, 218–221

Min Park, J., Solomon, P., Mandell, D. S. (2006): Involvement in the Child Welfare System

Among Mothers with Serious Mental Illness. Psychiatric Services, 57, 498–497

Moreau, J. Leveillé S., Roy, C. (1998): Vulnerabilité et interaction mère-nourrison: illustration de conditions nécessaires mais non suffisantes à l'efficacité de l'intervention précoce. Santé Mentale au Québec, 23,187–213

Mrazek, P. J., Haggerty, R.J. (Eds.) (1994): Reducing Risks for Mental Disorders: Frontiers for Preventive Intervention Research. Washington, DC: National Academy Press

Münder, J., Mutke, B., Schone, R. (2000): Kindeswohl zwischen Jugendhilfe und Justiz. Professionelles Handeln in Kindeswohlverfahren. Votum, Münster

Muris, P., Steerneman, P., Merckelbach, H., Meesters, C. (1996): Parental Modelling and Fearfulness in Middle Childhood. Behaviour Research and Therapy, 34, 263–267

Murray, L., Fiori-Cowley, A., Hooper, R., Cooper, P. (1996): The Impact of Postnatal Depression and Associated Adversity on Early Mother-infant Interactions and Later Infant Outcome. Child Development, 67, 2512–26

Newman, L., Stevenson, C. (2005): Parenting and Borderline Personality Disorder: Ghosts in the Nursery. Clinical Child Psychology & Psychiatry, 10, 385–394

NICHD – Early Child Care Research Network (1999): Chronicity of Maternal Depressive Symptoms, Maternal Sensitivity, and Child Functioning at 36 Months. Developmental Psychology, 35, 1248–1259

Nicholson, J., Biebel, K., Hinden, B., Henry, A., Stier, L. (July 30, 2001): Critical Issues for Parents with Mental Illness and Their Families. Rockville, MD: Center for Mental Health Services, SAMHSA. Retrieved March 20, 2008, from http://mentalhealth.samhsa.gov//publications/allpubs/KEN-01-0109/default.asp

Nowak, V., Schipfer, R. K. (1998): Familie in Zahlen. www.oif.ac.at, 31.12.2003

O'Brien, G. (2001): Evaluation des actions menées, des moyens mis à disposition. Vortrag auf der Tagung der Europäischen Union am 26.11.2001 in Paris „Education à besoin spécifiques et adolescents: présentation des résultats d'une étude statistique"

Olson, H. C., Burgess, D. M. (1997): Early Intervention for Children Prenatally Exposed to Alcohol and Other Drugs. In: M. Guralnick (Hrsg.): The Effectivness of Early Intervention. Brokes, Baltimore, 109–146

Onozawa, K., Glover, V., Adams, D., Modi, N., Kumar, R. C. (2001): Infant Massage Improves Mother-infant Interaction for Mothers with Postnatal Depression. Journal of Affective Disorders, 63, 201–207

Opp, G., Fingerle, M. (2008): Erziehung zwischen Risiko und Protektion. In: Opp, G., Fingerle, M. (Hrsg.), 7–18

Opp, G., Fingerle, M. (Hrsg.) (2008): Was Kinder stärkt. Erziehung zwischen Risiko und Resilienz. 3. Aufl. Ernst Reinhardt, München

Opp, G., Fingerle, M., Freytag, A. (1999): Erziehung zwischen Risiko und Resilienz: Neue Perspektiven für die heilpädagogische Forschung und Praxis. In: Opp, G., Fingerle, M., Freytag, A. (Hrsg.): Was Kinder stärkt. Erziehung zwischen Risiko und Resilienz. Ernst Reinhardt, München, 9–22

Papoušek, M. (2000): Einsatz von Video in der Eltern-Säuglings-Beratung und Psychotherapie. Praxis der Kinderpsychologie und Kinderpsychiatrie, 8, 611–627

Parrott, L., Jacobs, G., Roberts, D. (2008): Stress and Resilience Factors in Parents with Mental Health Problems and Their Children. SCIE Research briefing 23.

Petermann, F., Schmidt, M. H. (2006): Ressourcen – ein Grundbegriff der Entwicklungspsychologie und Entwicklungspathologie? Kindheit und Entwicklung 2, 118–127

Pretis, M. (2014): Frühförderung bei Kindern psychisch kranker Eltern: vom programmatischen Auftrag zur Evidenz. Sonderpädagogische Förderung heute, 59.2, 189–201

Pretis, M. (2005): Frühförderung planen, durchführen und evaluieren. 2. Aufl. Ernst Reinhardt, München

Pretis, M. (2002): The Quality of Early Intervention in Austria: 2nd Generation: Research – Practical Implication – Transfer into Practice. Paper presented at the IASSID-Conference. 13.–16.5.2002, Dublin

Pretis, M., Dimova, A. (2016): Resilienzprozesse bei hochbelasteten Kindern psychisch kranker Eltern. In: Kindheit und Entwicklung, 25.2, 68–77

Pretis, M., Dimova, A. (2011): Präventive Fördermaßnahmen für „vergessene Kinder". Präsentation im Rahmen der kinder- und jugendpsychiatrischen Fachtagung, Pöllau, 13.5.2011

Pretis, M., Dimova, A. (2003): Vergessene Kinder. Frühförderung bei Kindern psychisch kranker Eltern. Eine programmatische Perspektive. Frühförderung Interdisziplinär, 4, 166–174

Radke-Yarrow, M., Nottelmann, E., Martinez, P., Fox, M. B., Belmont, B. (1992): Young Children of Affectively Ill Parents: a Longitudinal Study of Psychosocial Development. Journal of the American Child and Adolescent Psychiatry, 31, 68–77

Remschmidt, H., Mattejat, F. (1994a): Kinder psychotischer Eltern. Eine vernachlässigte Risikogruppe. Praxis der Kinderpsychologie und Kinderpsychiatrie, 43, 295–299

Remschmidt, H., Mattejat, F. (1994b): Kinder psychotischer Eltern. Mit einer Anleitung zur Beratung von Eltern mit einer psychotischen Erkrankung. Hogrefe, Göttingen

Rende, R. D., Plomin, R., Reiss, D., Hetherington E. M. (1993): Genetic and Enviromental Influences on Depressive Symptomatology in Adolescence: Individual Differences and Extreme Scores. Journal of Child Psychology and Child Psychiatry, 34, 1387–98

Roehrle, B. (2013): Übersicht über den Stand der deutschsprachigen Forschung, Intervention und Angebote bei Kindern und Jugendlichen mit einem psychisch erkrankten Elternteil. Präsentation im Rahmen der Veranstaltung „Kinder psychisch kranker Eltern", Winterthur, 7.11.2013

Rutter, M. (1985): Resilience in the Face of Adversity: Protective Factors and Resistance to Psychiatric Disorder. British Journal of Psychiatry, 147, 598–611

Saß, H., Wittchen, H.-U., Zaudig, M., Houben, I. (2003): Diagnostische Kriterien – DSM-IV-TR. Hogrefe, Göttingen

Schmidt, T., Lisofsky, B. (2000): Hilfeangebote für die Kinder psychisch kranker Eltern. Psychosoziale Umschau 15, 12–14

Schwarzer, R. (1993): Measurement of Perceived Self-efficacy. Forschung an der Universität Berlin, Berlin

Sektion Psychiatrie der Österreichischen Gesellschaft für Neurologie und Psychiatrie (o. J.): Wenn ein Vater oder eine Mutter psychische Probleme hat – Wie geht es dann den Kindern? VIP-Verlag, Innsbruck

Seligman, E. P. (1992): Helplessness: on Depression, Development and Death. Freeman, New York

Sharp, D., Hay, D. F., Pawlby, S., Schmucker, G., Allen, H., Kumar, R. (1995): The Impact of Postnatal Depression on Boys' Intellectual Development. Journal of Child Development, 36, 1315–1336

Sieverding, M. (1995): Die Gesundheit von Müttern – Ein Forschungsüberblick. Zeitschrift für Medizinische Psychologie, 1, 6–16

Solantaus-Simula, T., Punamäki, R. L., Beardslee, W. (2002): Children´s Responses to Low Parental Mood. I: Balancing between Active Empathy, Overinvolvement, Indifference, and Avoidance. Journal of the American Academy of Child and Adolescent Psychiatry, 41.3, 278–286

Solantaus-Simula, T., Toikka, S. (2006): The Effective Family Programme: Preventative Services for the Children of Mentally Ill Parents in Finland. International Journal of Mental Health Promotion, 8.3. 35–42

Sommer, R., Zoller, P., Felder, W. (2001): Elternschaft und psychiatrische Hospitalisation. Praxis der Kinderpsychologie und Kinderpsychiatrie, 50, 498–512

Statista (2019a): Scheidungsquote in Deutschland von 1960 bis 2017. In: https://de.statista.com/

statistik/daten/studie/76211/umfrage/scheidungsquote-von-1960-bis-2008/#0, 10.04.2019

Statista (2019b): Armutsquote: Betroffenheit von Armut in Deutschland nach Altersgruppen von 2000/02 bis 2009/11*. In: https://de.statista.com/statistik/daten/studie/72546/umfrage/armut-in-deutschland-nach-altersgruppen-2001-und-2006/, 10.04.2019

Statista (2019c): Arbeitslosenquote in Deutschland im Jahresdurchschnitt von 2004 bis 2019. In: https://de.statista.com/statistik/daten/studie/1224/umfrage/arbeitslosenquote-in-deutschland-seit-1995/, 10.04.2019

Statistisches Bundesamt (2023): Pressemitteilung 123 vom 29. März 2023. Elterngeld 2022: Väteranteil steigt weiter auf 26,1%. In: https://www.destatis.de/DE/Presse/Pressemitteilungen/2023/03/PD23_123_22922.html, 12.11.2024

Stuart, B. J., Stuart, R. B. (2000): Hardiness and the Prevention of Mental Illness in Midlife Adults: Theoretical Perspectives, Review of Empirically Substantiated Programs, and Recommendations for Action. A White Paper prepared for the Center for Mental Health Services. Rockville: MD

Sweet, M. A., Appelbaum, M. I. (2004): Is Home Visiting an Effective Strategy? A Meta-analytic Review of Home Visiting Programs for Families with Young Children. eiChild Development, 75, 1435–1456

Szasz T. (1972): Geisteskrankheit – Ein moderner Mythos. Rowohlt, Reinbek/Hamburg

Thurmair, M., Naggl, M. (2010): Praxis der Frühförderung. 4. Aufl. Ernst Reinhardt, München

Tully, L. (2007): Early Intervention Strategies for Children and Young People 8 to 14 years. Research Report.

United Nations (UN) (1989): Übereinkommen über die Rechte des Kindes vom 20. November 1989. In: www.national-coalition.de/pdf/UN-Kinderrechtskonvention.pdf, 21.09.2010

van Ijzendoorn, M. H., Schuengel, C., Bakermans-Kranenburg, M. J. (1999): Disorganized Attachment in Early Childhood: Meta-analysis of Precursors, Concomitants, and Sequelae. Development and Psychopathology, 11, 225–249

Von Freyberg, T., Wolff, A. (2011): Zur Kritik von Ressourcenorientierung und Resilienzkonzept. Sonderpädagogische Förderung heute. Thema Resilienz zwischen Mythos und Realität, 2, 136–152

Wadsworth, M. (2008): Ergebnisse der Resilienzforschung in Großbritannien. In: Opp, G., Fingerle, M. (Hrsg.), 59–70

Wagenblass, S. (2001): Biographische Erfahrungen von Kindern psychisch kranker Eltern. Praxis der Kinderpsychologie und Kinderpsychiatrie, 50, 513–524

Waldinger, R., Frank, A. F. (1989): Clinician´s Experiences in Combining Medication and Psychotherapy in the Treatment of Borderline Patients. Hospital and Community Psychiatry, 40, 712–718

Wang, M., Walberg, H. et al. (1998): Building Educational Resilience. Phi Delta Kappa, Bloomington

Watzlawick, P. (1995): Wie wirklich ist die Wirklichkeit. Wahn, Täuschung, Verstehen. 20. Aufl. Piper, München, Zürich

Watzlawick, P. (Hrsg.) (1985): Die erfundene Wirklichkeit. Wie wissen wir, was wir zu wissen glauben. Beiträge zum Konstruktivismus. A. Aufl. Piper, München

Watzlawick, P., Beavin, J., Jackson, D. D. (1985): Menschliche Kommunikation. Formen, Störungen, Paradoxien. 7. Aufl. Huber, Bern

Watzlawick, P., Weakland, J., Fisch, R. (1992): Lösungen. Zur Theorie und Praxis menschlichen Handelns. Huber, Bern

Weissman, M. M., Pilowsky, D-J., Priya, J., Wickramaratne, P. J., Talati, A., Wisniewski, S. R., Fava, M. (2006): Remissions in Maternal Depression and Child Psychopathology. A STAR*D-Child Report. JAMA, 295.12 1389–98

Weiß, H. (2000): Frühförderung mit Kindern und Familien in Armutslagen. Ernst Reinhardt, München

Weltgesundheitsorganisation (1991): Internationale Klassifikation psychischer Störungen. ICD-10. Huber, Bern

Werner, E. E. (2008): Entwicklung zwischen Risiko und Resilienz. In: Opp, G., Fingerle, M. (Hrsg.), 25–36

Werner, E. E. (1997): Risk and Protective Factors in the Lives of Children with High Incidence Disabilities. Erlbaum, New Jersey

Werner, E. E. (1995): Resilience in Development. Current Directions in Psychological Science 4, 81–85

Werner, E. E. (1993): Risk, Resilience and Recovery: Perspectives from the Kauai Longitudinal Study. Development and Psychopathology, 5, 503–515

Wickberg, B., Hwang, C. P. (1996): Counselling of Postpartal Depression. A Controlled Study on a Population Based Swedish Sample. Journal of Affective Disorders, 39, 209–16

Wiegand-Grefe, S., Cronemeyer, B., Plass, A., Schulte-Markwort, M., Petermann, F. (2013): Psychische Auffälligkeiten von Kindern psychisch kranker Eltern im Perspektivenvergleich. Effekte einer manualisierten Familienintervention. Kindheit und Entwicklung, 22.1, 31–40.

Wiegand-Grefe, S., Geers, P., Rosenthal, S., Plaß, A. (2009): Kinder psychisch kranker Eltern – Risiko, Resilienz und Prävention. Oralprophylaxe & Kinderzahnheilkunde 31, 4

Wiegand-Grefe, S., Halverscheid, S., Plass, A. (2011): Kinder und ihre psychisch kranken Eltern. Familienorientierte Prävention – der CHIMPS Beratungsansatz. Hogrefe, Göttingen

Williams, A. S. (1998): A Group of Adult Daughters of Mentally Ill Mothers: Looking Backwards and Forwards. British Journal of Medical Psychology, 71, o. S.

Wittchen, H. U., Saß, H., Zaudig, M., Koehler, K. (1989): Diagnostisches und statistisches Manual psychischer Störungen. DSM-III. R. Beltz, Weinheim

Wunderer, S. (2010): Warum ist Mama traurig? Ein Vorlesebuch für Kinder mit einem psychisch kranken Elternteil. Mabuse (Thematik Depression), Frankfurt/Main

Yates, T. M., Obradovic, J., Egeland, B. (2010): Transactional Relations across Contextual Strain, Parenting Quality, and Early Childhood Regulation and Adaptation in a High-Risk-Sample. Development and Psychopathology, 22, 539–555

Ziegenhain, U. (2009): Kleinkindzeit, Eltern-Kind-Bindung und Bindungsstörungen. Präsentation am Universitätsklinikum Ulm, 12.5.2009

Zubin, J., Spring, B. (1977): Vulnerability – A New View of Schizophrenia. Journal of Abnormal Psychology 2, 103–124

Weitere Quellen im Internet (11.04.2019)

www.gesundheitsforschung-bmbf.de/de/baukasten-fuer-die-kinderseele.php

www.netz-und-boden.de

www.seelennot-ev.de/cms/website.php?id=/de/proj/auryn.html

http://kinder.mapcms.de/

www.die-boje.at

www.aha-salzburg.at/index.php?c=b2&r=j

www.sinn-evaluation.at

www.safe-programm.de/

http://derstandard.at/1304553415341/Macht-Arbeit-krank-Invaliditaetspensionen-Psychische-Probleme-nehmen-zu

http://medical-dictionary.thefreedictionary.com/compliance

Sachregister